MONICA IVANCAN

What a Mommy!

So bleiben **Mütter fit** und **sexy**

südwest

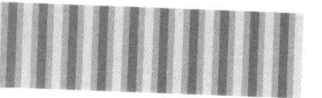

♡ Danke

Meine Danksagung geht zunächst an euch, Mädels. Danke, Kati, dass du mich zu diesem Buch „geprügelt" hast. Und dafür, dass du eine der besten Zuhörerinnen der Welt bist, mich immer wieder motivierst und inspirierst. Danke, Martina, fürs Alles-aus-mir-Herauskitzeln und Neue-Wege-Aufzeigen.

Danke natürlich auch an Christian, meinen Mr. Traum. Durch dich kann ich diese tollen Geschichten überhaupt erst erleben.

Und ich danke meiner Rosa dafür, dass sie mein Leben vollkommen macht.

Danke an den Südwest-Verlag, der an mein Projekt glaubt und meine Geschichten über Einläufe liebt.

Ich danke ebenfalls meiner Freundin Judith, die einfach die beste Partyorganisatorin und Chaos-Queen schlechthin ist.

Und selbstverständlich geht ein Danke an meine Familie, die mich zu dem Menschen gemacht hat, der ich heute bin. Ich bin stolz darauf.

Und mein letztes Dankeschön ist für alle Leserinnen bestimmt: Danke für euer Vertrauen und Interesse!

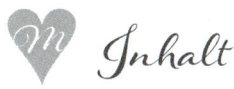

Inhalt

Vorwort   4

Phase A: Pre Baby im Bauch   **6**
1. Schritt: Wo geht's denn hier zum Happy Me?   8
Von der Partymaus zur Powerfrau
2. Schritt: Das Happy Me ist hier, ganz bei mir   34
Für mich ist ein gutes Bauchgefühl das Größte!

Phase B: Mit Baby im Bauch   **58**
3. Schritt: Dem Happy Me und dem (Voll-)Treffer nur noch Gutes tun   60
Und plötzlich ändert sich das Bauchgefühl gewaltig
4. Schritt: Das Happy Me bewegt bei Laune halten   76
Sport konserviert das gute Bauchgefühl und lenkt vom schlechten ab
5. Schritt: Aus dem Happy Me wird ein Happy We   98
Die schönste Bauch-Zeit beginnt JETZT
6. Schritt: Happy mit Mr. Traum und den anderen Lieben   120
Die Beziehung(en) nicht vergessen
7. Schritt: Hübsche Ansichten für die hübsche Aussicht machen happy   140
Dem Kugelbauch Style verleihen

Phase C: After Baby im Bauch   **156**
8. Schritt: Hallo Happy You!   158
Das kleine Wunder begreifen
9. Schritt: Back to happy Bauchgefühl   176
Die alte Form auf einem neuen Weg erreichen
10. Schritt: Das Happy Me ist auch noch hier!   206
Moni ist Mommy und Mommy bleibt Moni

Säure-Basen-Tabelle   220
Register   223
Impressum   224

Liebe Leserin,

vielleicht kommt dir das bekannt vor: Frau wird 30, steht an irgendeinem blöden Dienstagmorgen im Bad und denkt mit einem Mal: „Holy shit, warum spiegeln sich die Werbeversprechen der Kosmetikindustrie eigentlich nicht in MEINEM Gesicht wider?! Warum kann ich dieses grandiose Photoshop-Programm nicht in Dosen kaufen und überhaupt: sah das gestern auch schon so aus?" Das war der Moment, an dem ich begann, aktiv nach Alternativen zu Tiegelchen, Tröpfchen und Tübchen zu suchen, die sich – by the way – eh schon bei mir stapelten. Für weitere Errungenschaften hätte ich nämlich definitiv ein größeres Bad und einen neuen Kredit gebraucht. Aber darum ging es gar nicht. Es ging eigentlich auch nicht um mein Aussehen, es ging nicht um Kosmetik und es ging schon gar nicht um Alternativen der Kategorie Botox und Co. Nein, es ging schlicht und ergreifend um mich.

Gut, du wirst denken: „Was will die Frau denn, die hat doch alles!" Stimmt schon. EIGENTLICH lief ja alles super – ach, das Leben war doch echt gut zu mir! Ich hatte einen tollen Job, einen vorzeigbaren Freundeskreis, eine schicke Wohnung und ein schnelles Auto. Kurz: Life was perfect! Und war, um ehrlich zu sein, ein kleines Vaga-

bundenleben: bis in die Puppen schlafen – oft waren es zehn Stunden und mehr –, hier ein Modeljob und da ein Moderationsauftrag. Essen gab es irgendwann zwischendurch und nicht selten eher nebenbei, je nach Zeitbudget. Ab und zu trieb ich auch mal ein bisschen Sport, aber danach ging es meist schon ab zur nächsten Party. Die Hauptsache in meinem Leben war, dass alles zack, zack funktionierte. Wer was auf sich hält, bekommt schließlich alles, aber auch wirklich alles mühelos unter einen Hut. Nur diese eine kleine Sache, die sich abends bei mir ins Bett schlich (ich rede da nicht von einem Typen!), die wollte und wollte sich nicht im Vorbeigehen wegschieben lassen. Gemeint ist eine hartnäckige Gedankenblase mit Fragen: Wo will ich in meinem Leben hin? Wer bin ich? Wo ist mein Hafen? Warum fühlt sich mein Leben nicht 100-prozentig richtig an? Was mache ich falsch? Und: Mache ich auch etwas richtig?

Diese Gedankenblase setzte sich also aus vielen kleinen Faktoren zusammen, die im Einzelnen gar nicht so schlafraubend gewesen wären. Aber die Fragen tauchten immer häufiger in immer kürzeren Abständen auf und brachten mich immer öfter zum Nachdenken. Ich war und bin ja grundsätzlich eine Frohnatur, aber plötzlich fühlte ich mich zum Beispiel in einem Club mit vielen Freunden allein. Oder ich schaute Fotos von mir an und dachte: „Wer zum Teufel ist diese Frau?"

Und dann immer wieder die Suche nach Mr. Right. Ständig nur Frösche küssen, die zu Kröten werden, war auf Dauer echt anstrengend. Vorbereiten, telefonieren, ausgehen, lokalisieren, analysieren, feiern – und noch mal allein daten ...

All das führte bei mir unweigerlich zum Date-Burn-out und schlussendlich auch zum persönlichen Bore-out. Gelangweilt von mir und meiner bisherigen Lebensweise festigte sich meine Entscheidung immer mehr: Es musste etwas passieren. Nur wenn ich mich selbst liebe und mit mir im Reinen bin, kann sich die Flummy-Moni in eine glückliche und ausgeglichene Frau verwandeln. Nur dann kann ich aus einem Frosch vielleicht doch einen Prinzen machen. Wenn ich nicht gut zu mir bin, ist es sonst auch niemand. Meine Sichtweise musste sich ändern – und zwar grundlegend –, das wurde mir zunehmend klar.

Mein Wunsch hört sich auf den ersten Blick vielleicht etwas unspektakulär an, aber ich wollte eine Routine im Leben, eine Konstante. Diese hatte ich zunächst mit dem richtigen Mann verwechselt, bis ich gesunde Ernährung und regelmäßige Fitness zum Leitfaden machte – mit erstaunlichen Nebeneffekten, die mein gesamtes Leben positiv verändern sollten!

Heute habe ich meine Mitte gefunden, fühle mich wohl in meiner Haut. Ich ruhe in mir und die Rastlosigkeit, die mich jahrelang begleitet hat – ist weg! Mein Kosmos dreht sich nicht mehr von morgens bis abends nur um mich und das ist gut so. Dieses Lebensgefühl möchte ich gern auch an dich, liebe Leserin, weitergeben. Darum erfährst du auf den folgenden Seiten, wie ich dort hingekommen bin, wo ich heute stehe. Und ich verspreche dir: Wenn du nur ein paar meiner Feelgood-Goodies beherzigst, erreichst du diese Zufriedenheit auch.

Viel Spaß beim Lesen und Dein-Leben-Lieben!

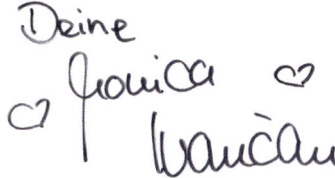

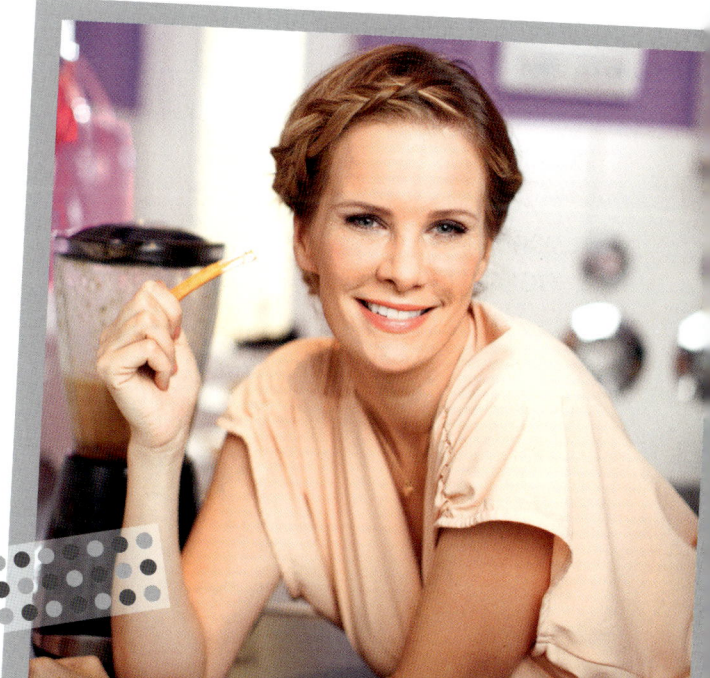

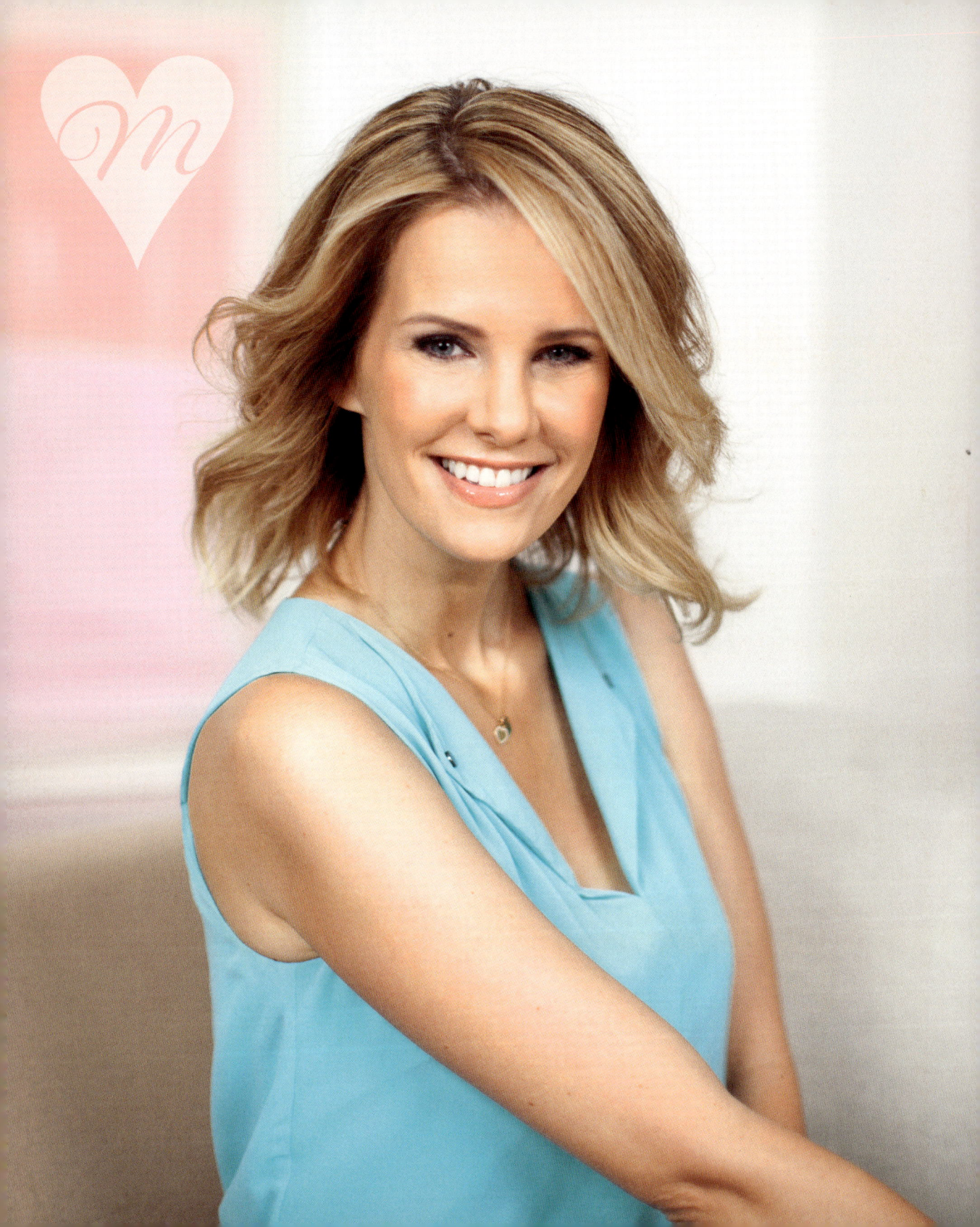

Phase A:

Pre Baby im Bauch

Blitzlichtgewitter, viele Partys, tolle Jobs – mein früherer Lebensstil klingt nach
dem großen Los, ohne Frage. Allerdings hatte das große Los einen kleinen
Schönheitsfehler: Jeder Weg braucht ein Ziel und dieses Ziel hatte ich völlig aus den
Augen verloren. Oder hatte ich vielleicht gar keins? Doch, hatte ich!
Ich wollte einfach nur glücklich sein, aber spürte immer deutlicher,
dass ich meinem Glück ständig planlos hinterherlief. Zeit für einen Richtungswechsel!
Und hier beginnt er: mein Reisebericht.

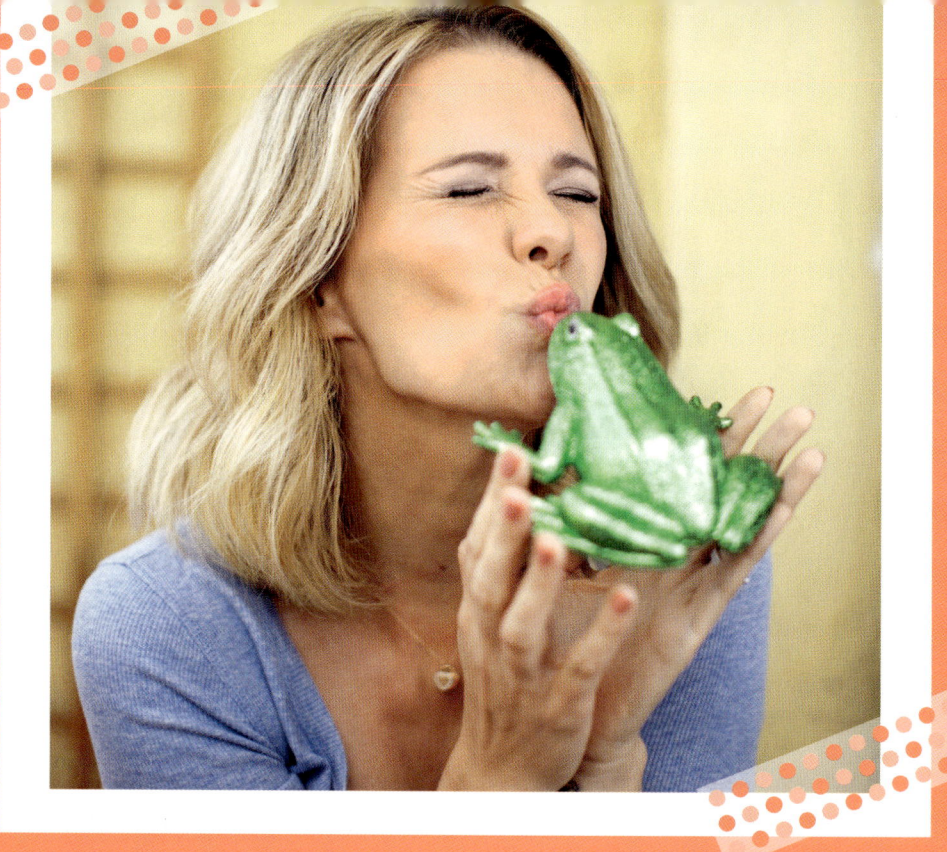

1. Schritt: Wo geht's denn hier zum Happy Me?

Von der Partymaus zur Powerfrau

So, wie ging sie denn nun los, die Reise in Monis Funky New Healthy Life?
Die ersten Schritte Richtung Anker, Halt und Konstante waren eigentlich banal und sehr einfach,
aber vielleicht war das auch mein Erfolgsgeheimnis. Ich habe es vor allem nicht übertrieben,
sondern ganz langsam und ohne Zwang angehen lassen. Wer bei seiner ersten Wanderung
gleich den Mount Everest anpeilt, kann nur abstürzen, das war mir klar.
Darum nahm ich mir nicht mehr als drei kleine, aber entscheidende Dinge vor.

Entspannt neu starten

Ich fing an, mir den Wecker zu stellen – verrückt, oder? Acht Stunden waren die Deadline in der Koje. Früher waren es schon mal zehn oder elf, immer wenn es mein Terminplan zuließ, schlief ich so lange, wie es nur irgendwie ging. Ich war ein regelrechtes Murmeltier. Allein der Gedanke, mir ab und zu nicht den Wecker stellen zu müssen, beflügelte mich. Nicht so wahnsinnig beflügelnd war allerdings oftmals das Aufwachen, irgendwie fühlt man sich nach einer Überdosis Schlaf doch matschig. Wie gesagt, mir den Wecker zu stellen – und zwar immer! – war nur ein kleiner Schritt, aber hatte für mich eine große Wirkung: Ich fühlte mich frisch und ausgeruht. Wer wie viel Schlaf braucht, ist natürlich immer unterschiedlich, manche fühlen sich nach sieben Stunden fit, andere brauchen nur sechs – bei mir sind es die acht.

Nachtschichten machen schön

Aber nur weil ich mir von nun an den Wecker stellte, hieß das nicht, dass ich weniger schlafen wollte! Im Gegenteil. Ich wollte nur feste Zeiten dafür einrichten. Denn wenn ich mir einmal ganz bewusst überlege, was im Körper abgeht, während wir friedlich schlummern, ist es eigentlich unglaublich, dass wir freiwillig so oft auf ausreichend

Schlaf verzichten. Während wir im Land der Träume sind, ist bei uns nämlich die Hölle los, fast wie in einer Großmarkthalle. Unser Gehirn läuft auf Hochtouren und verarbeitet das Erlebte. Die Zellen laden sich wieder neu auf, reparieren unsere Haut und unser Innerstes. Wir sind quasi jede Nacht in unserer körpereigenen Werkstatt, es wird regeneriert, rekonstruiert und reproduziert. Wir bekommen ein Update und das ganz umsonst. Ich glaube, wenn wir dafür bezahlen müssten, würden wir dieses Luxusgut frei Haus mehr zu schätzen wissen. Trotzdem kann unser Körper diese regenerativen Leistungen nur erbringen, wenn wir sonst gut mit ihm umgehen. Ständiger Stress, ungesunde Ernährung, wenig Schlaf oder auch Alkohol sind jeden Tag aufs Neue eine Belastungsprobe für unseren Körper – obwohl er wirklich einiges aushält. Ich kenne kein anderes Produkt, das eine lebenslange Garantie verspricht, ein pfleglicher Umgang vorausgesetzt.

Immer mit der Ruhe!

Ich hatte irgendwo mal einen schönen Spruch gehört, der lautete in etwa so: Der Schlaf ist wie ein kleiner Tod und man erwacht jeden Tag zu einem neuen Leben. Diesen Satz fand ich so schön, dass ich dieses Leben gleich immer wieder bewusst beginnen wollte. Was konkret bedeutete: mit

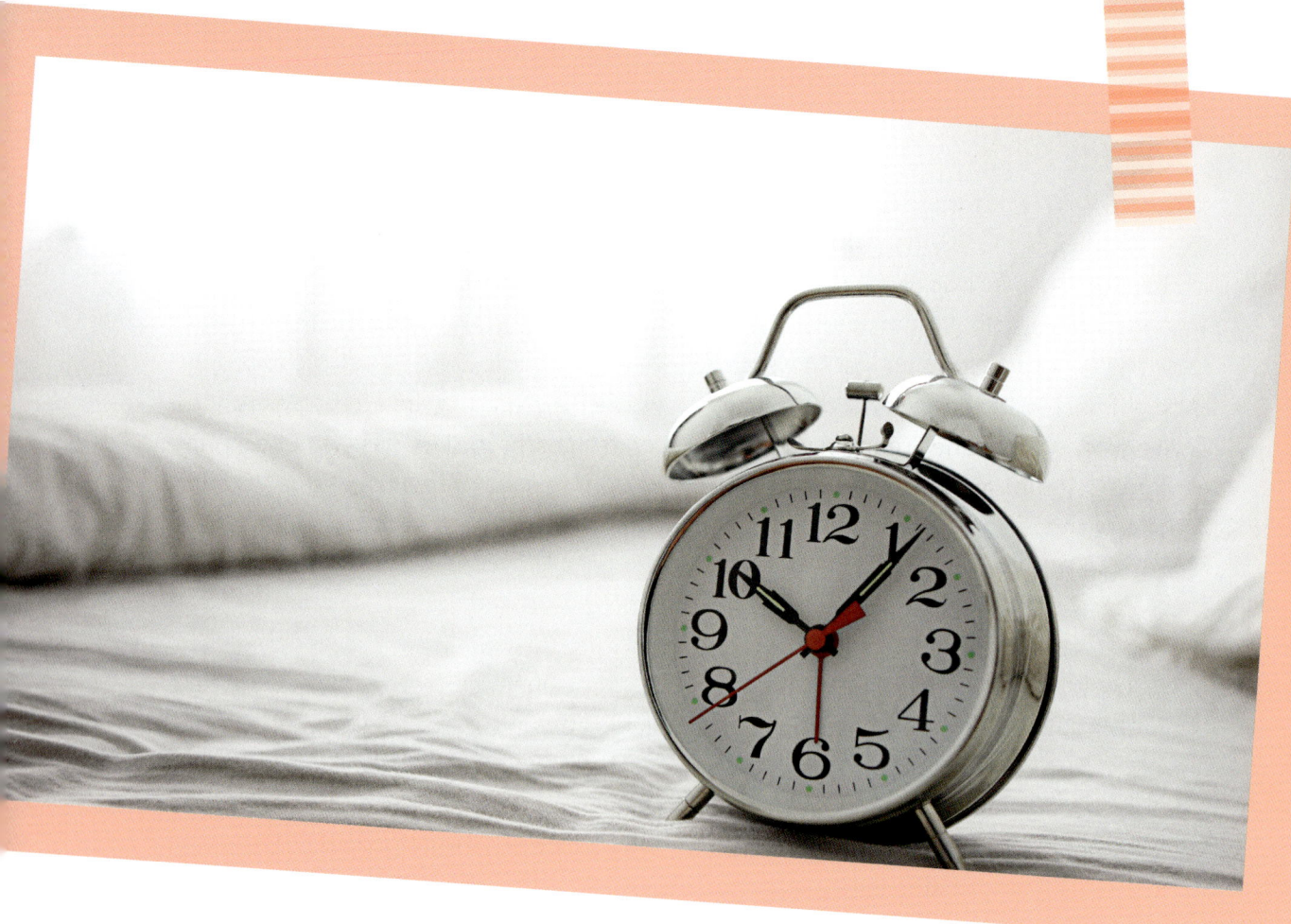

Mein neues Beauty-Geheimnis war simpel: die richtige Mütze voll Schlaf und ein ordentliches Frühstück!

einem Frühstück. Frühstück nur für mich und dieses ganz gezielt genießen, einfach für einen guten Start in den Tag – meine erste Quality Time.

Wer jetzt denkt: „Oh, ich habe keine Zeit für Frühstück", der steht einfach eine halbe Stunde früher auf. Natürlich kenne ich auch das Problem, dass sich solche Vorhaben in der Theorie total einfach anhören und in der Praxis kaum oder gar nicht umzusetzen

sind. Wer findet neben Job, Kindern, Beziehung, Freunden, Sport und Elternsprechtagen schon genug Zeit für Schlaf und ein Frühstück und überhaupt irgendwas?

Zeitfenster finden

Ich behaupte aber: Eine Lücke zum Runterkommen gibt es immer! Zum Beispiel, wenn man sich in der Arbeit eine Schale mit Haferflocken und frischen Früchten schnippelt oder sich dort ein paar Minuten nimmt und entspannt noch den einen oder anderen Artikel in der Tageszeitung liest, während der Computer hochfährt. Jeder behauptet, er habe bei der Arbeit so viel Stress, dass noch nicht einmal ein Spaziergang drin ist. Ich bezweifle das aber. Eine Freundin von mir hatte nie Zeit für irgendwas, seit sie aber ihren kleinen Hund mit zur Arbeit nimmt, gehören 20 Minuten mittags an der frischen Luft einfach zu ihrem Arbeitsalltag dazu. Mit dem netten Nebeneffekt, dass sie sich dadurch gleich fitter fühlt und konzentrierter in den Arbeitsnachmittag startet. Eine andere Freundin kocht abends immer für ihre Familie, ist aber tatsächlich jahrelang nicht auf die Idee gekommen, zusätzlich einfach noch ein bisschen Gemüse zu dünsten, um es für den kommenden Tag im Büro parat zu haben.

Same here. Früher war ich eine große Freundin vom unkontrollierten Zwischendurchessen. Oder vom Gegenteil: Ich aß auch mal gar nichts. Nun war es so, dass ich beim Mittagessen darauf achtete, diese Mahlzeit bewusst und in Ruhe zu genießen. Ja, sogar bei der Arbeit kann ein Mittagessen zur Ruhe- und Erholungspause werden. Was spricht dagegen, sich mit einem Salat unter einen schönen Baum im Park zu setzen, anstatt am Schreibtisch so nebenher darin herumzustochern? Dann lieber bewusst 15 Minuten ausklinken, als 30 Minuten zwei Sachen nicht richtig machen. Wer kann sich denn beim Essen schon wirklich auf die Arbeit konzentrieren? Eben.

Was ich damit sagen will: Ich stelle immer wieder fest, dass wir so in unseren Abläufen festgefahren sind, dass wir überhaupt keinen Blick für kleine, aber feine Veränderungen haben.

Energie frühstücken

Und mit einem gewissen Timing bekommt man auch mit wenig Zeit am Morgen so einiges auf die Beine gestellt. Ich zum Beispiel kuschele mich in meinen Bademantel, schmeiße den Wasserkocher und das Radio an, verkrümele mich dann ins Bad. Nach der Dusche und meinem Pflegeprogramm geht's erfrischt wieder Richtung Küche, um mir meinen Tee und ein schönes Powerfrühstück zu machen. Ganz wichtig: Ich setze mich zum Essen an den Küchentisch, lese Zeitung und nehme mir dafür auch wirklich die Zeit. Es geht nicht darum, stundenlang zu frühstücken, bewusste zehn Minuten sind doch allemal ein guter Anfang.

Das hatte ich lange nicht auf dem Zettel, ich war eher so der Husch-husch-Typ, hab schnell einen Saft runtergekippt. Frühstück? Fehlanzeige! Unterwegs wird sich schon irgendwo irgendwelche Nahrung finden.

Das Was ist aber total entscheidend für einen guten Start in den Tag! Mein absoluter Favorit fürs Frühstück ist der Morgen-Stund'-Brei. Superschnell zusammengerührt und mit Hirse, Buchweizen, Fruchtsüße, Amaranth, Mandeln, Kürbis- und Sonnenblumenkernen steckt in dem eigentlich alles drin, was man so braucht: Vitamine, Mineralstoffe, gute Fette und Energie. Warum also ständig auf künstliche Nahrungsergänzungsmittel zurückgreifen? Wenn wir uns vernünftig ernähren, sind wir doch mit allem Notwendigen versorgt. Mein Liebling enthält zum Beispiel auch eine gute Portion Zink, ein sehr wichtiges Spurenelement. Zink unterstützt den Säure-Basen-Stoffwechsel, die Wundheilung und vor allem unser Immunsystem. Zudem steckt viel Magnesium im Brei, das uns beruhigt und vor Muskelkrämpfen schützt. Weiterhin gibt es löffelweise Biotin für schöne Haut, Haare und Nägel sowie Vitamin B1, das Muskeln, Herz und Nerven auf Trab hält. Wer hätte gedacht, dass in einer Schüssel so viel Gutes stecken kann? Es muss natürlich nicht genau dieser Brei sein, aber er ist ein gutes Beispiel dafür, dass man sich schon mit einem guten Frühstück vier bis fünf Packungen Nahrungsergänzungsmittel sparen kann. Wenn wir mal überlegen: Da rennen wir ins Reformhaus, kaufen uns unendlich viele Vitamine oder Mineralstoffe und schmeißen täglich gefühlte zehn bis zwanzig Pillen und Pülverchen ein. Stattdessen könnten wir uns einfach ein leckeres und gesundes Powerfrühstück gönnen.

Fitter unterwegs sein

Stimmt, den Wecker zu stellen und in Ruhe zu frühstücken sind noch keine Riesenschritte in Richtung „neue Moni". Aber es ging mir nicht darum, alles von jetzt auf gleich zu ändern. Ich glaube, da wäre ich auch an meiner eigenen Übermotivation gescheitert. Ich genoss vielmehr meine kleinen neuen Regeln und merkte schnell, wie wichtig sie für mich wurden und wie gut sie mir taten. Kurz: Sie schlichen sich ein und wurden schwuppdiwupp zur Gewohnheit. Das Gleiche sollte für den Sport gelten. Auch wenn ich schon immer hier und da etwas gemacht habe, gab es keine Regelmäßigkeit im System, und wenn ich trainierte, dann – aus heutiger Sicht – völlig falsch. Und genauso sah mein Workout auch aus: Ich rein ins Studio, auspowern bis zum Gehtnichtmehr, nur damit ich mir hinterher sagen konnte: „Mensch, Moni, jetzt hast du aber so richtig was für dich getan, reicht für die nächsten zwei Wochen." Mal davon abgesehen, dass ich nach meinen Sportexzessen völlig fertig und ausgelaugt war, vom Muskelkater der kommenden Tage ganz zu

Monis Morgenmampf

MorgenStund'-Brei

Zutaten (für 1 Portion)

3 EL MorgenStund' (aus dem Reformhaus) • 120–140 ml Wasser

½ Banane • 2 EL frische oder tiefgekühlte Himbeeren • 4–6 getrocknete Datteln oder

Feigen (ungeschwefelt, Bioqualität) • 1 TL geschroteter Leinsamen oder Kokosflocken

1 Schuss Sahne oder Pflanzenmilch • etwas Zimt

So geht's

1. Den MorgenStund'-Brei mit ca. 120–140 ml kochendem Wasser anrühren und
   1–2 Minuten quellen lassen.
2. Die restlichen Zutaten nach Bedarf zerkleinern und unterrühren. Zum Schluss den
   Brei nach Belieben mit etwas Sahne oder Pflanzenmilch und Zimt verfeinern.

Mein Tipp

Wer's knackig mag, kann den MorgenStund'-Brei mit Nüssen, Mandeln oder Kokoschips
aufpeppen.

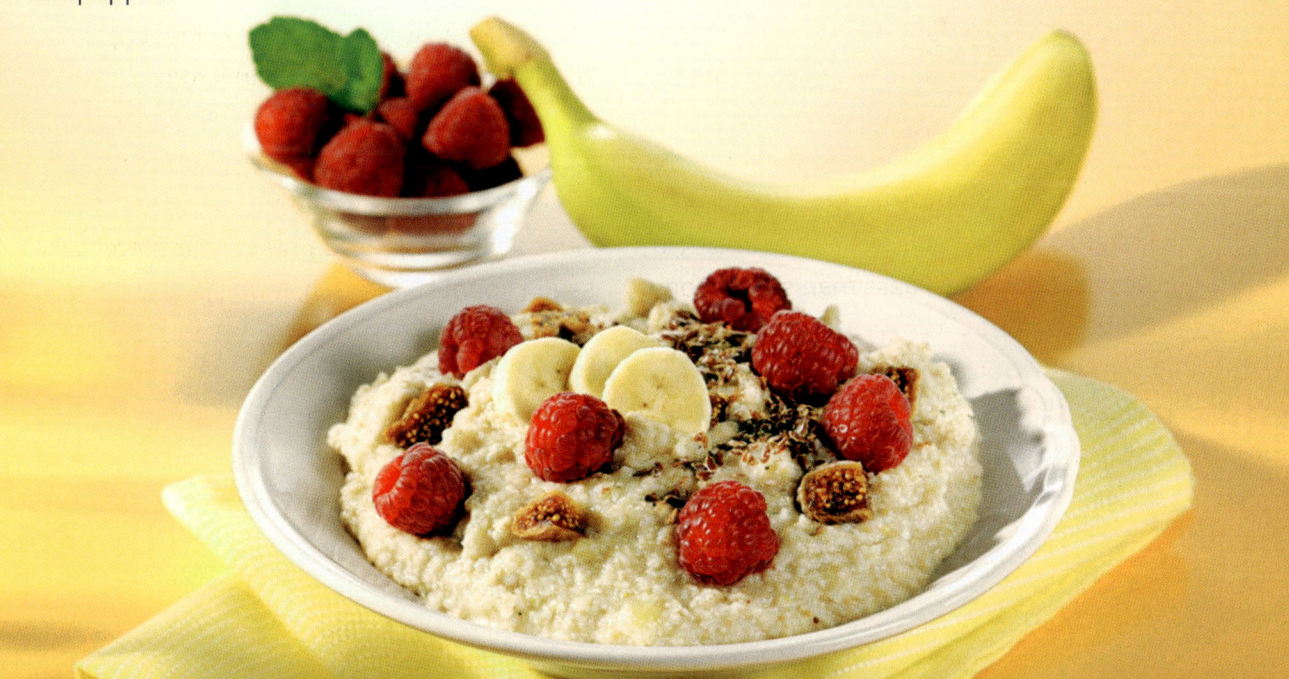

schweigen. Zudem hatte ich oft so einen Kohldampf, dass ich am liebsten eine ganze Kuh verputzt hätte. Gesund geht anders. Mein Plan war daher, die Trainingsdosis besser zu verteilen. „Viel hilft viel" hatte ausgedient, ich wollte mir auch hier eine Routine schaffen, „Mäßig, aber regelmäßig" lautete die neue Zauberformel. Ich griff also zu einem simplen Trick: Egal wo ich hinfuhr, ich nahm meine Sporttasche und Schwimmsachen einfach immer gepackt im Auto mit. Plötzlich waren drei- bis viermal Bewegung in der Woche kein Problem mehr. Und ich übertrieb nicht mehr, denn weil ich jetzt öfter Sport machte, musste ich währenddessen nicht mehr so reinhauen – und das tat unglaublich gut. Ich fühlte mich hinterher auf eine angenehme Weise erschöpft, nicht so zerstört wie früher. Außerdem wechselte ich meine Trainingsmethoden. Anstatt stundenlang auf dem Stepper vor mich hinzustarren, schwenkte ich auf Yoga und Pilates um, ging schwimmen oder an der frischen Luft laufen, das Sportstudio war nur noch selten meine Anlaufstation. So bekam ich auch wunderbar den Kopf frei.

Plötzlich war sogar der Sport Quality Time für mich und ließ sich immer einfacher und automatischer in meinen Alltag mit einbauen. Und ich sage dir: „Du packst das auch!" Wer nicht gern in ein Studio geht, versucht es einfach step by step mit meinen Fitness-übungen für zu Hause. Die führe ich immer dann aus, wenn ich es zeitlich nicht schaffe oder keine Lust habe, vor die Tür zu gehen.

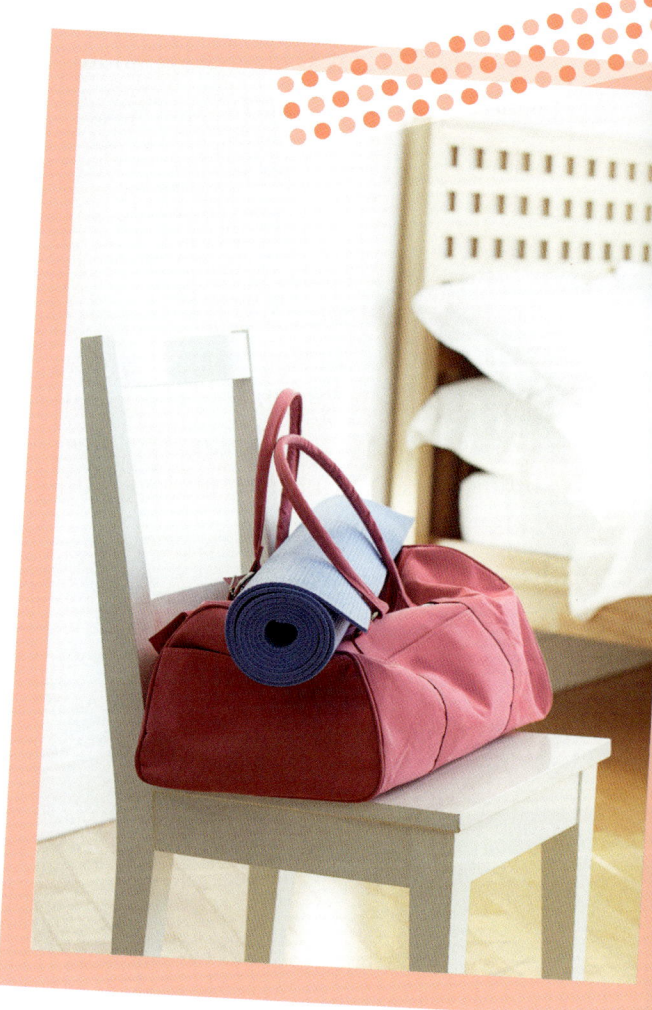

Sind die Sportsachen gepackt, steckt das jeden inneren Schweinehund in die Tasche.

Monis Muskel-Tuner

Zusammengenommen ergeben die folgenden zehn Übungen ein All-inclusive-Angebot für den sexy Body: Jede Problemzone verwandelt sich in eine Lieblingszone, die Fettverbrennung kommt auf Touren und Balance- und Koordinationsvermögen werden gepusht. Mehr als 20 Minuten Zeit, zwei kleine Wasserflaschen, eine Sportmatte (gibt es für um die 20 Euro, zur Not tut es auch ein flauschiges Badehandtuch) und vielleicht ein Paar Socken brauchst du nicht. Ein Ortswechsel ist erst recht überflüssig – das Workout funktioniert in der eigenen Wohnung, im Park oder auch am Strand (wo der wackelige Sandboden den Effekt noch verstärkt, weil mehr Muskeln arbeiten müssen, um die Position zu halten). Das eigene Körpergewicht – ein super-effektives Trainingsgerät! – hast du schließlich immer dabei.

Also, sobald sich ein Zeitfenster öffnet: Leg los! Idealerweise passiert das dreimal die Woche. Ganz wichtig ist, konzentriert bei der Sache zu sein und stets auf eine maximale Körperspannung zu achten. Will heißen: Telefon aus, Bauch anspannen und mit vollem Elan durchstarten. Am Anfang hilft dir ein Spiegel dabei, die korrekte Haltung zu überprüfen.

Mein Tipp In ganz stressigen Phasen suche ich mir zwei, drei Übungen heraus – die Miniversion ist besser als gar kein Training. Das Warm-up sollte aber auf jeden Fall dazugehören, um Verletzungen vorzubeugen!

Warmlaufen

Hüftbreiter Stand, die Arme seitlich neben dem Körper anwinkeln und die Hände zur Faust ballen. Auf der Stelle marschieren, der Oberkörper bleibt dabei aufrecht und die Schultern sind tief. Die Knie schwungvoll mit jedem Schritt etwas höher anheben, bis die Hüfthöhe erreicht ist, die Arme dabei gegengleich mitnehmen. 1 Minute durchhalten.

Benefit Bringt den Kreislauf auf Touren und durchblutet die Muskeln.

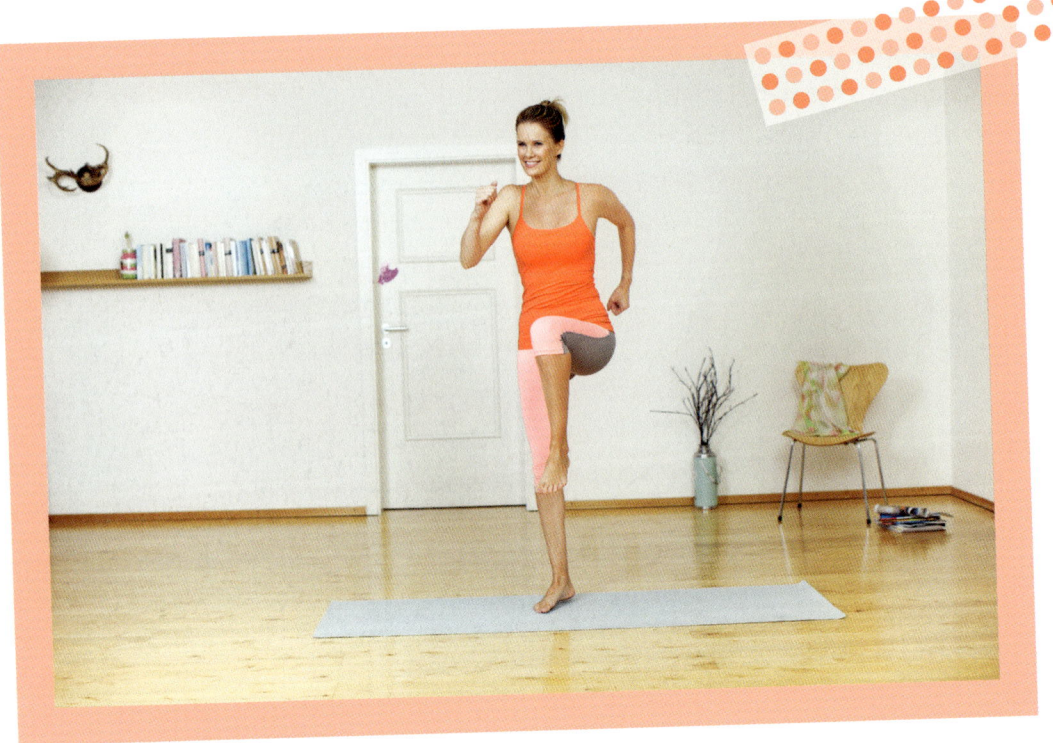

Gute Musik bringt mich in den passenden Rhythmus!

Durchboxen

1. Hüftbreiter Stand. In den Händen jeweils eine
kleine, volle Wasserflasche vor der Brust halten.
Die Ellbogen zeigen zum Boden, der Oberkörper
ist leicht nach vorn gebeugt. Bauch anspannen.

2. Über den linken Fuß zur linken Seite drehen
und den rechten Arm auf Kinnhöhe nach vorn
boxen. Oberkörper und Hüften drehen mit nach
links, der rechte Fuß geht in der Bewegung nach
schräg hinten, setzt nur mit dem Fußballen auf
und dreht ebenfalls mit. Behindert die Matte
bei der Drehung, einfach mit Socken trainieren.
Zurück zur Ausgangsposition und den Ablauf zu
der anderen Seite wiederholen.
10- bis 12-mal je Seite ausführen.

Benefit Verbessert das Koordinationsvermögen
und die Kraftausdauer.

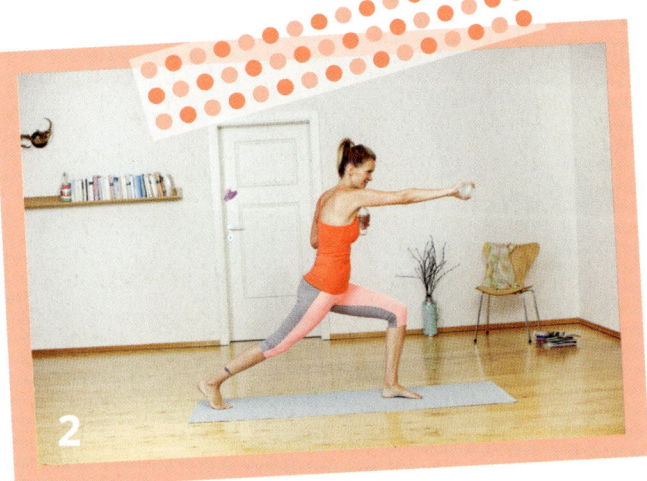

Nach dieser Übung fühle ich mich unbesiegbar!

Abspringen

1. Schrittstellung, der linke Fuß ist vorn. Hände vor der Brust fest zusammendrücken, der Bauch ist angespannt. Den rechten Fuß mit einem großen Schritt nach hinten setzen. Beide Knie beugen, bis der rechte Unterschenkel parallel zum Boden ist. Das linke Knie bleibt direkt über dem Fußgelenk.
2. Mit beiden Füßen fest abdrücken und senkrecht nach oben springen. Die Hände dabei über den Kopf führen. Sanft landen und zurück in die Ausgangsposition kommen.
   6- bis 8-mal wiederholen, dann mit dem rechten Fuß vorn ausführen.

Benefit Kräftigt Brust, Beine und den Po, schult zudem das Balancegefühl.

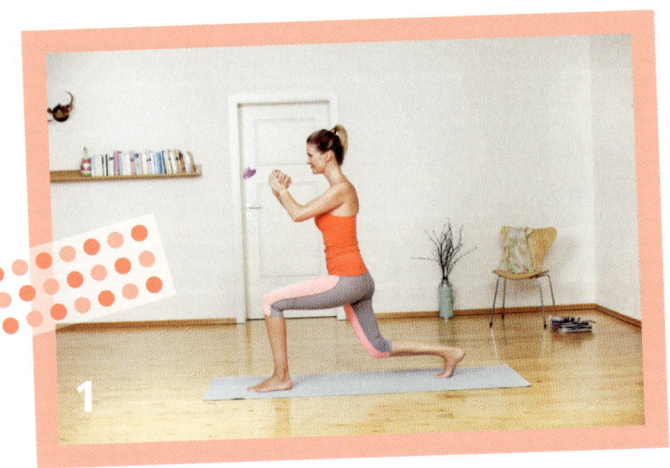

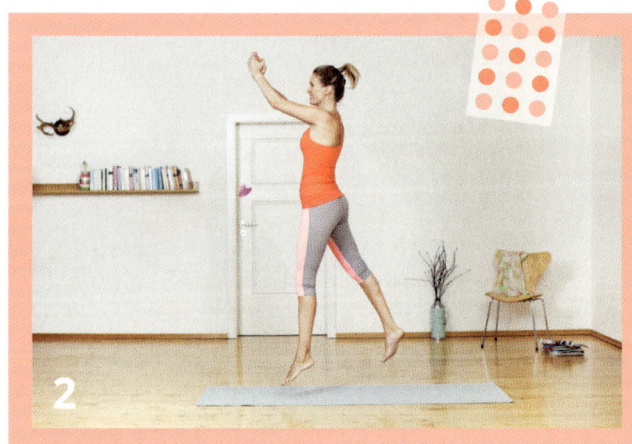

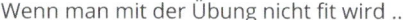
Wenn man mit der Übung nicht fit wird ...

Zurückstrecken

1. Hüftbreiter Stand. In beiden Händen eine kleine Wasserflasche halten, Arme neben dem Körper anwinkeln. Den Bauch anspannen und den Oberkörper gerade nach vorn neigen. Dabei den Po nach hinten schieben, die Knie bleiben hinter den Fußspitzen. Der Rücken ist gerade, der Kopf in der Verlängerung zur Wirbelsäule.

2. Aus dieser Position heraus die Unterarme nach hinten strecken. Spannung kurz halten, dann die Arme wieder anwinkeln.
Die Übung 8- bis 12-mal wiederholen.

Benefit Sagt den Winke-Armen Auf Wiedersehen.

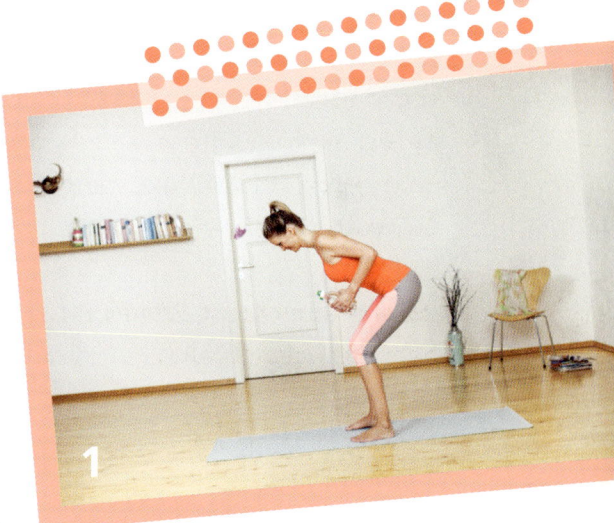

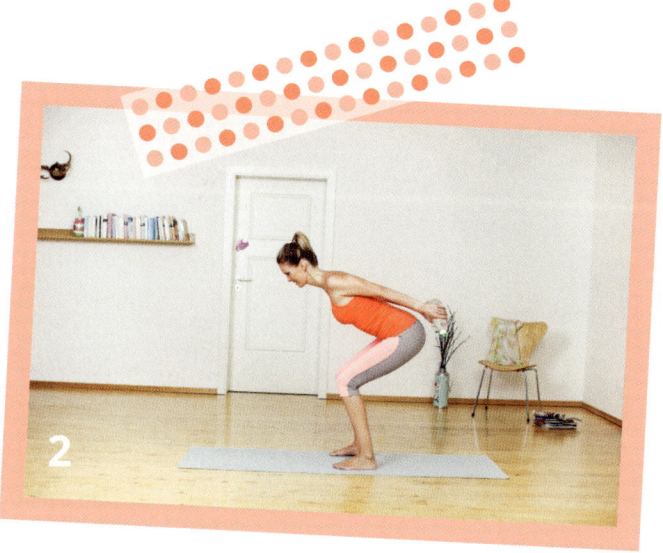

Gemein, aber es lohnt sich!

Balancieren

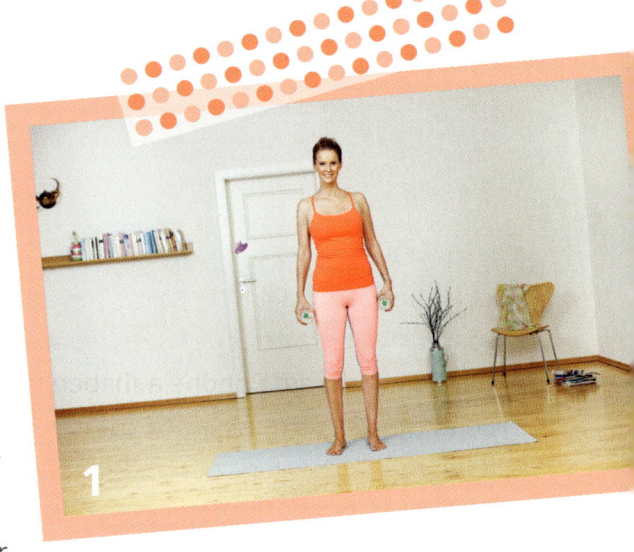

1. Hüftbreiter Stand. Die Arme lang neben dem Körper halten, mit beiden Händen eine kleine Wasserflasche umfassen.

2. Das Gewicht auf den linken Fuß verlagern und das rechte Bein so weit wie möglich zur rechten Seite anheben. Gleichzeitig beide Arme auf Schulterhöhe zur Seite strecken. Die Schultern bleiben tief, das Standbein und der Oberkörper bilden eine Linie. Die Position kurz halten, dann rechtes Bein und Arme wieder absenken. Bewegung 10- bis 12-mal wiederholen, anschließend mit dem linken Bein ausführen.

Benefit Modelliert die Schultern, die Oberschenkelaußenseiten und trainiert den Gleichgewichtssinn.

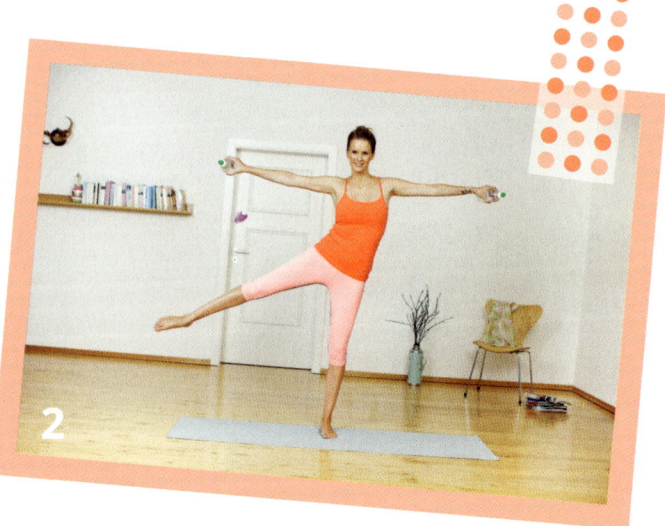

Ich bleibe leichter in der Balance, wenn ich einen Punkt vor mir fixiere.

Verlängern

1. Liegestützposition, die Handgelenke befinden sich unter den Schultern. Bauch und Po fest anspannen. Der Blick ist auf den Boden gerichtet.
2. Das linke Bein auf Pohöhe anheben und die Zehenspitzen strecken. Die Position kurz halten, dann den Fuß wieder absetzen und ohne dabei die Oberkörperspannung zu verlieren das rechte Bein anheben.
   10- bis 12-mal je Seite wiederholen.

Benefit Formt einen tollen Po und spricht die tief liegenden Bauch- und Rückenmuskeln an.

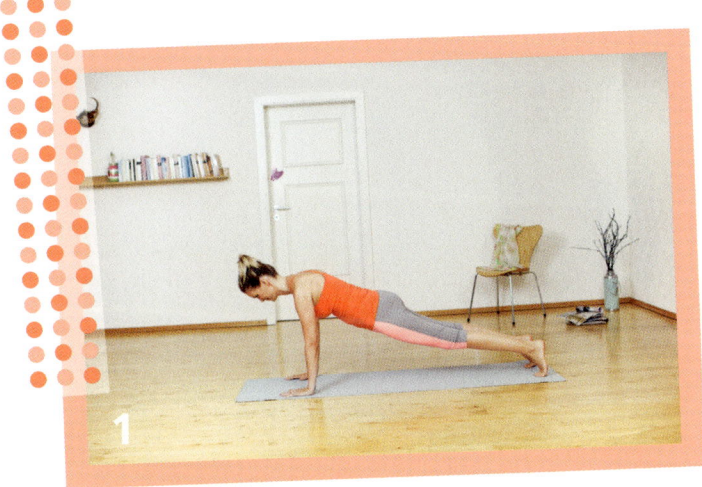

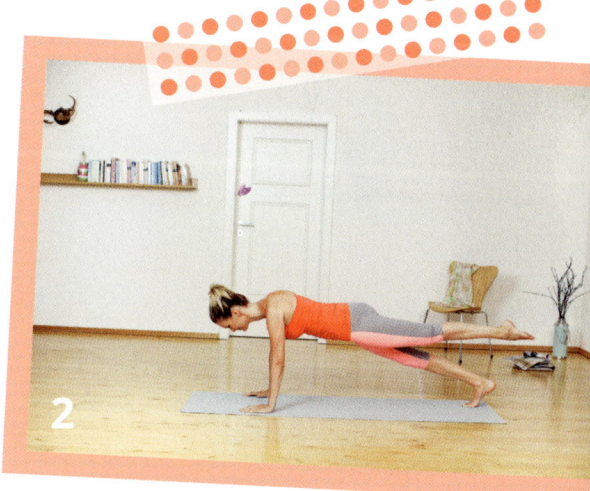

Habe ich ganz wenig Zeit, führe ich nur diese Übung aus.

Runden

1. Vierfüßlerstand. Die Handgelenke befinden sich unter den Schultern, die Knie bilden eine Linie mit den Hüften. Den Bauch anspannen und den Kopf in Verlängerung der Wirbelsäule halten. Jetzt gleichzeitig den rechten Arm und das linke Bein ausstrecken, bis beide parallel zum Boden sind.

2. Den rechten Ellbogen und das linke Knie unter dem Bauch zusammenführen. Dazu den Rücken stark runden, der Blick geht zum Knie. Dabei das Becken nicht zur Seite kippen lassen! Kontrolliert wieder zur Ausgangsposition zurückkehren. Bewegung 6- bis 8-mal flüssig wiederholen, danach mit dem linken Arm und dem rechten Bein ausführen.

Benefit Fordert auch den kleinsten Rückenmuskel heraus, stärker zu werden und beweglich zu bleiben.

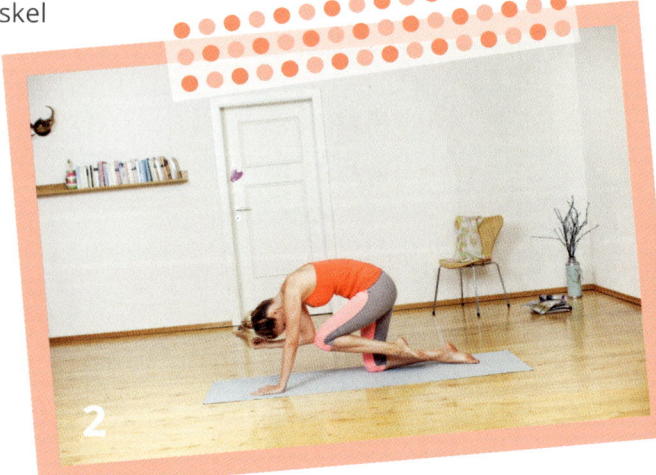

Mein Erste-Hilfe-Leister bei Rückenschmerzen.

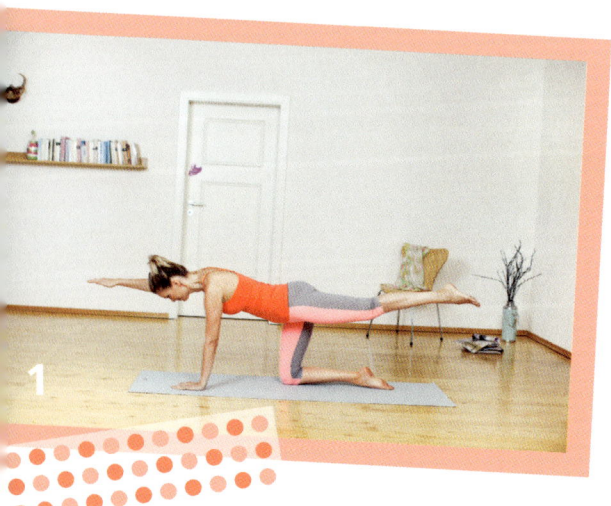

Aufdrehen

1. Eine Liegestützposition einnehmen. Die Schultern sind über den Handgelenken. Rumpfmuskulatur fest anspannen, Kopf in Verlängerung der Wirbelsäule halten und den Blick auf den Boden richten.

2. Linke Hand vom Boden lösen und über die Seite nach oben aufdrehen. Dazu über die Zehen auf die Fußkanten kommen. Das Becken nicht absinken lassen, Oberschenkel und Oberkörper bilden eine Linie, Spannung kurz halten. Wieder die Ausgangsposition einnehmen und die Übung zur anderen Seite wiederholen.
6- bis 8-mal je Seite ausführen.

Benefit Zaubert eine beneidenswerte Taille.

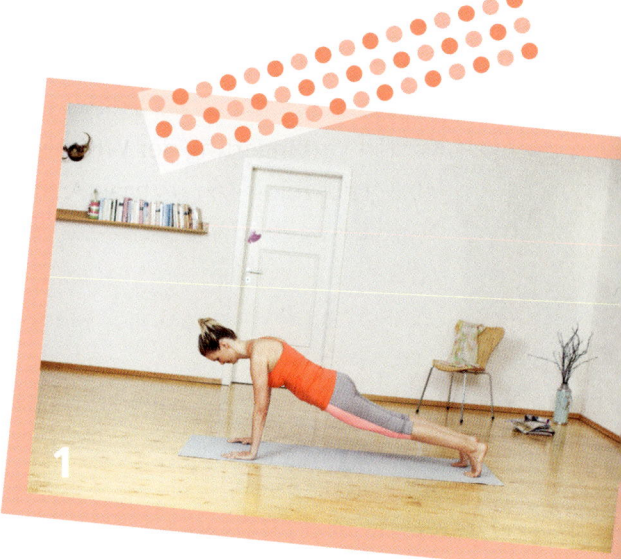

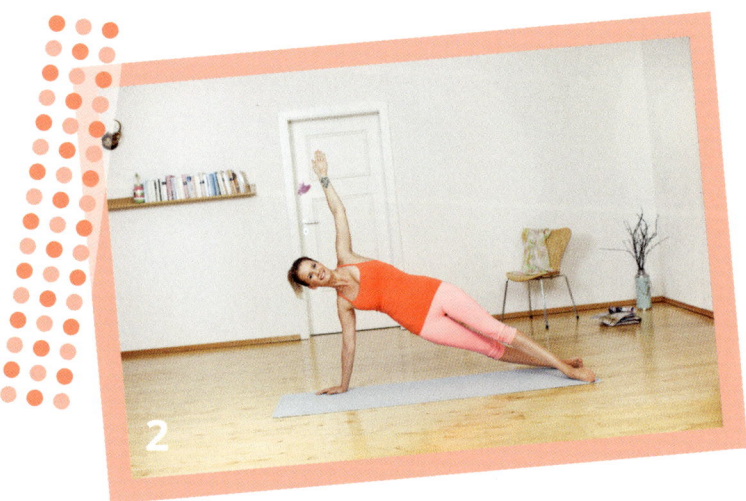

Ich kann diese Übung nicht ausstehen – aber ich weiß, dass sich die Mühe auszahlt!

Anheben

1. Auf die rechte Seite legen und den Unterarm unter der Schulter aufstützen, sodass der Oberkörper von der Matte abhebt. Linke Hand auf die Hüfte stützen. Die Unterschenkel nach hinten anwinkeln.
2. Das Becken aus dieser Position heraus anheben, bis der untere Oberschenkel eine Linie mit dem Oberkörper bildet. Nun die Hüfte absenken, aber nicht ganz ablegen.
   8- bis 12-mal wiederholen, dann die andere Seite trainieren.

Benefit Lässt Hüftspeck keine Chance.

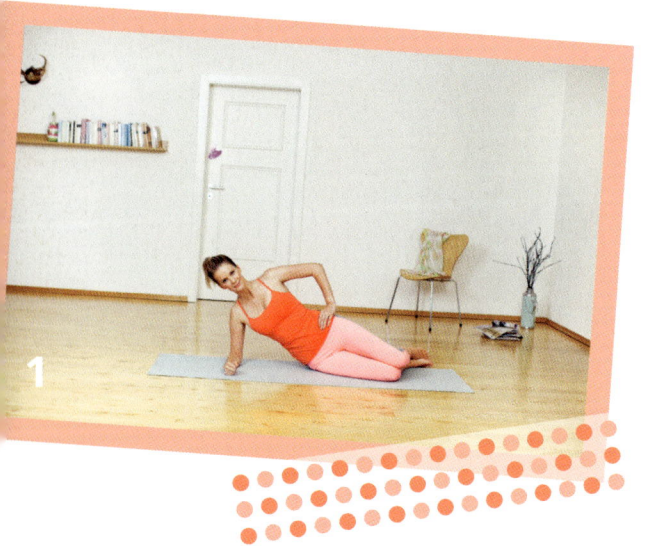

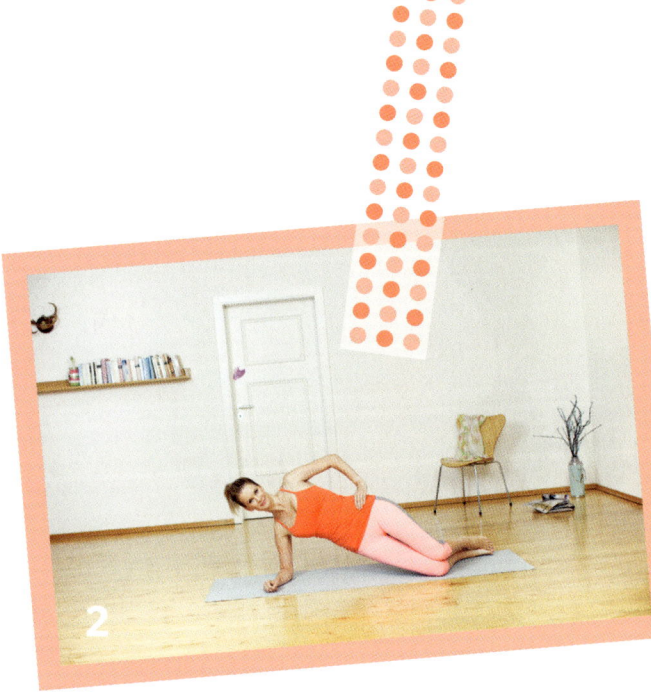

Ich bin jedes Mal stolz auf meine Körperspannung!

Kriegern

1. In einer weiten Grätsche stehen, die Zehen zeigen nach vorn. Die Arme lang neben dem Körper hängen lassen, die Handflächen auf den Oberschenkeln ablegen.

2. Nun den rechten Fuß nach rechts aufdrehen und den gesamten Oberkörper mitnehmen.

3. Arme auf Schulterhöhe ausstrecken, die Schultern bewusst tief halten und das rechte Knie beugen. Gleichzeitig den Oberkörper nach vorn führen. Um das Gelenk zu schützen, bitte nie das Knie über die Zehen hinausschieben. Position 5 Atemzüge lang halten, dann Bewegung zur anderen Seite wiederholen.
5- bis 8-mal pro Seite ausführen.

Benefit Dehnt die Oberschenkel und ebenso die Schulterpartie.

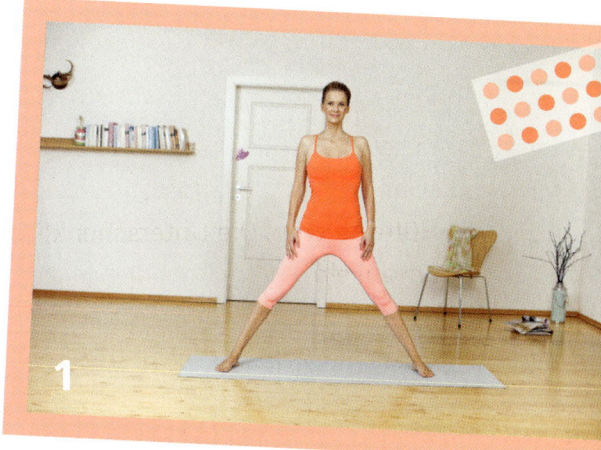

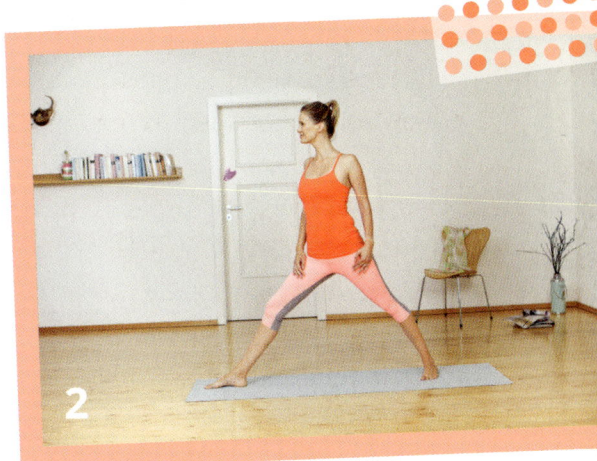

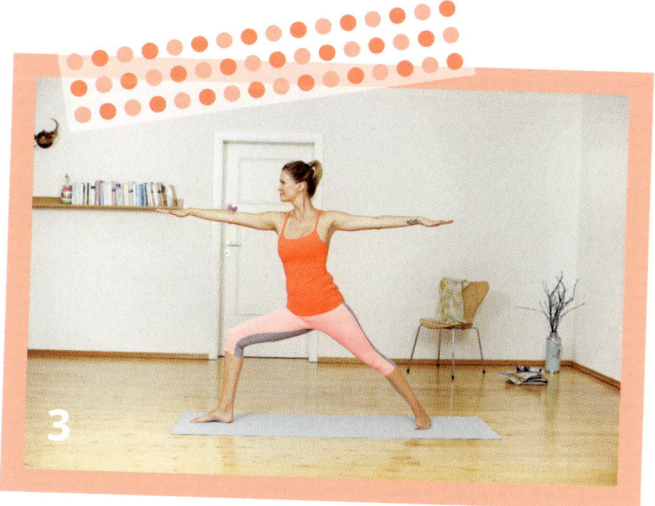

Jede Frau sollte sich wie eine Kriegerin fühlen. Fehlt dieses Gefühl, bringt die Übung es wieder zurück.

Aus einem roten wird ein rosa Tuch

Es vergingen nur wenige Wochen und mein „Change my life"-Programm zeigte Wirkung. Ich war gechillt und ausgeglichen, ruhte ganz anders in mir. Auch meine Umwelt nahm ich anders wahr – oder die Umwelt mich? Früher hatte ich das Gefühl, für andere Frauen ein rotes Tuch zu sein. Vielleicht strahlte ich einfach unbewusst eine leichte Unnahbarkeit oder Arroganz aus. Egal wo ich auftauchte, ständig hatte ich das Gefühl, es mit einer Horde stutenbissiger Weiber zu tun zu haben. Heute kommen Frauen ganz anders auf mich zu. Viel offener, freundlicher und interessiert an mir und meiner Person. Außerdem sprach ich früher offensichtlich ganz andere Männer an. Eher so die Typen, bei denen Reden eine Schwäche ist. Männer, die einfach mal per se jede Frau anquatschen. Dabei spulten sie im wahrsten Sinne des Wortes nur ihre inhaltsleeren Anmachsprüche runter – irgendeine würde schon mitgehen. Eigentlich muss man diesen Typen mal sagen, dass Schweigen wirklich Gold sein kann. Heute sind es Männer, die im Leben stehen, das Gespräch suchen und mich als Mensch kennenlernen wollen. Meistens sind sie dann sehr überrascht, weil viele von ihnen Vorurteile im Kopf haben: blondes Model, das gern auf roten Teppichen rumsteht ... Aber wow, die kann sogar sprechen! Und dabei auch noch alles andere als Unsinn von sich geben.

Auch im Business machte ich einen anderen Eindruck. So lernte ich meinen mittlerweile langjährigen Geschäftspartner kennen, dessen Unternehmen für eine basische Lebensweise steht. Der Geschäftsführer war begeistert, mit mir ein Model zu treffen, das sich auch noch intensiv mit Gesundheitsthemen auseinandersetzt und inhaltlich außerdem etwas mit seinen Produkten anfangen kann.

Obendrein bekam ich eine andere Sicht auf mein Leben: Früher baute ich von morgens bis abends Luftschlösser. Ich war nicht in der Gegenwart, habe nicht das Hier und Jetzt genossen, sondern war in Gedanken schon lange wieder bei der nächsten Reise, beim nächsten Projekt. Ich freute mich nicht über ein schönes Beisammensein mit Freunden, stattdessen plante ich innerlich lieber die nächsten fünf Abende mit den nächsten fünf Freunden. Das hat sich komplett geändert: Egal was ich heute mache, ob ich mit meiner Tochter spiele, mit meinem Mr. Traum essen gehe, einen Geschäftstermin habe oder mich mit Freunden treffe – ich bin zu 100 Prozent da und nicht an irgendeinem anderen Ort. Wahnsinn, oder? Und alles nur, weil ich ursprünglich gesünder essen und leben wollte.

Die Suche nach mehr

Neue Erkenntnisse und neue Aha-Erlebnisse erforderten unweigerlich neue Maßnahmen in meinem Leben. Ich hatte Blut geleckt und wollte wissen, ob ich noch mehr positive Effekte herausholen könnte, wenn ich weitere Stellschräubchen an meinem Lebenswandel drehte. Offensichtlich gab es so viel zu lernen, zu erkennen und zu entdecken. Klar hatten viele Dinge bis dahin eigentlich zu meinem Leben dazugehört, dennoch waren sie mehr oder minder unbemerkt an mir vorbeigezogen. Mir fehlte das Bewusstsein, bewusst mit mir und meinem Körper umzugehen. Und im Hier und Jetzt zu leben und dies auch in vollen Zügen zu genießen, war mir ebenfalls fremd.

Futter für den Kopf

Als Jugendlicher wird einem ja gern gesagt, was man lernen soll, und meine Eltern hatten da auch so ihre Vorstellungen. Natürlich sollte es etwas Solides sein, da kam nur ein kaufmännischer Beruf infrage und so wurde ich eine Kauffrau im Groß- und Außenhandel. Dieses Kapitel in meinem Leben würde ich am liebsten direkt vergessen. Himmel, war das langweilig! Immer diese Zahlen, diese strengen Formen, diese Spaßbefreitheit ... Aber das hat mich auch geprägt. Zum einen bewies ich Durchhaltevermögen, zum anderen wurde mir klar: Ich werde nie wieder was machen, das mir so ganz und gar nicht gefällt und hinter dem ich nicht stehen kann. Diesem Grundsatz bin ich seither immer, immer treu geblieben, ich liebe meine TV- und Model-Jobs, aber eine nicht unwichtige Kleinigkeit fehlte mir nun dennoch: Ich brauchte mehr Futter für meinen Kopf! Nur schön sein ist auf Dauer dann doch zu wenig und darum entschloss ich mich zu einer Ausbildung zur Ernährungsberaterin. Das Thema Ernährung hat mich schon von Kin-

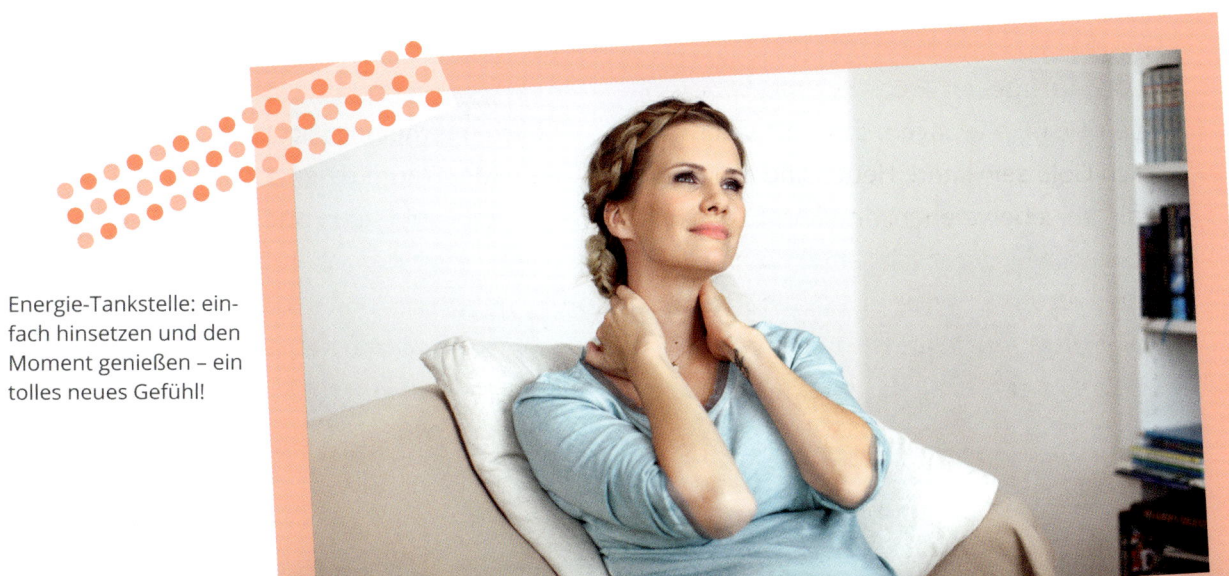

Energie-Tankstelle: einfach hinsetzen und den Moment genießen – ein tolles neues Gefühl!

desbeinen an interessiert, ich bin schließlich auf dem Land aufgewachsen und bei uns war die Natur allgegenwärtig, da kam der Apfel noch vom Baum.

Ernährung ist einfach ein superspannendes Thema, das zweifellos jeden betrifft, obwohl sich kaum einer Gedanken darüber macht. Mir ging es da im Grunde nicht anders: Ich war interessiert, aber irgendwie doch planlos. Das sollte sich jetzt ändern. Gut übrigens, dass ich so motiviert war und gelernt hatte, mich durchzubeißen, denn mein neuer Lehrplan hörte sich doch ziemlich dröge und oldschool an: Ernährungslehre (hier wird beleuchtet, wie Ernährung und Gesundheit ineinandergreifen), Kalorientabellen (genau die, die auch immer auf den Verpackungen stehen), Nährstoffe (also welche Mineralien und Vitamine stecken drin), Lebensmittelkunde, Anatomie, Physiologie, Übergewicht, Diäten und alternative Ernährungsformen wie beispielsweise die vegetarische oder vegane – das war nicht immer Action pur …

Darauf baue ich

Aber auch wenn ich mich in der einen oder anderen Unterrichtsstunde schrecklich gelangweilt habe, das Thema passte zu mir und schaffte mir ein fundiertes Standbein für mein neues und gesünderes Leben. Dennoch bin ich der Meinung, dass das gesamte Ausbildungssystem überarbeitet werden müsste. Wir kennen alle die berühmte Ernährungspyramide, die immer noch gern als Maß aller Dinge hergenommen wird. Genauso hatte ich mich schon vor der Weiterbildung ernährt: viel Wasser, viele Getreideprodukte aller Art, Milchprodukte waren bei mir auch ganz weit vorn, ein bisschen Obst und Gemüse, dann noch ein wenig Fisch und Fleisch, ab und zu ein Eis – klingt zwar gesund, fühlte sich aber nicht gesund an. Da halte ich es doch eher mit den Österreichern. Die Ernährungspyramide des österreichischen Bundesministeriums für Gesundheit baut – im Gegensatz zum vergleichbaren Modell der Deutschen Gesellschaft für Ernährung – auf gesundes Essen in sieben (statt sechs) Stufen. Unsere Nachbarn unterscheiden erfreulicherweise deutlicher zwischen tierischen und pflanzlichen Fetten und setzen in der Basis auf Obst und Gemüse. Zudem denken sie auch gleich für Schwangere mit.

Die Pyramidenbasis bilden kalorienfreie oder -arme Getränke, mindestens anderthalb Liter am Tag sollten es sein. Gerne mehr! Zudem dürfen täglich drei Portionen Gemüse oder Hülsenfrüchte und zwei Obstrationen auf dem Teller landen. Getreideprodukte, Nudeln und Kartoffeln sind wichtige Energielieferanten und Vollkornprodukte dabei besonders wertvoll. Wer beim Getreide

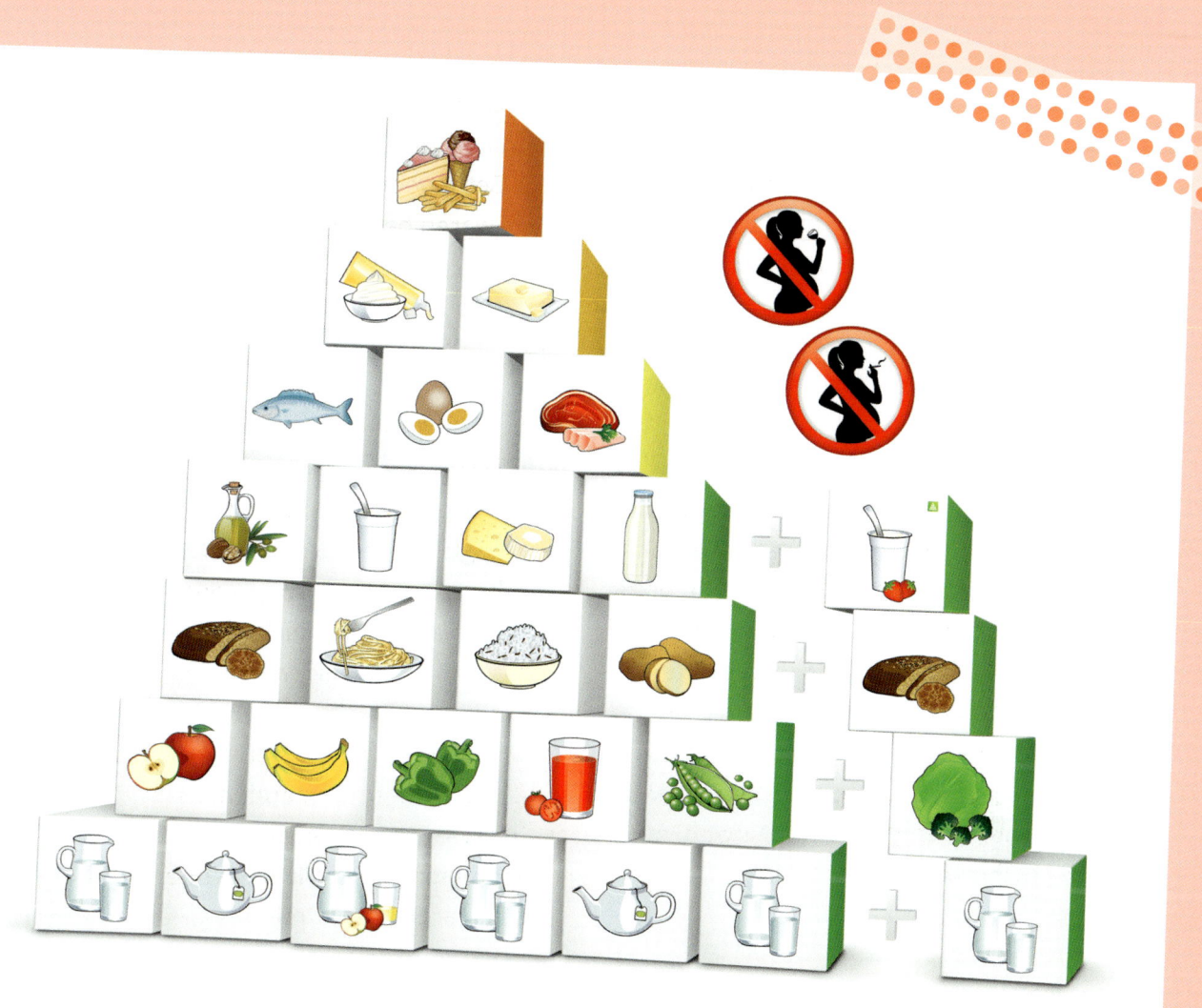

Bei der Nahrungsauswahl auf eine solide Basis sowie gesunde Zusatzbausteine achten – und bloß nicht zu sehr tiefstapeln!

mit Nährstoffen punkten möchte, der wählt Dinkel oder Hafer statt Weizen. Da aber immer mehr Menschen sensibel auf Gluten reagieren, empfehle ich gerne auch glutenfreie Alternativen wie Hirse und Mais oder die sogenannten Pseudogetreide wie Quinoa, Buchweizen und Amaranth.

Mein Nudel-Tipp: Die üblichen Vollkornnudeln aus Weizen ruhig mal durch Reismehlnudeln ersetzen – natürlich auch Vollkorn. Die und viele andere Vollkorn(nudel)varianten gibt's in immer mehr Supermärkten oder im Reformhaus.

Weiterhin tun ein bis zwei Esslöffel pflanzliche Öle, Nüsse oder Samen dem Körper jeden Tag gut, genau wie fettarme Milch und Milchprodukte (ungezuckert!). Ideal ist, zweimal in der Woche Fisch und dreimal fettarmes Fleisch zu futtern. Festes Fett und fettreiche Produkte möglichst selten benutzen und nur ausnahmsweise in dicke Torten und Co. beißen. Mit dem Ende meiner Ausbildung hatte ich also viel Fachwissen intus, war aber nicht wirklich überzeugt, den besten und neuesten Stand zu kennen. Meine Suche nach dem perfekten Wohlfühlkörper fing damit erst so richtig an.

American Way of Lies

Übrigens bestand diese Suche aus vielen Umwegen und lustigen Begebenheiten.

Zum Beispiel war ich beruflich oft in Amerika unterwegs, im Land der Extreme – auf der einen Seite die Burger-Fraktion und auf der anderen Seite die Baywatch-Abteilung. Ich wollte einen roten Badeanzug, so viel stand fest! Aber das Land der unbegrenzten Möglichkeiten hatte auch unbegrenzt viele, vermeintlich revolutionäre Ernährungsmethoden im Angebot. Und wie sie alle hießen: Low-Carb-, Atkins-, New-York-, Acht-Stunden- oder Hollywood-Diät. Trotz unterschiedlichster Namen und Ansätze haben alle eines gemeinsam: bloß keine Kohlenhydrate (ich sag nur: „Weihwasser und Teufel") und viel, viel trainieren. Also Fakten rund ums Essen, die im kompletten Widerspruch zu der Ernährungspyramide stehen, die ich unter anderem in meiner Ausbildung kennengelernt hatte.

Aber Wahrheiten gibt es ja viele, dachte ich. Wenn Hollywoodschönheiten alle darauf verzichteten und so filmreif aussehen, dann muss diese Strategie gut sein. Hoch motiviert und geistig amerikanisiert krempelte ich also meinen gerade gewonnenen, strukturierten Tagesablauf von einem Tag auf den anderen wieder um. Nicht ohne mich vor meinem geistigen Auge mit einer roten Schwimmboje in der Hand den Venice Beach entlangschweben zu sehen: noch gesünder, noch gestählter und einfach unwiderstehlich heiß.

Mein neuer Tagesablauf wurde jetzt von eiweißhaltigem Essen bestimmt. Zum Frühstück gab es Egg-White-Omelett (ja, das Eigelb wurde weggelassen, ist ja viiiel zu fettig), dazu Brokkoli und Hühnerbrust. Quasi direkt danach – ohne ein Gramm Energie in mir zu haben – ging es für sehr viele schweißtreibende Minuten ins Fitness-studio. Danach ein Proteinshake to go und mittags Fisch mit Gemüse. Und abends noch mal Hüttenkäse und ja, ganz beson-ders lecker und abwechslungsreich (Ach-tung, Ironie!), Hühnerbrust. Nach einer Wo-che Eiweiß-Hühnchen-Workout-Programm hing mir das Ganze zum Hals raus. Aber, aber: Mein Körper fühlte sich tatsächlich fester an! Das war allerdings das einzig Po-sitive, ich fühlte mich nämlich total schlapp, müde und Denken hatte ich auch verlernt. Mein Stoffwechsel war übrigens auch schon mal besser gelaufen, sprich der Gang zum Klo war suboptimal, und das, obwohl ich mich doch angeblich so megagesund er-nährte. Eine Erklärung für meinen Zustand bekam ich kurz darauf, als ich Arni Schwar-zeneggers Stammfitnessstudio Gold's Gym am Venice Beach besuchte. OMG! Muskel-bepackte Körper, so weit das Auge reichte. Meine Nase hatte jedoch weniger Spaß: Es roch nach Schweiß und vor allem nach Pups! Und oh Wunder – die sahen durch die Bank so schlapp aus wie ich. Eigentlich hatte ich mir braun gebranntes, gestähltes Testosteron vorgestellt. Waren die aber nicht, eher eine Mischung aus Conan der Barbar (der wird im Film übrigens von Arni gespielt) und Zombie. Die Typen pumpten an ihren riesigen Eisengeräten, was das Zeug hielt, um kurz darauf völlig teilnahms-los zu erstarren. Ich dachte: „Nee, DAS kann auch nicht meine neue Lebensweise sein!" Es musste noch was anderes geben.

Unfreiwillig jünger

Nur, was konnte das Andere, Bessere sein?! Mit dieser Frage ging meine Suche nach meinem neuen Way of Life weiter. Die Richtung gab meine Haut vor. Dieses Problem ist sicher einigen Frauen bekannt: Die Pubertät ist erfolgreich abgeschlossen, aber die Gesichtshaut hat's noch nicht wirk-lich mitbekommen. Eigentlich dachte ich, die wird glatt und schön und Unreinheiten gehören der Vergangenheit an, als ich den Teenagerzeiten Tschüss, Adios und Auf Nim-merwiedersehen sagte. Denkste, ich war schon einige Tage keine 16 mehr und mein persönlicher Horror kehrte mit vielen klei-nen Pusteln zurück. Zuerst dachte ich: „Ist sicher nur ein Ausschlag, der schnell ver-schwindet", aber nix da. Diese ekelhaften Biester blieben, Hilfe! Und das, obwohl ich mich zu den Glücklichen zähle, die eine recht feine Hautstruktur haben. Nein, auch bei mir fühlten sich diese so lästigen Ungerechtigkeiten der körpereigenen Natur sehr, sehr wohl.

Für alle, die jetzt den Kopf schütteln und denken: „Was stellt die sich denn so an?", möchte ich kurz klarstellen: Kleine Pickel am Mund- und Wangenbereich sind für meine Arbeit als Model wirklich eine Katastrophe! Wie wohl die meisten Kolleginnen führte ich das Problem erst darauf zurück, dass ich von Berufswegen oft und viel geschminkt werde. Make-up soll schließlich die Poren verstopfen. Wie auch immer, eine Lösung musste her und so rannte ich zum Arzt. Ich wette, ihr wisst, was jetzt kommt?! Genau, ein kurzer wissender Blick genügte und das Rezept für eine Kortisonsalbe lag auf dem Tisch. Hautarztes Liebling, immer wieder gerne genommen. Ich besorgte mir also die Salbe, trug sie brav auf und diese zeigte zunächst auch ebenso brav ihre Wirkung. Zunächst …

Am Ende der Tube sah ich jedoch leider wieder genauso verpickelt aus wie vorher, wenn nicht sogar schlimmer. Kortison bekämpft eben nur die Symptome, nicht aber die Ursachen – und die Ursache für mein Pickeldrama schien ich immer noch ausdauernd mit mir rumzuschleppen.

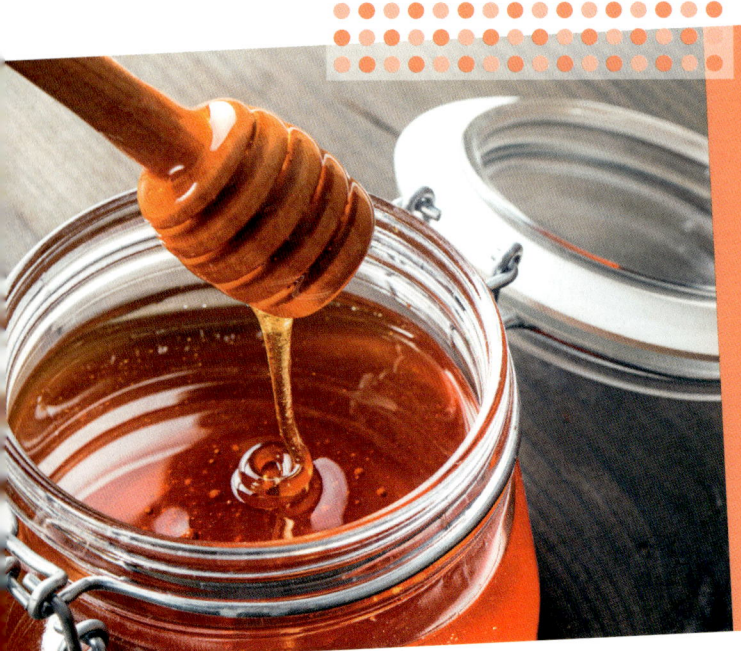

SOS-Tipp bei unreiner Haut

Fünf Aspirin (ohne Glasur) mit ein wenig Wasser und einem Teelöffel Honig verrühren. Auf die unreine Haut auftragen und nach zehn Minuten abspülen. Aspirin und Honig wirken antibakteriell, entzündungshemmend und beruhigend.

Mein Streuselkuchen-Problem ging mir nicht mehr aus dem Kopf und vor allem nicht aus dem Gesicht. Ich befragte alles und jeden auf der Suche nach DER Lösung und die auf den ersten Blick absurdeste Erklärung kam von meiner Kosmetikerin. „Mensch, Moni", sagte sie, „das kommt bestimmt vom Darm." Was sich für mich erst völlig abwegig anhörte, brachte mich zum Nachdenken: Der Darm war bei meiner Ausbildung natürlich auch Thema gewesen. Klar, der konnte es sein! Mit dieser Idee im Gepäck flitzte ich also postwendend zum Arzt – der meinen Erkenntnisgewinn jedoch so gar nicht zu schätzen wusste und nur meinte: „Wie bitte sollen die Pickel vom Darm ins Gesicht kommen?" Gut, das konnte ich ihm dann leider auch nicht erklären. Ernüchtert, aber immerhin mit einem neuen Kortison-Rezept in der Hand verließ ich die Praxis. War doch klar, dass ich wieder diese Salbe bekam. Und natürlich sah ich 14 Tage später wieder aus wie ...? Na, wie schon. Sicher nicht wie ein Model, das für Beauty-Shootings gebucht wird. Ich musste wohl eine andere Richtung einschlagen. Und am besten gleich eine, die nicht nur die Haut, sondern die ganze Moni glücklich macht. Sie war also noch nicht zu Ende, meine Reise in ein Funky New Healthy Life.

Feelgood-Goodies

1. Mehr als acht Stunden Schlaf tun nur einem gut: dicken Augenringen.
2. Ein entschleunigter Start in den Tag macht immun gegen Alltagstrubel.
3. Bitte nie ohne ... Frühstück!
4. Zehn Minuten Sport sind immer machbar. Immer.
5. Rückschläge gehören zu jedem Vorankommen dazu. Nur Luschis geben auf.

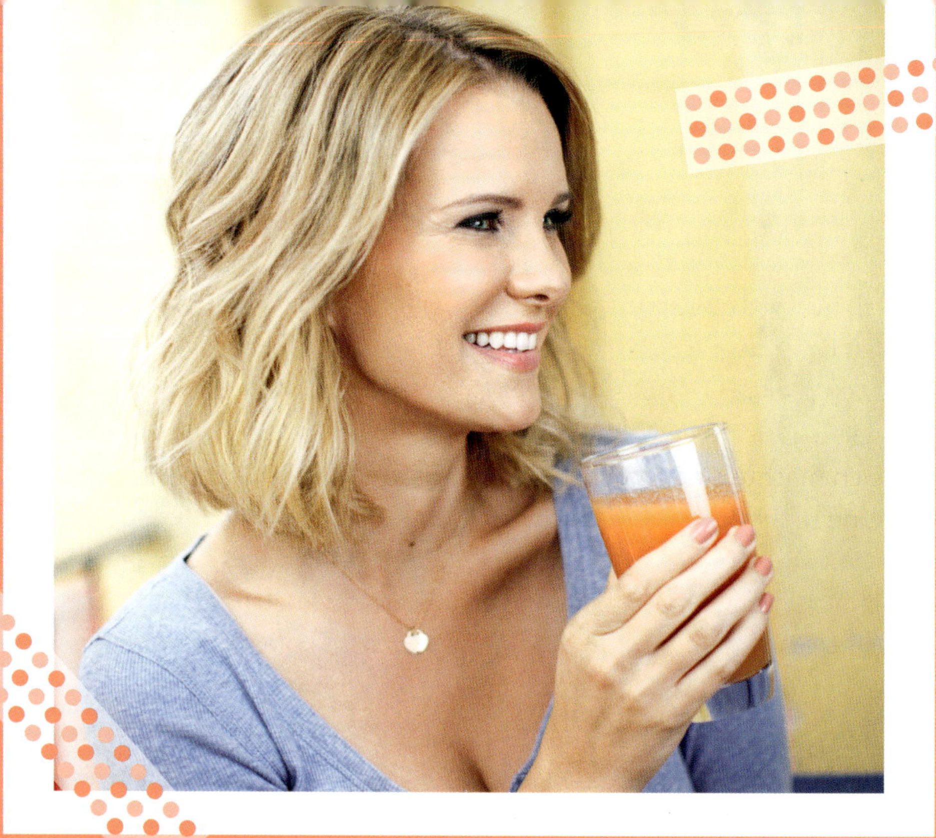

2. Schritt: Das Happy Me ist hier, ganz bei mir

Für mich ist ein gutes Bauchgefühl das Größte!

Die große Wende kam per Zufall, genauer gesagt als in meiner Nachbarschaft eine Heilpraktikerin ihre Praxis eröffnete. Eine mehr als willkommene Einladung für mich! Da ich seit meiner „Change your life"-Entscheidung sehr offen für neue Wege war, wollte ich natürlich auch diese Möglichkeit nutzen, News über mich und meinen Körper abzugreifen. Nicht zuletzt auch, um endlich meinen Pickeln den kortisonfreien Kampf anzusagen. Mein erstes alternatives Mal war also beschlossene Sache.

Die andere Art von Arzt

Eine Woche später war es dann so weit. Die Heilpraktikerin empfing mich auf eine sehr angenehme Art, auch wenn sie vielleicht ein bisschen alternativ rüberkam, mochte ich sie. Zugleich machte sie nämlich einen sehr coolen und taffen Eindruck. Ich fühlte mich einfach auf Anhieb wohl und schon dieses Gefühl unterschied sich von allen anderen Dates mit Medizinern. Die Situation glich auch so gar nicht einem Arztbesuch, sondern eher einem Interview. Die junge Frau stellte mir Fragen über Fragen, los ging es mit dem Thema Ernährung. Was ich so esse und wie viel, wann ich esse, ob regelmäßig oder eher zwischendurch, ja sogar wo ich esse – für sie war alles interessant. Sie wollte wissen, ob ich Allergien habe und welche Pflegeprodukte ich verwende. Und sie erkundigte sich nach meinem Tagesablauf, ob ich in gewissen Situationen nervös oder unruhig werde und wie es um meinen Schlaf bestellt ist. Und so weiter und so weiter ... Zum ersten Mal hatte ich das Gefühl, dass sich wirklich jemand mit mir und meinem Pickelproblem auseinandersetzte.

Diagnose: Darmflora im Arsch!

Alles in allem wurde ich bestimmt 30 Minuten lang durchlöchert. Und dieses Durchlöchern tat richtig gut, gab mir Sicherheit. So lange hatte sich selten ein Arzt Zeit für mich genommen. Ganz großartig fand ich, wie die Heilpraktikerin meine Ernährung unter die Lupe nahm. Schließlich war das mein neues Thema und ich hing sofort voll und ganz an ihren Lippen. Aber nein, wir haben nicht nur geredet, eine spezielle Untersuchung gab es im Anschluss auch noch. Die sogenannte Bioresonanzanalyse sollte zeigen, ob meine Organe richtig „schwingen" und die Energien harmonisch fließen. Ja, ich lag da hübsch mit Elektroden verkabelt und ja, klingt esoterisch, ich weiß. Hintergrund dieses Verfahrens ist aber die Annahme, dass jedes Organ, jede Zelle unseres Körpers Energie abstrahlt, und zwar in einer ganz charakteristischen Frequenz. Stimmt die Frequenz nicht, krankt es im System.

Klar, die Schwingnummer (mit ch, möchte ich betonen!) hört sich etwas seltsam an, doch sie war ja nur ein Baustein und ich ohnehin für jeden Lösungsansatz dankbar. Ein weiterer sollte aber noch folgen, nämlich die Stuhlanalyse. Und was soll ich sagen? Probe abgeliefert, Treffer, versenkt. Nach allen Untersuchungen stand für meine Heilpraktikerin schließlich fest, dass die Moni in gutem Zustand war, Monis Darmflora aber leider weniger. In meinem Darm hatte sich ein Pilz breitgemacht. Allzu breit, wie sie fand. Solche Fehlbesiedlungen werden mit einer ganzen Reihe von Beschwerden in Verbin-

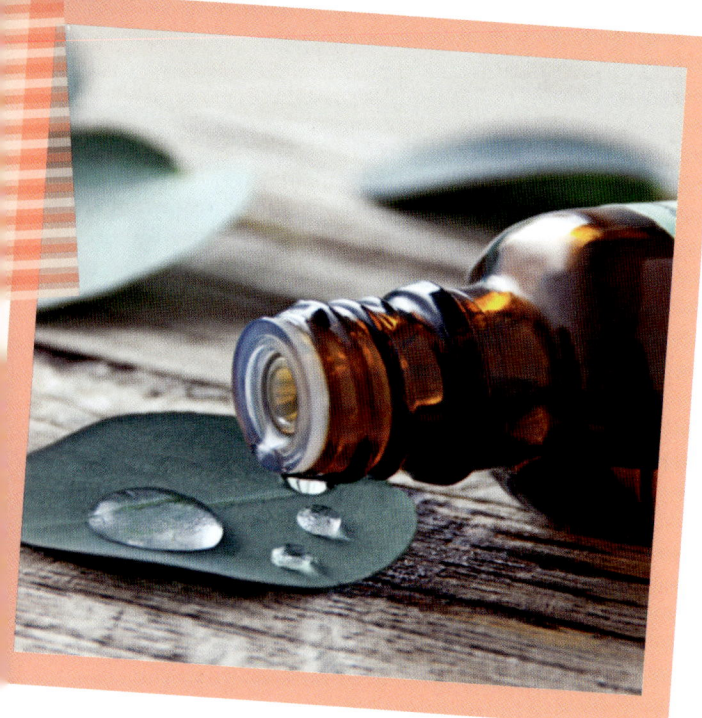

Alternative Medizin heilt sanft und natürlich.

dung gebracht und ja, auch mit unerfreulich schlechter Haut, wie sie mir versicherte. Eine Ansage, der Schulmediziner erfahrungsgemäß gerne widersprechen ...

Planerfüllung

Mit dieser Diagnose und einer Dos-and-Don'ts-Liste zog ich für die kommenden Wochen ab. Die Heilpraktikerin hatte mir eine Darmkur verordnet, was für mich bedeutete: keine Milchprodukte, kein Weißmehl und mit Zucker sollte es auch erst mal vorbei sein. Wenn ich süßen wollte, dann nur mit Stevia, und das Zeug war zu der Zeit noch wirklich schwer zu bekommen. Zudem legte sie mir nahe, wenig Fleisch und viel Gemüse zu essen. Ach ja, viel Wasser zu trinken und

Schüßlersalze einzunehmen gehörte ebenfalls zum Programm. Diese Vorgaben waren für die Darmentlastung und Unterstützung der Darmreinigung zuständig. Dort musste nämlich mal ordentlich durchgeschrubbt werden, meinte meine Heilpraktikerin. Hoch motiviert hielt ich mich an den Plan, obwohl es eine beachtliche Umstellung war. Viel weniger Fleisch und auf Milchprodukte zu verzichten, das war am Anfang schon hart. Am schlimmsten war es beim Milchkaffee. Den hatte ich bislang jeden Tag getrunken, gerne auch mehrmals.

Irgendwie war die Geschichte aber auch spannend, weil ich die Supermarktregale auf einmal ganz anders unter die Lupe nahm. Sogar noch mal anders als zu Zeiten meiner Ausbildung und bei meinen bisherigen Entdeckungsreisen in Sachen Ernährung. Das Allerspannendste jedoch passierte in meinem Gesicht, denn 14 planerfüllte Tage später war ich ... tatsächlich pickelfrei! Und ich hatte eine neue Passion: meinen Darm.

Dicke mit dem Darm

Ich bin inzwischen ein erklärter Darmfan und behaupte heute aus purer Überzeugung: „Wer der Meinung ist, schlechte Haut habe nichts mit dem Darm zu tun, der versteht seinen Körper nicht!" Für mich war diese Pickel-weg-Erfahrung auf jeden Fall der Startschuss und sie rückte die Gesundheit unseres Verdauungstrakts so in meinem Fokus, dass ich regelrecht zum Darmfetischisten wurde. Mich interessierte von da an wirklich jede Kleinigkeit rund um dieses Organ und so war es nur eine logische Konsequenz, dass ich irgendwann auch eine Fortbildung zum Thema Darmgesundheit und -sanierung besuchte. Ja, so was gibt es, solche Kurse bietet zum Beispiel mein Geschäftspartner Jentschura an. Auf diesem Weg erschloss sich mir eine komplett neue Welt. Dass der Darm nicht nur für den Abtransport von Nahrungsresten zuständig sein konnte, hatte ich ja schon vermutet, aber welch gewichtige Bedeutung ihm für die körperliche und seelische Gesundheit zukommt, hat mich dann doch umgehauen. Allein dass fast 80 Prozent aller Abwehrzellen im Darm ansässig sind, sagt doch schon alles, oder?

Dicke mit dem Darm zu sein, ist einfach in jeder Hinsicht wichtig. Aber diese Botschaft unters Volk zu bringen, war und ist nicht immer ganz leicht. Die Erklärung liegt nahe: Darm gleich Verdauung, Verdauung gleich Stuhlgang – so ist der übliche Gedankengang. Und wer spricht schon gerne über seinen Stuhlgang? Das ist bis heute ein intimes Thema, welches dummerweise auch bei längerem Nachdenken nicht wirklich geschmackvoller wird. Aber unser Darm kann und leistet ja so viel mehr!

Perfektes System

Zunächst ein paar Zahlen: Der Darm wird mit seinen zahlreichen Windungen bis zu acht Meter lang und sein Inneres beeindruckt mit einer Oberfläche von 400 bis 500 Quadratmetern – was ihn zum größten menschlichen Organ macht. Diese Rekordfläche verdankt er einer geschickten Falttechnik und nicht zuletzt den fast vier Millionen Zotten im Dünndarm. Darmzotten sind blattförmige Erhebungen, die für die Nährstoffaufnahme aus dem Nahrungsbrei zuständig sind. Im Schnitt sind an ihnen im Laufe eines Lebens satte 30 Tonnen Festes und 50 000 Liter Flüssiges vorbeigekommen. Mit von der Partie immer auch unzählige Krankheitserreger und Giftstoffe. Keine Sorge, mit Letzteren kann der Darm umgehen. Schließlich stehen in der Darmflora unzählige Bakterien, Hefen und andere kleine Helferlein zum Einsatz bereit, die potenzielle Krankmacher verdrängen und bekämpfen. Zudem unterstützt diese Truppe die Immunabwehr, produziert gesunde Fettsäuren und Vitamine und trägt obendrein zur Brennstoffversorgung der Schleimhautzellen bei. Unsere Darmbewohner wiegen also schwer – und alle zusammen sogar bis zu zwei Kilogramm.

Alles, was ein Mensch isst, reist durchschnittlich drei Tage durch den Magen-Darm-Trakt. Unterwegs passiert dabei einiges: Der Magen verarbeitet das Essen zu einem besser verdaulichen Brei, damit der Dünndarm daraus Energie ziehen und das Blut mit Nährstoffen versorgen kann. Was dann übrig bleibt, wird vom Dickdarm entsaftet. Pardon: von Flüssigkeit befreit. So trocknet der Körper zum einen nicht aus, zum anderen wird der Stuhl damit eingedickt und auf seinen Abgang vorbereitet. Und noch was für den Kopf: Wie das Gehirn besitzt auch der Darm ein eigenes Nervensystem. Dessen Organisation ist ähnlich und hochkomplex, darum darf ruhig von einem Bauchhirn gesprochen werden. Viele Entscheidungen treffen wir ja auch „aus dem Bauch heraus". Genauso unbewusst, wie auch die eigentliche Arbeit des Bauchhirns abläuft: Es regelt die Verdauung, macht sich bemerkbar, wenn was nicht stimmt. Außerdem entscheidet es, wie lange etwas im Darm bleibt, und ist schnell gereizt – zumindest von mieser Stimmung und Ernährung. Und das lässt uns Herr Darm dann auch gerne mal in Form von Verstopfung, Durchfall oder Blähungen spüren.

Übrigens beeinflussen sich Gehirn und Darm gegenseitig ziemlich stark. So wie uns Stress bekanntermaßen Verdauungsprobleme bescheren kann, geht es anscheinend auch umgekehrt. Fühlt sich der Bauch nicht wohl, leidet die Psyche. Das zumindest belegten Versuche mit Mäusen, die eine gestörte Darmflora ängstlicher machte als ihre gut mit Probiotika versorgten Kollegen. Inwiefern diese Ergebnisse auf den Menschen übertragbar sind, wird derzeit noch heiß diskutiert, aber eine Studie der University of California in Los Angeles lieferte hier schon erste Hinweise: Probandinnen, die vier Wochen lang täglich einen speziellen probiotischen Joghurt gegessen hatten, zeigten in bestimmten Hirnregionen tatsächlich ebenfalls weniger starke Reaktionen auf negative Reize. Spannend!

Ein Thema, das (nicht alle gleich) begeistert

Wenn man weiß, was der Darm so leistet, ist er meiner Ansicht nach wohl das am meisten missachtete Organ unseres Körpers. Und das, obwohl er täglich wahre Wunder in Sachen Verarbeitung, Logistik und Transport vollbringt! Zwar ist sein Endprodukt nicht (oder nur weitläufig, wenn man dabei an Pferde denkt) mit Apple zu vergleichen, aber für uns ist der Darm im Endeffekt doch viel wertvoller als jedes Luxusgut, er ist essenziell. Ganze Industrien würden wohl ein paar Millionen dafür ausgeben, um so ein perfektes, in sich stimmiges System nutzen zu können.

♡ Tipps für einen gesunden Darm

Tierische Züge annehmen Kauen, kauen, kauen. Ja, richtig verstanden, am besten jeden Bissen 30-mal! Dieses kuhähnliche Verhalten steigert die Speichelproduktion und die im Speichel vorhandenen Enzyme leisten bereits erste Verdauungsarbeit – worüber sich die Kollegen Magen und Darm schon mal freuen. Aber gründliches Kauen hat noch mehr Vorteile: Es verbessert das Sättigungsgefühl und kann auch lästige Völlegefühle verhindern, da so tendenziell weniger Luft beim Essen geschluckt wird. Und schließlich konnte sogar nachgewiesen werden, dass die Vielkauer nach einer Mahlzeit niedrigere Blutzucker- und Insulinwerte aufweisen als Hastigesser.

Aufwach-Ausrüstung checken Trink ein Glas warmes Wasser direkt nach dem Aufstehen. Ich habe immer eine Thermoskanne mit warmem abgekochtem Wasser neben meinem Bett stehen. Den Tipp hab ich aus dem Ayurveda. Auf diese Weise wird der Darm angeregt und auch die Nieren können die über Nacht angesammelten Giftstoffe so viel schneller ausscheiden.

Nie lange stillsitzen Bewegung ist total wichtig, um den Darm auf Trab zu halten. Ich empfehle Rumpfbeugen. Einfach den Oberkörper fleißig zu den Füßen bewegen. Auch ein Beckenbodentraining (siehe Seite 178 ff.) kann den müden Darm wieder fit machen. Und: zwischendurch aufstehen, jede Treppe mitnehmen und auch im Sitzen ständig die Haltung verändern.

In die Erde beißen Heilerde kann Schad- und Giftstoffe binden und gilt in der alternativen Medizin traditionell als ein gesunder Darmentgifter. Nimm einfach regelmäßig oder nach Bedarf einen Teelöffel mit viel Wasser ein. Heilerdepulver bekommst du in fast allen Drogeriemärkten.

Ballast aufladen Wenn der Darm streikt, helfen Ballaststoffe wie Floh- und Leinsamen oder Trockenpflaumen. Aber bitte vorher gründlich einweichen und mit viel Wasser essen, dann bringen sie ein gutes Volumen in den Darm.

Basisch löffeln Gemüsebrühe nach basischem Rezept (siehe Seite 50) revitalisiert, mineralisiert, wärmt und stärkt. Obendrein entlastet sie den Darm auf sehr angenehme Weise. Von dieser Brühe kannst du so viel schlürfen, wie du magst – sooft du willst.

Einen Einlauf geben Klingt vielleicht erst mal befremdlich, aber Naturheilkundler schwören ebenso darauf wie ich – zur Darmreinigung, aber auch bei Kopfschmerzen, Verstopfung oder Fieber. Ich benutze dazu übrigens einen schlichten Irrigator. Zum Spülen eignet sich am besten lauwarmes abgekochtes Wasser oder Kamillentee. Vorab bitte viel trinken, auch währenddessen immer ein paar kleine Schlucke! Sonst behält der Darm die ganze Flüssigkeit bei sich und verhindert den Spüleffekt. Nach der Spülung erst mal mit leichter Kost starten, ein Probiotikum dazu ist optimal. Wichtig: Bei unklaren Beschwerden, Herz- und Nierenerkrankungen, entzündlichen Darmerkrankungen und in der Schwangerschaft sind Einläufe tabu. Und sollten Kreislaufbeschwerden oder Unwohlsein dabei auftreten, heißt das ebenfalls STOPP! Im Zweifel bitte immer deinen Arzt fragen.

Ruhig zufüttern Nimm so viele Probiotika zu dir, wie du kannst! Mikroorganismen wie Milchsäure- und Bifidobakterien helfen dem Darm nämlich, wieder ins Gleichgewicht zu kommen. Gerade wenn ich schlecht gegessen habe, Antibiotika nehmen musste oder in Stressphasen gönne ich mir morgens und abends eine Kapsel. Aber auch Joghurt, Quark und Kefir enthalten Probiotika. Noch besser ist Sauerkraut. Der fermentierte Weißkohl steckt voller probiotischer Milchsäurebakterien. Aber bitte nicht die pasteurisierte Variante wählen, denn durch dieses Erhitzen werden alle guten Bakterien wieder gekillt. Lieber rohes oder unbehandeltes Kraut kaufen. Oder selbst fermentieren (siehe rechts).

Richtig rausbefördern Ja, auch Schwitzen und richtiges Atmen entlasten den Darm. Schließlich scheiden wir nicht nur durch ihn aus, sondern auch über die Haut, Nieren und Lungen. Dabei ist es egal, ob du durch körperliche Anstrengung oder die Hitze der Sauna aus allen Poren tropfst. Ich habe mich fast bis zum Ende meiner Schwangerschaft in 60 Grad heißen Saunen rumgetrieben. Und möglichst immer tief ein- und auch wieder ausatmen. Je gestresster wir sind, desto kürzer der Atemzug und desto schlechter der Austausch von frischem und verbrauchtem Sauerstoff.

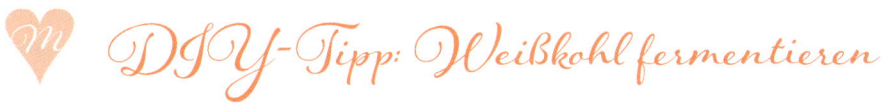

DIY-Tipp: Weißkohl fermentieren

Unser Darm liebt Probiotika, aber diese gezuckerten Frühstücksdrinks, auf denen „probiotisch" steht, haben schon ganz schön viel drin. Kalorien, meine ich. Besser und ebenfalls superprobiotisch ist fermentiertes Gemüse. Ferme… was? So halb wissenschaftlich ausgedrückt ist die Fermentation eine Bioreaktion, bei der sich verschiedene Mikroorganismen an organischem Material zu schaffen machen. Fermentation spielt bei der Herstellung vieler Medikamente wie zum Beispiel Insulin eine Rolle, die Industrie nutzt sie in Biogasanlagen, aber am häufigsten begegnen uns fermentierte Produkte in den Supermarktregalen – etwa wenn wir Tee, Sauerteigbrot, Joghurt, Sojasoße oder Bier kaufen. Aber zurück zum Gemüse, zurück zu den Probiotika. Die bekanntesten Probiotika sind Milchsäurebakterien – und diese sehr fleißigen Fermentationshelfer kann man bequem daheim für sich arbeiten lassen: Einfach beliebig viel Weißkohl in feine Streifen schneiden, in ein (zuvor ausgekochtes) Keramikgefäß schichten und reichlich Salz dazugeben. Dabei den Kohl immer schön fest stampfen, bevor die nächste Schicht an der Reihe ist. So tritt der Zellsaft aus und in Verbindung mit dem Salz entsteht eine Lake, in der die auf dem Kohl befindlichen Milchsäurebakterien mit ihrer Arbeit beginnen und sich vermehren können. Wichtig: Die Kohlstreifen müssen immer komplett mit Flüssigkeit bedeckt sein und dürfen nicht mehr mit Luft in Berührung kommen, bei Bedarf etwas Salzlake nachgießen. Das Gefäß mit einem Küchentuch abdecken, zubinden und zwei bis drei Wochen bei mindestens 15 Grad (je wärmer die Umgebung, desto schneller der Prozess, 22 Grad sind also noch besser) stehen lassen. FERTIG! Auf diese Weise lässt sich natürlich auch anderes Gemüse fermentieren. In Japan zum Beispiel isst man eingelegte Rote Beten und Gurken oder eingelegten Kürbis zum Frühstück. Mit Misosuppe, echt lecker!

Deshalb halte ich ab und zu eine ordentliche Grundreinigung für enorm wichtig, der Einlauf gehört zu meiner ganzheitlichen Lebensphilosophie. Wie sehr mir das Thema am Herzen liegt, wissen meine Freunde nur zu gut. Ich liebe es, Leute in großer Runde zu fragen, wie es denn um den Stuhlgang bestellt ist. Und noch mehr genieße ich die peinlich betretenen Blicke, wenn die Auserwählten dann versuchen, auf „Na, wie oft musst du denn aufs Klo?", „Ist die Konsistenz fest oder flüssig?" und „Machst du meist eine längere Sitzung oder geht's ganz schnell?" zu antworten.

Einführung in den Einlauf

Spätestens wenn ich dann in epischer Breite einen erfolgreichen Einlauf erkläre, maunzt meine Schwester immer: „Moni, komm jetzt nicht wieder mit deinen Scheißthemen!" Mein Monolog lautet in ungefähr so: Die beste Voraussetzung ist, eine sturmfreie Bude oder zumindest das Badezimmer für mindestens anderthalb Stunden für sich zu haben. Ich nehme immer eine kuschelige Decke und gute Musik mit ins Bad, schließlich ist Wohlfühlatmosphäre wichtig. Sobald der Rahmen stimmt, zum Wesentlichen übergehen. Heißt: das Einlaufgerät mit einem Liter lauwarmem abgekochtem Wasser füllen. Dann das Ventil im Waschbecken testen, ob das Wasser auch läuft. Wäre ja blöd, wenn das Ding schon eingeführt ist und es dann nicht funktioniert.

Jetzt das Einlaufgerät aufs Waschbecken ablegen und sich selbst in eine entspannte Seitenlage bringen. Die Herzseite ist perfekt. Den Schlauch mit in die Position nehmen und der Einführung steht nichts mehr im Weg. Keine Panik, Mädels, der Schlauch ist klein und mit etwas Creme flutscht es sicher.

Läuft auf allen Leveln

Also, tief einatmen, Ventil aufdrehen und entspannt Wasser marsch geben. Nach rund drei bis acht Minuten ist der Liter im Darm und wir an der interessantesten Stelle angelangt. Den Schlauch vorsichtig entfernen. Die meisten Newbies verspüren nun den Drang, sofort auf die Toilette zu gehen, aber das wäre schade. Lieber die Pobacken zusammenkneifen und sich von der einen Seite zur anderen drehen, um weitere Spülvorgänge einzuläuten. Und wenn es irgendwie geht, versuchen das Becken anzuheben. Zugegeben, für Anfänger keine leichte Übung, klappt aber irgendwann. Profi-Darmspüler dürfen dann auch noch die Kerze probieren, das optimiert den Spülvorgang. Ich halte die Nummer inzwischen rund fünf Minuten durch, aber am Anfang waren es auch nur 30 Sekunden. Deshalb noch mal in aller Deutlichkeit: Ganz wichtig ist, dass sich ein Klo in unmittelbarer Nähe befindet, sonst droht ein Grand Malheur de Kack. Und das will doch keiner ...

Geht es wirklich nicht mehr mit dem Zusammenkneifen, ist die Toilette freigegeben. Aber halt, jetzt bloß noch nicht die Nähe des stillen Örtchens verlassen! Erfahrungsgemäß folgt nach der ersten Runde meist noch die zweite oder sogar die dritte. Richtig fertig ist man jetzt aber noch nicht, denn nun gilt es, die Darmflora wieder aufzubauen. Zwar sind schlechte Darmbakterien ausgespült, aber auch gute – deshalb empfehle ich nach jedem Spülgang ein Probiotikum und basische Kost (siehe Seite 45 ff.).

So geht guter Stuhlgang

	Optimal-Zustand	Problem-Zustand (Besteht der dauerhaft, bitte mit einem Arzt abklären!)
Farbe	Hell- bis mittelbraun	Sehr dunkler Stuhl kann auf Blutungen im Verdauungstrakt hindeuten. Dagegen kann blasser, gelber oder grauer Stuhl ein Anzeichen sein für Probleme mit der Leber, Galle oder Bauchspeicheldrüse.
Form	Gerade Banane	Ist der Stuhl sehr dünn oder flach gedrückt, liegt vielleicht ein Hindernis im Darm vor.
Volumen	Klein und angenehm	Ständig zu großer und dadurch schmerzhafter Stuhl kann sowohl auf eine Laktose- als auch auf eine Fruktoseintoleranz hindeuten.
Länge	Weitestgehend zusammenhängend	Erinnert der Stuhl an Hasenköttel, könnten Leber-, Gallenprobleme oder Enzymmangel vorliegen.
Konsistenz	Weich, aber dennoch fest	Ist der Stuhl zu weich, kann eine Infektion vorliegen oder eine Unverträglichkeit. Ist er zu hart, eher eine Verstopfung.
Geruch	Etwas unangenehm	Starker und fauliger Duft kann auf eine gestörte Eiweiß- oder Kohlenhydratverdauung hindeuten, die meist aus einer gestörten Darmflora resultiert.

Gut im Abgang

Sobald ich aufhöre zu reden, redet – niemand. Vielmehr starren mich große Augen an, in denen große Ihs und Bähs geschrieben stehen. Aber dann ist doch die Neugier geweckt. In der Regel stellt sich heraus, dass es bei vielen mit dem regelmäßigen Abgang leider nicht so rundläuft. Solche Probleme merke ich vor allem daran, dass – sobald ich wo auch immer darüber gesprochen habe – Tage später Nachfragen von denen kommen, die zuvor am lautesten „Igitt" geschrien haben. Es ist paradox: Gerade weil niemand gern darüber spricht, ist der Redebedarf auf der anderen Seite besonders groß. Natürlich fange ich nicht gleich beim Essen damit an. Aber es ist schon bedeutend zu wissen, wie es läuft mit dem Geschäft. Also ob es klein oder groß, dick- oder dünnflüssig ausfällt. Und ob viel oder wenig Klopapier verbraucht wird. Daraus ziehe ich so meine Schlüsse, wie es meinen Freunden und Bekannten geht und wie sie sich wohl ernähren.

Ich komme ja aus dem Schwabenland und auch da habe ich die beste Erklärung für einen perfekten Stuhlgang aufgeschnappt. Wer auf die Toilette geht, einen Stuhlgang mit flottem Abgang hat und quasi kein Klopapier verbraucht, bei dem ist alles in Ordnung. Der Schwabe hat's quasi erfunden, denn er spart dabei Unmengen an Zellstoff.

Perfekt ist es auch, wenn man ein- bis zweimal am Tag aufs Klo geht und im Großen und Ganzen um dieselbe Zeit. Ist doch auch viel entspannter für den Alltag. Wer verrichtet sein großes Geschäft schon freiwillig auf öffentlichen Toiletten? Die Vorstellung finde ich persönlich wirklich ekelig. Diejenigen, die ewig auf dem Klo hocken, auch wenn sie nicht Zeitung lesen, können ziemlich sicher sein, dass mit ihrer Darmflora gewaltig was nicht stimmt. Wer versteht, was im Darm passiert, bekommt automatisch eine andere Sicht der Dinge und nicht zuletzt auch eine andere Sicht auf seinen eigenen Stuhlgang.

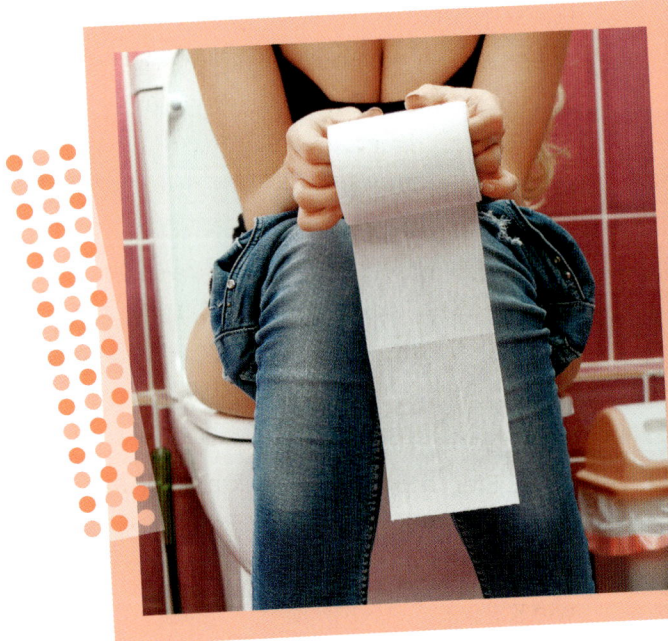

Endlose Sitzungen sind meistens kein gutes Zeichen ...

Bitte nicht sauer sein!

Wer sich mit dem Stoffwechsel beschäftigt, der wird früher oder später an einem Thema nicht vorbeikommen: dem Säure-Basen-Haushalt. Damit ist zunächst einmal ein wichtiges Regulationssystem unseres Körpers gemeint, das den pH-Wert des Blutes konstant im leicht basischen Bereich hält. Eine Übersäuerung des Blutes kann schwerwiegende Folgen haben und so ist es beruhigend zu wissen, dass dem gesunden Körper zahlreiche Puffersysteme zur Verfügung stehen, die dieser sehr zuverlässig entgegenwirken.

Für Schulmediziner ist damit alles erklärt, aber Naturheilkundler gehen noch einen Schritt weiter. Sie meinen gar nicht das Blut, wenn sie von Übersäuerung sprechen, sie meinen vielmehr eine chronische Übersäuerung des Gewebes. Und an der könnten wir dummerweise selbst schuld sein, denn wir essen tendenziell zu viele säurebildende Lebensmittel und zu wenig basische. Klassische Sauermacher sind vor allem tierische Eiweißlieferanten wie Fleisch, Fisch, Eier und Milchprodukte, aber auch glutenhaltiges Getreide, Alkohol und Zucker. Neutralisierende basische Mineralstoffe wie Kalium, Kalzium und Magnesium stecken dagegen in erster Linie in frischem Obst und Gemüse.

Bleibt die spannende Frage: Was passiert im Körper, wenn wir ihm dauerhaft Saures geben? Nun, lange nichts, aber mit der Zeit könnt's ganz schön dicke kommen. Die ganzheitliche Medizin geht davon aus, dass die Puffersysteme unseres Körpers irgendwann an ihre Grenzen stoßen und überschüssige Säuren dann im Bindegewebe eingelagert werden. Mit der Folge, dass sie dort basische Mineralstoffe an sich binden, die Knochensubstanz demineralisieren, Entzündungsreaktionen hervorrufen und die Versorgung des Gewebes stören können. So wird die Übersäuerung des Gewebes etwa mit Erschöpfung, Hautproblemen, Haarausfall, Verdauungsstörungen, einem gesteigerten Osteoporoserisiko, allgemeiner Reizbarkeit oder auch erhöhter Infektanfälligkeit in Verbindung gebracht. Und ach ja, um noch einmal auf meine Wenigkeit zu kommen: Ein übersäuerter Körper bietet auch Pilzen ideale Bedingungen, da können sie sich so richtig schön ausbreiten …

Warum mich dieser ganzheitliche Ansatz überzeugt, dürfte nun schon ein bisschen klarer geworden sein, aber wer noch ein paar Beauty-Fakten braucht – bitte, gerne. Ist das Bindegewebe normalerweise sehr elastisch und in der Lage, viel Wasser zu speichern, nimmt diese Fähigkeit bei einer chronischen Übersäuerung deutlich ab. Platt gesagt: Bindegewebe, Muskeln und

Sehnen leiern regelrecht aus. Das kann die Verletzungsanfälligkeit erhöhen oder zu Krämpfen führen, aber auch unschöne Dellen und schlaffe Haut überall dahin zaubern, wo sie kein Mensch sehen will. Oder, Mädels?

Aber bitte nicht falsch verstehen: Nicht alle säurebildenden Lebensmittel sind automatisch ungesund oder schlecht.

Ganz im Gegenteil, viele ihrer Inhaltsstoffe sind überaus wichtig für unseren Stoffwechsel. Die Mischung macht es eben, darum sollte man einfach darauf achten, dass Sauermacher immer zusammen mit den guten Jungs genossen werden. Von den supersauren Bad Boys aber bitte am besten ganz die Finger lassen. Eine gute Übersicht über neutrale, basische und säurebildende Lebensmittel gibt die Säure-Basen-Tabelle im Anhang.

Brodelnde Gerüchteküche

Kommen wir zur Gerüchteküche der basischen Ernährung, in der leider viel zu viele Mythen den Brei verderben.

Gerücht Nummer 1 Zitrusfrüchte sind sauer und wirken auf den Körper folglich wie ein aggressiver Säurebildner. Stimmt nicht! Zitrusfrüchte enthalten ohne Ende basische Mineralstoffe und schützen damit den Körper vor Übersäuerung.

Gerücht Nummer 2 Diäten tun mir gut. Von wegen! Sie sind quasi ein Garant für einen übersäuerten Körper. Wenn Fett abgebaut wird – und das sollte ja bei einer Diät im Idealfall das Ziel sein –, fallen im Körper vermehrt sogenannte Ketosäuren an. Hinzu kommt, dass viele Diäten genauso tierisch eiweißverrückt sind wie die guten Amis, womit gleich noch mehr saure Stoffwechselprodukte in Umlauf geraten. Um all diese Sauermacher abzupuffern, müssten also sehr viele basische Lebensmittel verspeist werden – und das klappt bei einem auf Sparflamme gesetzten Speiseplan leider nur höchst selten.

Gerücht Nummer 3 Wenn es mir gut geht, kann ich doch gar nicht übersäuert sein. Falsch! Ein chronisch übersäuerter Körper weist durchaus Symptome auf, aber die zeigen sich selten von jetzt auf gleich und sie sind leider auch nicht spezifisch. Ein Grund, warum man sie selbst oft gar nicht bemerkt, manches hält man irgendwann schlicht für normal. Zum Beispiel den Mittagsschlaf, den man eines Tages braucht und als kleines Ritual betrachtet, ohne je an eine Störung zu denken. Gemein? Erklärt aber vielleicht auch, warum unserem Darm so wenig Aufmerksamkeit geschenkt wird. Darum rate ich jedem, regelmäßig folgenden Test zu beantworten.

Süße, bist du etwa sauer?

- Bist du häufig müde?
- Fühlst du dich oft traurig?
- Bist du schnell genervt?
- Bist du oft erschöpft?
- Hast du Konzentrationsschwächen?
- Bist du oft gestresst?
- Neigst du zur Nervosität?
- Tun dir häufig die Knochen weh?
- Brechen deine Fingernägel leicht ab?
- Sind deine Haare spröde?
- Ist deine Haut unrein?
- Neigst du zu Schuppenflechte oder Neurodermitis?
- Hast du oft ein Völlegefühl?
- Du isst bewusst weniger und nimmst trotzdem nicht ab?
- Plagen dich Muskelkrämpfe?

Auch wenn die Symptome nicht immer spezifisch sind – je mehr Fragen du mit Ja beantwortest hast, desto größer die Gefahr, dass du latent oder gar chronisch übersäuert bist. Einen weiteren Anhaltspunkt kann dir die Messung des Urin-pH-Werts geben. Zeigt diese an mehreren aufeinanderfolgenden Tagen zu unterschiedlichen Tageszeiten und nach unterschiedlichen Mahlzeiten immer wieder ein saures Ergebnis, ist es recht wahrscheinlich, dass deine Säure-Basen-Balance durcheinandergeraten ist. pH-Teststreifen bekommst du übrigens in jeder Apotheke.

Echte Schönmacher

Wer sich wirklich perspektivisch basisch und ausgewogen ernähren will, lässt seinen Speiseplan idealerweise zu 80 Prozent aus basischen Lebensmitteln bestehen und kombiniert diese mit gesunden säurebildenden Produkten. Ich habe mir am Anfang zum Einkaufen immer Spickzettel mit „guten" und „schlechten" Lebensmitteln gemacht. Die folgenden Must-haves machen nicht nur schön, sie sind auch ganz schön lecker – und gehören bei mir regelmäßig in den Einkaufskorb.

Avocados Eine Avocado hat alle essenziellen Nährstoffe, die der Körper braucht. Ich sag immer: „Mit Avocados könnte man auf einer einsamen Insel überleben!" Immerhin enthält die Kugel viele gesunde Omega-3-Fettsäuren – keine Angst, die machen nicht dick! – und unzählige Vitamine und Mineralstoffe wie Magnesium, Kalium, Betacarotin, Biotin, Vitamin C, A und E.

Äpfel Was war da noch mal im Paradies los, war es wirklich die gute Eva, die dem Apfel nicht widerstehen konnte? Wäre absolut verständlich, schließlich ist er eine echte Bombe! Mit Schale gegessen gibt es die volle Dröhnung Vitamin C – super fürs Immunsystem! – und eine anständige Ballaststoffdosis, die die Darmtätigkeit anregt. Yummy!

Nüsse Die knackigen Dinger punkten mit einem hohen Gehalt an Vitalstoffen, liefern Eiweiß, B-Vitamine, Mineralstoffe und reichlich ungesättigte Fettsäuren. Diese Mischung wirkt sich positiv auf das Gehirn und Nervensystem aus, reduziert Stress und fördert die Konzentration. Nuss ist jedoch nicht gleich Nuss, beim Gehaltscheck schneiden Pekan-, Hasel- und Walnüsse am besten ab.

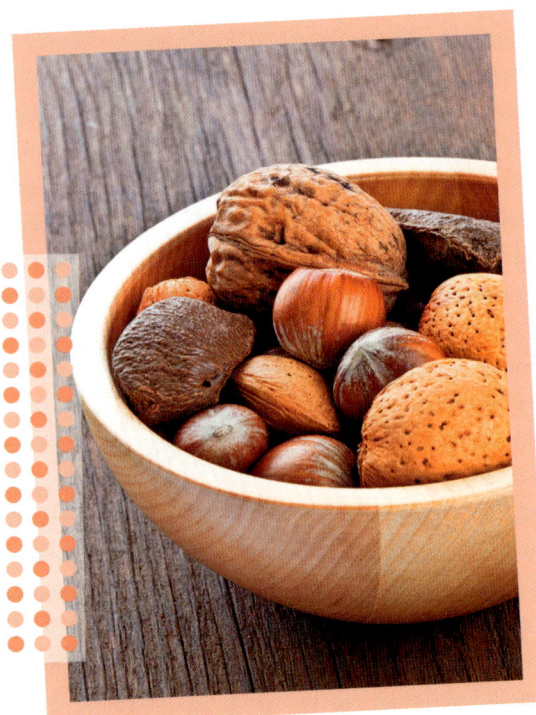

Gesunde Nicht-Dickmacher: Nüsse!

Beeren Klein, aber fein: Beeren sind absolute Spitzenreiter in Bezug auf sekundäre Pflanzenstoffe und besonders reich an Phenolsäuren und Flavonoiden. Sie wirken entzündungshemmend, blutbildend und bremsen den Alterungsprozess aus. Beeren sind also Anti-Aging in lecker!

Gesunde Umstellung

Eine kleine, aber klare Empfehlung von mir: Wer seine Ernährung umstellen möchte, der sollte nichts überstürzen. Von heute auf morgen auf eine vollwertige, gesunde Ernährung umsteigen zu wollen bringt nur Frust, Stress und Bauchweh. Kopf und Körper brauchen ein bisschen Zeit, um sich an neue, natürliche Lebensmittel zu gewöhnen. Je schlechter man vorher gegessen hat (zum Beispiel viel Fast Food, oft übersalzene oder zerkochte Nahrung, häufig Weißmehl, Zucker, Alkohol oder Süßigkeiten), desto mehr Zeit sollte man für die Umstellung einplanen.

Auch wenn es am Anfang schwerfällt: Regelmäßige Mahlzeiten sind optimal für unsere Verdauung. Frühstück, Mittag- und Abendessen, ganz klassisch. Gegen leicht verdauliche Zwischendurch-Snacks ist grundsätzlich auch nichts einzuwenden – aber dann bitte gesund und natürlich! Ich hatte in der Schwangerschaft zum Beispiel immer eine Tüte Mandeln und einen Apfel griffbereit in der Handtasche.

Und ja, das sagen sie immer alle, aber es stimmt: Viel trinken ist wirklich, wirklich wichtig! Zwei Liter am Tag dürfen es schon sein, und zwar bevor der Durst kommt. Wer eine Sauna-Session oder Fitness auf dem Plan stehen hat, schenkt bitte gleich noch mal nach. Ein ausgeglichener Flüssigkeitshaushalt unterstützt sämtliche Stoffwechselvorgänge und nicht zuletzt die Ausscheidung von Giftstoffen. Zudem beugt eine ordentliche Portion Wasser Verstopfungen vor, macht Ballaststoffe besser verdaulich und kann sogar beim Abnehmen helfen. And last, but not least: Es bringt gar nichts, sich bestimmte Lebensmittel zu verbieten! Schließlich weiß jeder: Verbotenes reizt nur noch mehr. Soll man nicht an den blauen Elefanten denken, denkt man an den …? Genau, nicht an den rosafarbenen. So ist das auch beim Essen, denn verbotene Lebensmittel sind genau die, auf die man dann plötzlich einen wahren Heißhunger hat. Meine Leidenschaft waren ja schon immer Pommes mit Ketchup. Gefühlt hätte ich sie jeden Tag essen können. Habe ich natürlich nicht gemacht, aber irgendwann begonnen, meine Portion Pommes so zelebrieren, dass eine im Monat reichte. Und die eine gönne ich mir noch heute. Kein Monat vergeht ohne meinen Pommes-Sonntag! Den gleiche ich aus, indem ich säureüberschüssige Lebensmittel wieder gezielt durch basen-bildende ersetze. Also statt Salami auf dem Weißbrot einen vegetarischen Brotaufstrich auf Dinkelbrot genießen. Oder einen Riesenteller Gemüsesuppe. Oder zwei. I love it! Mir, meinem Energielevel und meinen Pickeln hat es auf jeden Fall sehr geholfen, meine Ernährung umzustellen. Inzwischen beobachte ich sogar die Leute im Supermarkt und entdecke nicht selten welche, denen ich gern empfehlen würde, sich basisch zu ernähren. Zum Beispiel wenn die eine schlechte Haut haben, dann würde ich am liebsten hingehen und fragen, was sie so essen und wie es um ihren Stoffwechsel bestellt ist, daraus kann man so viel ablesen. Mein neuer Umgang mit mir und meinem Darm hat mich von allein zu meinem Ernährungsmodell geführt – basische Ernährung war, ist und bleibt mein Erfolgsgeheimnis!

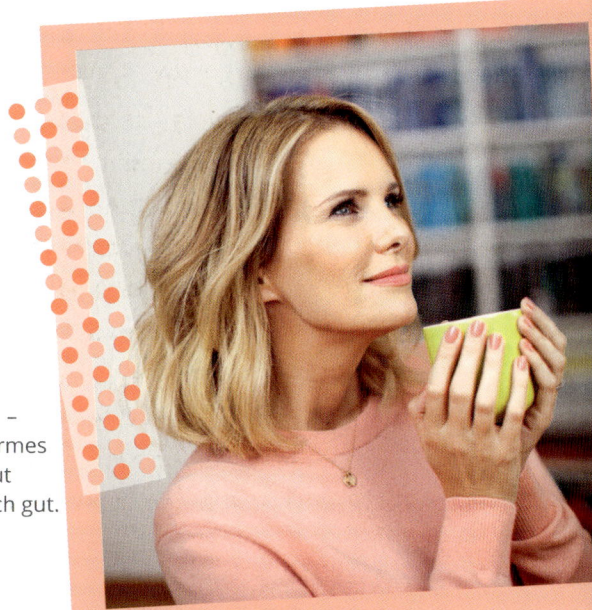

So simpel – pures warmes Wasser tut unheimlich gut.

Monis Suppenküche

Basische Gemüsebrühe

Zutaten (für ca. 800 g Instantpulver)

1 kg Karotten • 1 kg Lauch • 1 kg Knollensellerie • 1 ½ kg Zwiebeln • 500 g Petersilienwurzeln
3 Bund Petersilie • 1–2 Knoblauchknollen • 1 kleine Ingwerknolle • 200 g Steinsalz

So geht's

1. Das Gemüse und die Petersilie waschen. Petersilie fein hacken, Gemüse putzen und in kleine Stücke schneiden. Knoblauch und Ingwer schälen und fein würfeln. Anschließend alles mit dem Steinsalz vermengen, auf Backbleche verteilen und bei 60 °C einige Stunden im Backofen trocknen.
2. Trockenes Gemüse im Mixer zu grobem Pulver vermahlen, kleine Gemüsestückchen dürfen zum Schluss noch vorhanden sein. Fertig!
3. Alternativ kann man Gemüse und Kräuter auch direkt mit Salz im Mixer zu einem Brei verarbeiten. Diesen dann ca. 1 cm dick auf ein Backblech streichen und ebenfalls im Backofen trocknen. Die trockene Masse im Anschluss nochmals mixen, damit ein feines Pulver entsteht.

Mein Tipp

Dieses Grundrezept kann nach Belieben mit weiteren Zutaten und Gewürzen variiert werden – zum Beispiel mit Pastinaken, etwas Liebstöckel, Oregano, Thymian oder Bohnenkraut. Aus dem fertigen Pulver lässt sich dann jederzeit bequem Gemüsebrühe herstellen. Für 100 ml Gemüsebrühe einfach 1 TL Pulver in heißem Wasser auflösen.

Ebenso praktisch: Die basische Kartoffelsuppe kann genau wie die Brokkolisuppe gleich auf Vorrat zubereitet werden – ich friere sie immer portionsweise ein, das klappt perfekt.

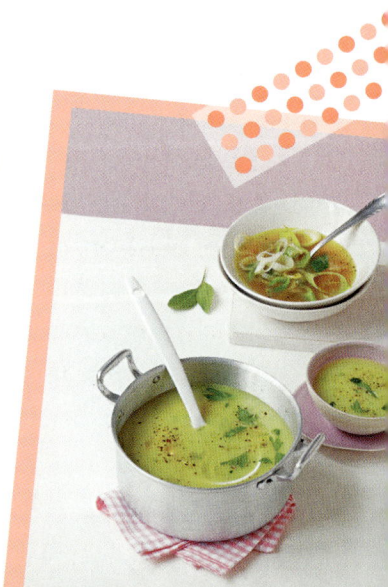

Basische Kartoffelsuppe

Zutaten (für 2–3 Portionen)

200 g Kartoffeln • 100 g Sellerie • 100 g Karotten • 100 g Zucchini

1 kleines Stück frischer Ingwer • frische Gartenkräuter • 2 EL Butter • 1 Prise Muskatnuss

Salz und Pfeffer • etwas Kürbiskernöl

So geht's

1. Gemüse waschen, putzen und in kleine Würfel schneiden. Den Ingwer schälen, ebenfalls klein schneiden und zusammen mit den Gemüsewürfeln in einem Topf mit etwa 1½ l kaltem Wasser aufsetzen. 30–40 Minuten bei mäßiger Hitze garen.
2. Gemüse mit einem Stabmixer im Kochwasser pürieren. Dann die Gartenkräuter waschen, zerkleinern und zusammen mit der Butter untermixen.
3. Nach Belieben mit frisch geriebener Muskatnuss, Salz und Pfeffer würzen. Zum Schluss die im Teller angerichtete Suppe mit etwas Kürbiskernöl verzieren.

Basische Brokkolisuppe

Zutaten (für 2–3 Portionen)

500 g Brokkoli • 1 Zwiebel • 1 Knoblauchzehe • 1 kleines Stück frischer Ingwer

2 EL Butter • 100 ml Gemüsebrühe (siehe Grundrezept)

100 ml Sahne • je ½ TL Kristallsalz, Pfeffer und Currypulver

So geht's

1. Brokkoli waschen und putzen, Röschen abteilen und die Stiele klein schneiden. Erst die Stiele und dann die Röschen je 5–8 Minuten in kochendem Salzwasser garen, herausnehmen, die Brokkolistiele und die Hälfte der Röschen mit dem Stabmixer fein pürieren.
2. Zwiebel, Knoblauch und Ingwer schälen, fein würfeln und mit der Butter in einem Topf weich dünsten, dann die Gemüsebrühe und die Sahne angießen. Das Brokkolipüree unterrühren und alles einmal kurz erhitzen. Jetzt die restlichen Brokkoliröschen dazugeben.
3. Zum Schluss die Suppe mit Kristallsalz, Pfeffer und Currypulver abschmecken.

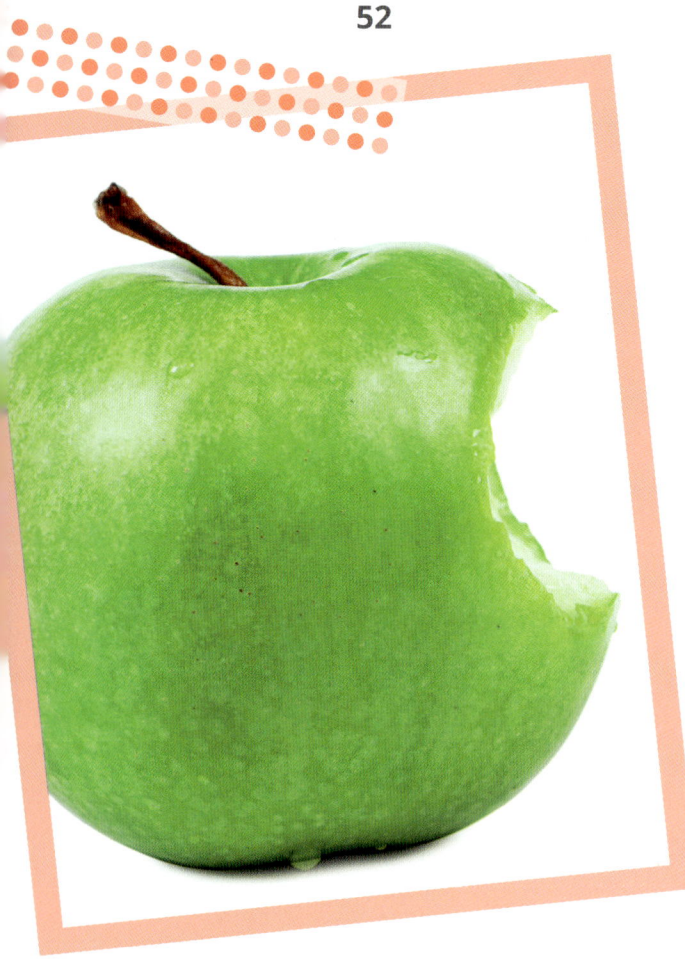

Manche Anblicke lassen einem das Wasser im Mund zusammenlaufen ...

Danke, Mr. Detox!

Amerika inspirierte mich weiterhin, trotz seiner Extreme. Allem voran eine Lebensphilosophie, die immer weiter in den Fokus der Öffentlichkeit rückte und bei den Hollywoodstars ganz weit vorne war: DETOX. Ob in New York, L. A. oder Miami – ohne die magischen fünf Buchstaben ging es einfach nirgendwo mehr. Und „Detox your life, baby!" war auch meine neue Passion. Ich wollte ab sofort nicht nur schön und gesund aussehen, schließlich ist das nur die Oberfläche. Das eigentliche Ziel ist doch, auch von innen im wahrsten Sinne des Wortes „rein und sauber" zu sein. Und im Grunde sprechen wir auch hier nur von einer Darmsanierung, aber zugegeben: Detox hört sich entschieden nach mehr Sexyness an. Doch wie auch immer wir es nennen, schon meine Oma pflegte den Spruch „Du bist, was du isst!" – ist eigentlich total logisch, aber keiner kapiert's. Und darum überlegte ich mir ernsthaft: Wollte ich ein labbriger Cheeseburger sein oder vielleicht doch lieber ein knackiger, saftiger Apfel?!

Ich wollte der Apfel sein!

Ohne mich bis dahin großartig damit beschäftigt zu haben, war ich ja unbewusst schon auf dem richtigen Weg, im Nachhinein muss ich meinen Pickeln dankbar sein. Auch bei Detox spielt die Darmgesundheit eine elementare Rolle, soll der Stoffwechsel mit Basen wieder auf Trab gebracht werden. Insofern kann Detox das Bootcamp für die ersten Wochen in einem neuen, gesünderen Leben sein. Der Frühjahrsputz für den Körper sozusagen. Dieser kann aber je nach Bedarf wiederholt werden. Schließlich haben wir alle mal Phasen, in denen wir vielleicht nicht so auf unsere Ernährung achten können, wie wir wollen. Oder vielleicht wollen wir es ja auch mal bewusst nicht. Beliebte Situationen, in denen der innere Schweinehund locker und lässig die Oberhand gewinnt, sind etwa Dienstreisen, Feierlichkeiten oder Urlaube. Das Gemeine daran ist eben, dass es schrecklich viel Spaß macht, mit seinen Freunden oder Liebsten mal einen über den Durst zu trinken und es sich richtig gut gehen zu lassen.

Gut geht's in dem Moment allerdings nur unserem Seelenleben. Unser Körper bekommt es dafür mit einer ganzen Armee von Giften und Schadstoffen zu tun, nur wir merken es in der Sekunde nicht. Schon komisch: Wir halten unser Heim sauber, achten auf unsere Klamotten, wollen gepflegt und hübsch aussehen. Freiwillig käme keiner von uns auf die Idee, auf einer Müllkippe zu schlafen oder gar in einer Chemiefabrik. Unserem Körper tun wir das aber oft ohne mit der Wimper zu zucken an – oder noch viel schlimmer, wir denken noch nicht mal eine Sekunde darüber nach, ob das Lebensmittel, was wir in uns reinstopfen, gut für uns ist oder nicht. Natürlich werden wir auch von außen mit Umweltgiften belastet. Aber gerade wenn wir das eine nicht beeinflussen können, sollten wir das andere besonders beachten. Die gute Nachricht: All diese Schad- und

Giftstoffe bekommen wir auch wieder aus unserem Körper heraus. Wie viele alltägliche Wehwehchen und Leiden mit einem übersäuerten und „vergifteten" Körper in Verbindung gebracht werden, wird so manchen erstaunen. Magen-Darm-Probleme sind da ein ganz offensichtliches Symptom. Aber auch schlechter Schlaf, Hautirritationen, Kopfschmerzen, Gewichtsprobleme, Müdigkeit oder Trägheit können auf einen völlig überlasteten Stoffwechsel hindeuten. Der gleicht in diesem Moment einer großen Maschine, die qualmt, dampft und kurz davor ist zu explodieren. Nach einer Detox-Kur läuft aber alles wieder ganz rund, versprochen.

Do-it-yourself-Detox

Das Schöne an Detox ist zudem, dass wir dieses Reinigungsprogramm individuell in unseren Alltag einbauen können. Vom Schnellputzverfahren bis hin zum Großreinemachen. Ich zum Beispiel lege immer mal wieder gerne einen Detox-Tag ein. 24 Stunden sind schnell vorbei und so kommt gar nicht erst das Gefühl auf, auf etwas verzichten zu müssen. Idealweise liegt der Entgiftungstag in der Urlaubzeit oder ist fürs Wochenende geplant. So ist die Gefahr, aus der Hektik oder Gewohnheit heraus doch etwas „Falsches" zu essen, deutlich geringer. Bei einer Detox-Woche folgen sieben Detox-

Tage aufeinander. An jedem zweiten Tag kommen dann noch ein paar leichte Stretchingübungen fürs Wohlbefinden hinzu. Aber bitte nicht überanstrengen! Gerade beim Detoxen ist es wichtig, den Körper nicht mit anfallender Milchsäure zu belasten – er soll ja in Ruhe entgiften können. Ein Einlauf am ersten und vierten Tag unterstützt den Reinigungsprozess.

In der Entgiftungswoche ist das Durchhalten nicht ganz so einfach, weil es die ersten Tage sogar zu einer Verschlechterung des Wohlbefindens kommen kann. Der Körper ist eben voll auf Schadstoffbeseitigung aus. Für gewöhnlich wird ja der Großteil unserer Energie darauf verwendet, Nahrung zu verdauen. Fällt hier aber deutlich weniger Arbeit an, hat der Körper die nahezu ungeteilte Aufmerksamkeit für alles Unerwünschte. Und dass sich das nicht immer gut anfühlt, ist verständlich.

Aber wie sagt man so schön: In einem gesunden Körper wohnt ein gesunder Geist. Ein schöner Nebeneffekt vom Detoxen ist nämlich, dass wir dabei so richtig bei uns ankommen, die eigene Mitte wiederfinden können. Ich nehme mir dann zum Beispiel Zeit für Dinge, die im Alltag immer zu kurz kommen. Ein gutes Buch, ein Telefonat mit einer guten alten Freundin – Dinge, bei denen man merkt, dass sie einem Energie geben und keine kosten. So ging ich jedes Mal mit aufgeladenen Batterien aus so einem Detox-Tag heraus. Und nutzte schon häufig die dazugewonnene Power, um weitere Veränderungen in mein Leben zu bringen.

Noch mehr anders

Apropos Veränderung, frisch gedetoxt ging mir eine Frage dieses Mal gar nicht mehr aus dem Kopf. Eine Frage, die sich jede Frau im Leben schon einmal gestellt hat: Haare ab oder nicht? Okay, hat zwar nicht wirklich was mit gesunder Lebensweise zu tun, aber das Thema Haare gehört definitiv zu den wichtigsten Beauty-Angelegenheiten ever! Wenn die Frisur morgens nicht sitzt, ist der Tag schon gelaufen. Haare gehören nun mal zu den Weiblichkeitsattributen überhaupt – neben dicken Möppis, langen Beinen und einem knackigen Po, versteht sich. Lang sollen sie sein, füllig und natürlich. Nicht kurz, voll unsexy bei Mädels. Oder doch nicht? Ich wollte jedenfalls eine krasse Veränderung und da war es mit Spitzenschneiden oder Haarefärben einfach nicht getan. Es gibt ja nun wirklich prominente Beispiele wie Sharon Stone oder Pink, die mit raspelkurzen Haaren toll aussehen. Mein Problem war aber, dass 70 Prozent meiner männlichen Freunde Nein geschrien haben, das verunsicherte mich schon ein bisschen. „Moni, denk dran, du bist Single", hörte ich von allen Seiten. So nach dem Motto: Schlimm genug mit deinem Aussehen und in deinem Alter ... Und dann willst du dir noch die letzten Chancen verbauen und dir die Haare abschneiden?!

Aber ich wollte einmal in meinem Leben kurze Haare haben. Punkt. Auch wenn es bedeuten sollte, dass mich für die kommenden Jahre kein Kerl mehr anschaut. Es war quasi eine innere Macht, die mich zum Friseur zog. Ich hatte eine Vision und die hieß Kurzhaarfrisur. Trotz meiner Überzeugung schlief ich in den Tagen vor dem Termin extrem schlecht. Ich sah mich schon als runzelige Alte mit kurzen Haaren am Waldrand

sitzen, neben mir 350 Katzen, zwölf Kanarienvögel ... und kein Kerl weit und breit. Das hatte ich also von meiner Kurzhaarfrisur, geträumt zumindest. Aber mein Entschluss stand fest: Eine neue Frisur musste her und der Termin beim Friseur meines absoluten Vertrauens war fix. Was sollte da schiefgehen? Schließlich bin ich sogar ohne klare Vorstellung in den Salon und habe mich dort von ihm inspirieren lassen. Dazu gehörte zwar sehr viel Mut, aber ich wollte mich eben komplett öffnen und etwas wagen. Und natürlich ging nichts schief. Der Meister zauberte und zwei O-Säfte später bestätigte auch der Spiegel: Ich sah toll aus!

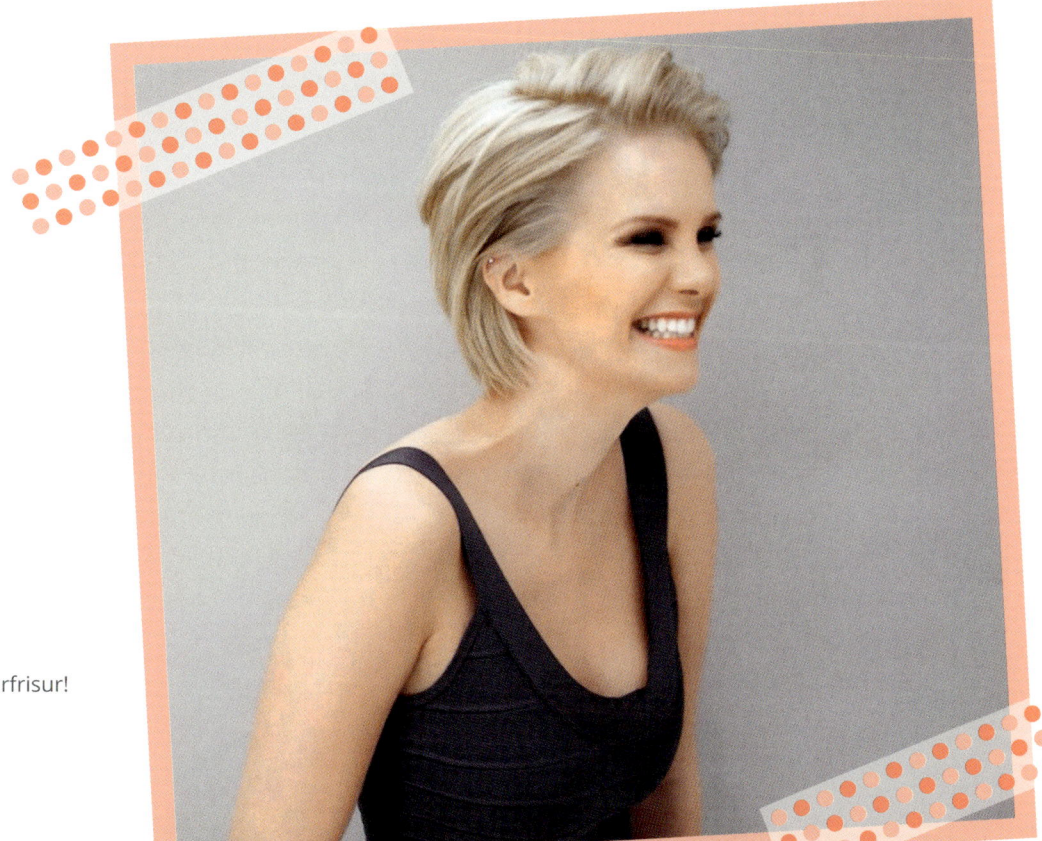

Hot – MIT Kurzhaarfrisur!

Just do it!

Warum ich diese Story eigentlich erzähle? Ganz einfach, weil meine neue Frisur eine ebenso große Veränderung war wie schon die Ernährungsumstellung – und wieder eine absolut positive. Menschen gingen anders auf mich zu, waren viel freundlicher und netter zu mir. Ich fühlte mich gut, bestätigt von außen und von innen, und wurde viel selbstbewusster.

Kurz: Es müssen gar nicht die Haare sein, auch wenn sie für uns Frauen immer wieder für unbekannte Wege und Veränderung im Leben stehen. Aber neue Wege bringen auch immer ein neues Lebensgefühl mit sich. Schon allein sich Neues getraut zu haben, gibt positive Energie, tolle Ergebnisse sind dann noch das Sahnehäubchen. Es tut schon unglaublich gut, sich bewusst zu ernähren und bewusster mit allem, was man tut, umzugehen.

Und es ist wichtig, sich nicht von anderen beeinflussen zu lassen, wenn man eine neue Richtung einschlägt. In meinem Fall wurde mir ja insbesondere von den Männern prophezeit, dass ich mit meinen kurzen Haaren Single bleibe, und das für eine sehr lange Zeit. Tja, was soll ich sagen? Keine drei Monate später lernte ich meinen Traummann kennen, keine sechs Monate später war ich schwanger.

Mein Mr. Traum

Wie ich plötzlich so einen Love-Sprint hinlegen konnte? Nun, vielleicht gerade weil ich der Liebe nicht hinterhersprintete. Mein Mr. Traum war eigentlich für mich kein unbekannter Mann. Wir sind uns schon mal irgendwann über den Weg gelaufen, aber weder er noch ich hatten den anderen dabei besonders registriert. Als wir uns dann erneut trafen, war plötzlich alles anders. Er hat sich sehr um mich bemüht und mir ein tolles Gefühl gegeben. Er blieb im wahrsten Sinne des Wortes an mir dran. Das fand ich, gerade in unserer Zeit mit Facebook, Tinder und Co., einfach nur schön. Mein Mr. Traum hat Manieren und ist ein Gentleman. Kein Mr. Superselbstverliebt oder Mr. Obermacker, die mir früher so oft vor die Füße liefen. Für mich war die Tatsache, nun meinen Mr. Traum gefunden zu haben, der beste Beweis, bei mir angekommen zu sein. Als ich ihn zu dem Zeitpunkt wiedersah, war ich mit mir alleine glücklich und im Reinen, mir fehlte kein Puzzleteilchen, auf dem ein Männername stand, um happy zu sein. Mein Mr. Traum ist hingegen ein weiteres schönes Plus in meinem Leben. Wir passen einfach zueinander, wir ergänzen uns perfekt. Ich kann nur aus vollen Herzen sagen: Mein Mr. Traum ist mein bester Freund, mein perfekter Liebhaber und meine große Liebe.

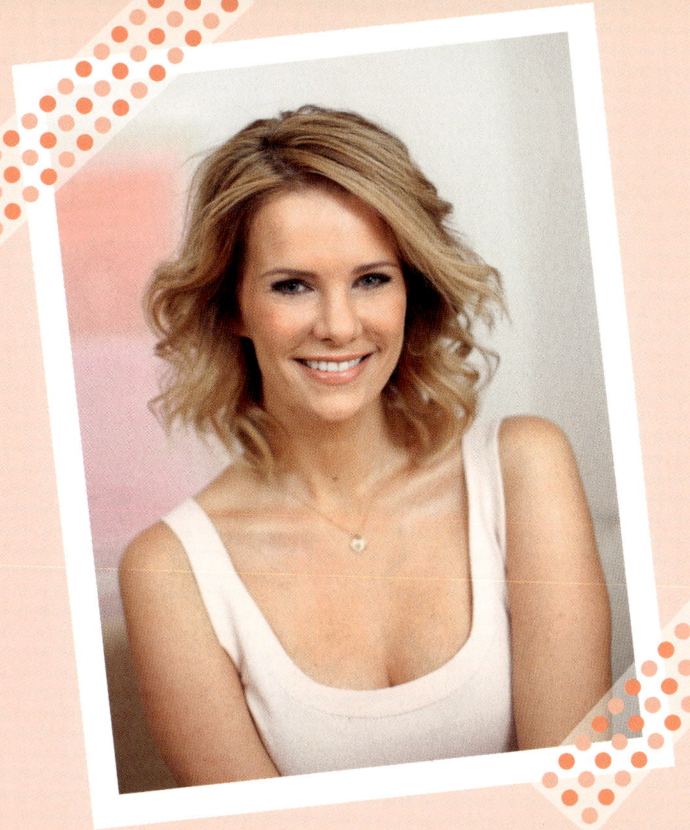

Feelgood-Goodies

1. Alternativen ins Auge fassen: Ein Besuch beim Heilpraktiker kann
kleine Wunder bewirken.

2. Bitte etwas mehr Aufmerksamkeit ... für den Darm! Dicke mit dem Darm zu sein,
hilft dem ganzen Körper.

3. Säurebildende Lebensmittel sind am besten in Gesellschaft von
basischen aufgehoben. Kontakt mit echt sauren Bad Boys vermeiden!

4. Gerade nach stressigen oder ungesunden Lebensphasen bringt ein Detox-Tag –
oder noch besser eine ganze Detox-Woche – die alte Balance zurück. Innen und außen.

5. Unbedingt auf den eigenen Bauch hören, besonders wenn es um den eigenen Kopf geht!
Am Ende zahlt sich das aus. Immer.

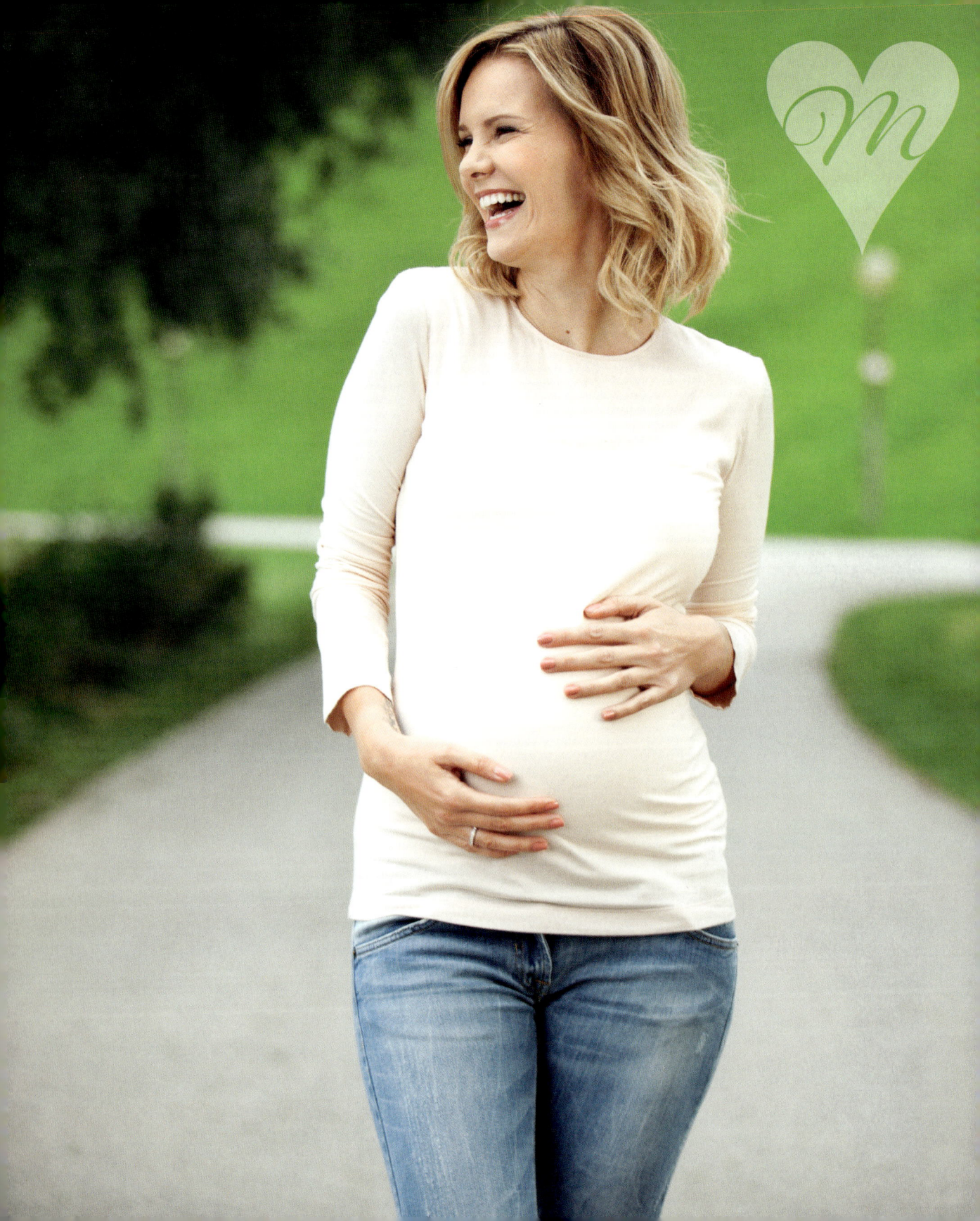

Phase B:

Mit Baby im Bauch

So früh wie nie gedacht erreichte ich eine Reiseetappe, die ich mir schon
lange ausgemalt hatte. Auch wenn ich ihr nicht nur über Höhen,
sondern auch über Tiefen folgte, warf mich so gar nichts mehr aus der Bahn.
Denn in mir zu ruhen brachte eine neue Art von innerer Mitte mit sich.
Eine, die mich noch glücklicher machte als alles andere vorher.
Und dieses Glück gilt es festzuhalten – auf den nächsten Seiten.

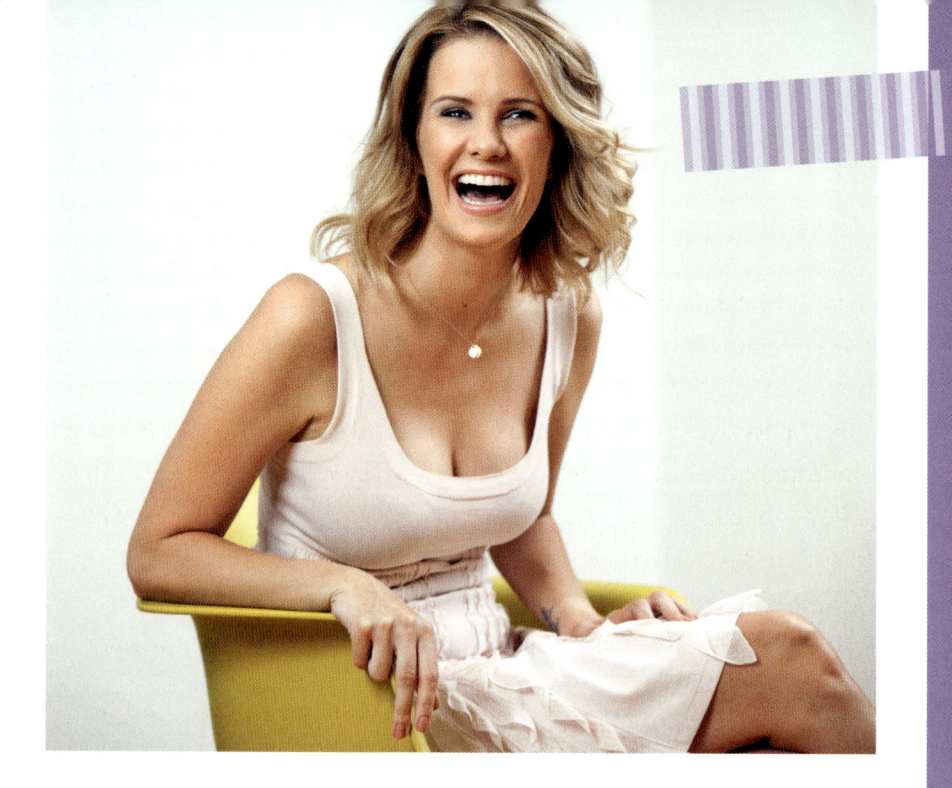

3. Schritt: Dem Happy Me und dem (Voll-)Treffer nur noch Gutes tun

Und plötzlich ändert sich das Bauchgefühl gewaltig

Mein Mr. Traum und ich matchten im wahrsten Sinne von Anfang an.
Noch mitten in unserer Verliebtheitsphase und nach unserem ersten
gemeinsamen Urlaub war beiden klar: Wir können uns eine gemeinsame Zukunft mit
Kind und Kegel vorstellen! Gut, dass es am Ende dann doch so schnell ging,
damit hatten wir nun auch nicht gerechnet.
Besagter Urlaub war kaum vorbei und ich tatsächlich S C H W A N G E R.

Die Kaugummiphase

OMG, da ist was im Busch! Ich war gerade mal einen Tag überfällig, aber ich spürte es sofort, so gut kannte ich meinen Körper definitiv. Und der Schwangerschaftstest bestätigte mein Bauchgefühl auch prompt: positiv! Vielleicht hätte ich ein bisschen geschockt sein sollen, schließlich ging diese Mr.-Traum-bis-Baby-Geschichte so wahnsinnig schnell, aber ich war schier aus dem Häuschen vor Glück. Ich rief natürlich direkt meinen Frauenarzt an, doch der schubste mich gleich wieder von meiner Euphoriewolke runter. Ganz unaufgeregt und anscheinend völlig unbeeindruckt davon, dass meine Periode doch schon einen ganzen Tag (hallo!) auf sich warten ließ, sagte er nur: „Sie sind aber früh dran. Vereinbaren Sie mal einen Termin in fünf Wochen und dann schauen wir, wie es aussieht." Na toll. Gut, ich hatte keine Beschwerden und keine Vorerkrankungen, also kein Grund für panische Arztbesuche. Aber ich wäre am liebsten direkt hingefahren, frau will schließlich Fakten und Bilder – sofort! Die versprach mir mein Arzt natürlich zum Termin, erklärte aber schon, dass bis zur 12. Woche immer noch viel passieren kann. Da war es ein schwacher Trost, dass ich wenigstens schon ein bisschen früher vorbeischauen durfte. Jetzt hieß es also warten: 5 Wochen, 35 Tage oder 840 Stunden warten auf das zweifellos aufregendste Shooting meines Lebens. Was für eine Zerreißprobe für Ms. Ungeduld! Dieses 35-Tage-Warten war schlimmer als das Ausharren auf Weihnachten, die Sommerferien und den 18. Geburtstag zusammen. Es waren ganz sicher die längsten fünf Wochen meines Lebens – schrecklich, wie sich die Stunden in die Länge zogen. Natürlich hatte ich meinen Mr. Traum sofort eingeweiht. Leider musste ich es telefonisch tun, aber seine Reaktion war einfach wunderbar! Er hat sich so gefreut und kam sofort zu mir nach Köln geflogen. Wir lebten damals in getrennten Städten, er in München und ich eben im Rheinland. Das war wohl auch einer der innigsten und romantischsten Tage, die wir nach dieser wunderbaren Nachricht verbrachten. Trotz aller Romantik hatte ich nach wie vor ein Kommunikationsproblem. Ich hätte am liebsten in die Welt herausgebrüllt: „Hey Leute, ich bekomme ein Baby, mein erstes Baby!"

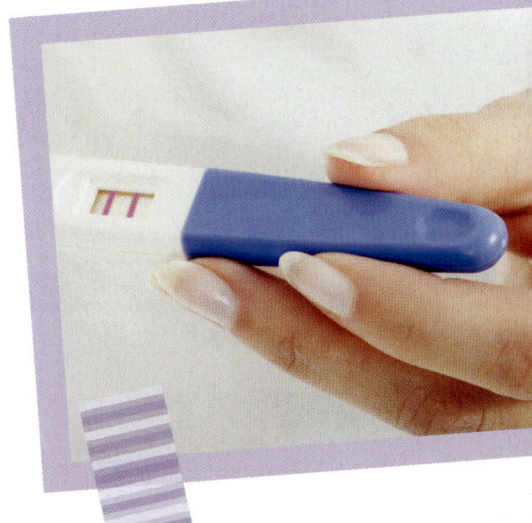

Zwei Striche, die das Leben komplett auf den Kopf stellen …

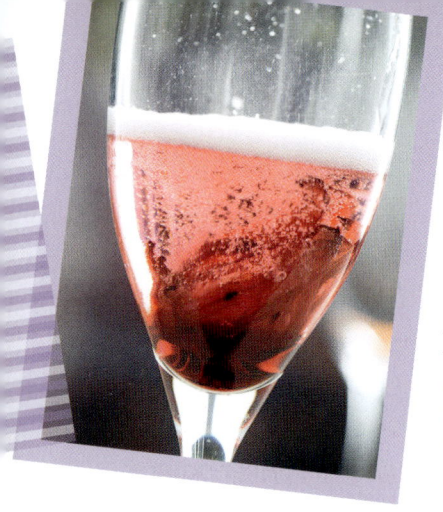

Alkohol ist für Mamis tabu – damit sie sich nicht verraten, muss die beste Freundin eben häufiger tief ins Glas schauen.

Ablenkungsmanöver

Eine willkommene Abwechslung war da der Junggesellinnenabschied einer Freundin. Der Termin fiel quasi mit dem rosa Punkt auf meinem Schwangerschaftstest zusammen. Vier Tage mit einer lustigen Weibertruppe nach St. Tropez – eigentlich voll toll. Aber was für eine Vorstellung: Vier Tage mit meinen Mädels und ich durfte nichts verraten! Jeder, der mich kennt, weiß, dass mein Motto „Reden ist immer gut, schweigen kann ich auch im Schlaf" lautet. Mir war jedoch klar, dass ich zumindest eine Ausnahme machen musste, und ich weihte meine beste Freundin Judith ein. Sie war mit von der Partie und sie ins Boot zu holen, war auch absolut nötig. Wie sollte ich sonst so einen feuchtfröhlichen Ausflug überstehen? Meine Mission lautete: konsequent nüchtern bleiben und dennoch immer schön den Schein einer Nicht-Schwangeren wahren. Judith hatte wirklich einen harten Job, sie tauschte heimlich meine Gläser aus. Oder sie trank einfach für mich mit und ich tat

nur so als ob. Unglaublich, ich sah aus wie das blühende Leben, obwohl bereits diverse Prosecco- und Schampus-Flaschen geköpft wurden. Die anderen wunderten sich mehr und mehr, was ich alles vertragen konnte. So trinkfest kannten mich die Ladys gar nicht. Heikler waren hingegen die Schnapsrunden. Ich stellte fest: Das Zeug über die Schulter zu kippen klappt offensichtlich nur im Film. Gut, ich bin ja um keine Ausrede verlegen und zog von Kopfschmerzen bis Magenprobleme alle Register. Wenn das die Damen auch nicht durchgehen ließen, hielt meine beste Freundin eben wieder her und kippte die Kurzen kurzerhand für mich mit. An der Stelle noch mal ein DICKES DANKE-SCHÖN an Judith! Sie hatte ständig einen ziemlichen Kater, das muss wahre Freundschaft sein! Doch der Alkohol war nicht das einzige Problem: Es galt, vier Tage im Bikini auszuhalten. Ich zog sogar schon meinen Bauch ein, weil ich dachte, jeder sieht, dass ich schwanger bin. Aus heutiger Sicht totaler Quatsch! Natürlich sprach mich niemand auf ein mögliches Mamawerden an. Doch es ist fast unvorstellbar, wie die Gedanken mit einem Karussell fahren können.

Mission MI6

Zurück von der Mädelstour wurde das Es-nicht-erzählen-Dürfen immer mehr zur Qual. Immerhin, ich hatte Verbündete:

Mr. Traum wusste es, meine Freundin Judith wusste es und mein Handy wusste es. Wie das? Na ja, ich hatte alle Apps heruntergeladen, die ich nur irgendwie zu dem Thema finden konnte. Und dabei hätte ich es um ein Haar meiner gesamten Facebook-Gemeinde erzählt. Ich kam nämlich bei einer App namens Mommy to be fast auf den Facebook-Share-Button. Autsch, das wäre echt der Super-GAU gewesen! Allerdings kann ich sagen, dass sich die 3,59 Euro für die App echt gelohnt haben, denn sie liefert jede Woche neue Infos, was gerade mit dem Baby und auch mit der Mami passiert. Auch BabyCenter fand ich gut, die ist sogar gratis – einfach den errechneten Geburtstermin eingeben und Tipps für jeden Tag abrufen.

Aber zurück zum Topsecret Service. Diese Zeit war eindeutig mein persönlicher James Bond-Film. Ich hatte ein Geheimnis, das ich vor der ganzen Welt schützen musste. Ach, ich war zweifellos besser als der MI6!

Bei der ganzen Geheimniskrämerei waren weitere Ablenkungen mehr als willkommen. Mr. Traum und ich machten spontane Kurztrips, um die Zeit gemeinsam noch intensiver zu genießen. Schon allein die ganzen Reisen vorbereiten und planen zu können tat mir unheimlich gut. Über Ausflugspläne konnte ich schließlich auch mit anderen Menschen reden.

Berufliche Herausforderung

Um ehrlich zu sein: Die Arbeit war für mich die größte Herausforderung. Sobald ich in der Öffentlichkeit stehe, werde ich halt besonders beäugt. Da ich mir einbildete, dass ich trotz 3. Woche bereits ein kleines Bäuchlein vor mir herschob, das dringendst versteckt werden musste, wurde meine Klamottenwahl zunehmend lässiger. Damit ich ganz sichergehen konnte, atmete ich auch kaum noch, sobald ich vor der Tür war. Letztendlich war ich den ganzen Tag damit beschäftigt, den Bauch einzuziehen. Besonders eine Veranstaltung in München kann ich nicht vergessen. Der Galaabend im Bayerischen Hof stand bevor, mit viel Presse am Start und mit mir ... kurz vor der 12. Woche oder anders gesagt: vor meinem ersten Etappenziel. Als ich da so mit meinem eng geschnittenen Kleid auf dem roten Teppich stand, wäre ich fast gestorben. Ich starrte nur die Fotografen und Pressevertreter an und dachte, jetzt gleich kommt die Frage: „Frau Ivancan, sind Sie schwanger?" Was hätte ich geantwortet? Ich wollte da nur weg! Sobald ich den roten Teppich geschafft hatte, schnappte ich mir ein Alibi-Glas Champagner und war froh, als die Veranstaltung endlich anfing. Ich beruhigte mich die ganze Zeit mit einem Gedanken in der Dauerschleife: „Ein paar Tage musst du noch durchhalten, Moni, nur noch ein paar Tage."

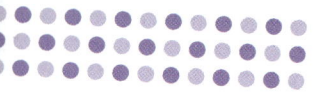

Erste allgemeine Verunsicherung

So groß die Freude über meine Schwangerschaft auch war – ich würde sagen bis zum Mond und wieder zurück –, folgenden Gedanken konnte ich dennoch nicht ganz ausblenden: Wie zum Teufel bekomme ich meinen Körper ohne sichtbaren Schaden aus dieser Nummer wieder raus? Ich wollte doch bitte schön und attraktiv bleiben – für mich sowie für meinen Mr. Traum. Und mich vor allem weiterhin in meinem Körper und mit mir selbst wohlfühlen. Plötzlich hatte ich nur noch diesen Satz einer Nachbarin im Kopf, die mir mit traurigem Blick sagte: „Ach Mädchen, früher war ich auch so schlank wie du und dann habe ich Kinder bekommen ..." Oh nein, solche Sätze wollte Moni nicht hören, geschweige denn in Kürze selbst im Treppenhaus zum Besten geben müssen! Ich sah schon diese Bilder vor mir: ich mit selbstgestricktem Pulli in Kleidergröße XXL und Birkenstock-Schuhen, pädagogisch unglaublich wertvoll und sooo bequem. Genau wie die fettigen Haare, die strähnig zu einem verwahrlosten Zopf zusammengebunden werden.

In Nullkommanix war ich gar nicht mehr ausgeglichen und wohl fühlte ich mich präventiv auch nicht mehr. Wie konnte das sein? Ich schob die Unzufriedenheit erst ein-mal auf die Hormone. Aber wehe, jemand anderes behauptete das Gleiche! Ich kann Menschen, die alles auf die Hormone schieben, nicht ausstehen. Bei mir hingegen war das plötzlich völlig okay, plausibel und nachvollziehbar – schließlich war ich schwanger, verdammt! Oft fragte ich mich auch, warum man so wenig über die ersten Wochen der Schwangerschaft im Zusammenhang mit negativen Gefühlen liest. Immer ist alles toll und jeder ist umnebelt von einer Schwangerschaftsseligkeit, umgeben von rosaroten Wolken. Von Panik, Unsicherheit, Zukunftsängsten, Müdigkeit oder Launenhaftigkeit redet keiner. Höchstens, wenn man das Pech hat, in den ersten drei Monaten von Übelkeitsanfällen geplagt zu sein, aber sonst ist doch immer alles toll. Bei mir war das definitiv nicht so.

Und richtig blöd ist, dass man in den ersten Wochen mit seiner Übelkeit und seinen Gelüsten ziemlich alleine ist. Als werdende Mami hast du ja anfangs keine Beweise, keine greifbare Erklärung für das, was da gerade mit dir passiert. Okay, außer natürlich das schwarzweiße Krisselbild, das es dann irgendwann gibt – und das für mich wie ein van Gogh oder ein Monet war, nur noch viel wertvoller. Nicht, dass ich jetzt schon Sorge gehabt hätte, plötzlich doch kein Baby mehr im Bauch zu haben, aber in den ersten zwölf Wochen kann leider noch viel passieren. Im

Nachhinein kann ich allerdings sagen, dass ich die ganze Zeit ein gutes Gefühl hatte, was meine Schwangerschaft anging – unterbewusst, aber klar. Daher konnte ich mich voll und ganz auf die neuen Nebenwirkungen der Schwangerschaft konzentrieren. Aber nach den ersten Tagen und Wochen emotionaler Achterbahnfahrten hatte ich dann endlich keinen Bock mehr auf mein Selbstmitleid. Ich wollte mein ungeborenes Kind heil und gesund durch die Schwangerschaft bekommen und mein Body sollte die neun Monate ebenfalls ohne Totalschaden am Bindegewebe und ohne Extrafettzellen überstehen. Was soll der Zusammenbruch? Das Werkzeug zur Instandhaltung hatte ich schließlich – mein Ernährungswissen und meine Sporterfahrung.

After-Baby-Body-Plan

Trotz der Ups and Downs in den ersten Schwangerschaftswochen war es aber auch eine unglaublich aufregende und spannende Zeit. Ein gesundes Baby auf die Welt zu bringen war immerhin das bisher größte Projekt meines Lebens, doch ich hatte jetzt auch noch ein ganz eigenes für die kommenden neun Monate am Start: sexy und attraktiv für meinen Mr. Traum zu bleiben, gut auszusehen und mich rundum wohlzufühlen. Bitte nicht falsch verstehen,

Wunderfrauen und Topmodels, die weiß der Teufel was anstellen, um zwei Stunden nach der Geburt wieder Modelmaße zu haben, waren nicht mein Vorbild. Mal davon abgesehen, dass ich nicht 30 Personal Trainer und 20 Schönheitschirurgen zu meinem Personal zähle, kann diese Back-in-shape-Blitznummer kaum gesund sein.

Fakt ist: Wer zu früh mit Sport einsteigt, überfordert Beckenbodenmuskulatur und Bänder und riskiert eine Scheiden-, Blasen- oder Gebärmuttersenkung, im schlimmsten Fall sogar den Vorfall eines Organs. Das ist doof, das fühlt sich doof an und sieht auch doof aus. Der gesunde Mittelweg muss machbar sein, ich zumindest wollte nicht erst nach der Geburt mögliche Schäden bearbeiten. Vielmehr lautete meine Devise von Anfang an: gegensteuern!

Schließlich kennen wir doch alle weniger nachahmenswerte Beispiele. Nehmen wir mal ein prominentes Gesicht: Jessica Simpson. Die Arme legte in ihrer ersten Schwangerschaft derartig zu, dass sie laut diverser Klatschzeitschriften bei einer Größe von gerade mal 1,61 Meter stolze 90 Kilo auf die Waage brachte. Hilfe! Und sie brauchte einige Jahre, um wieder in Form zu kommen. Gut, dazwischen hat sie noch ihr zweites Kind bekommen, aber der Weg zurück zu einer schönen Figur war sicher kein leichter.

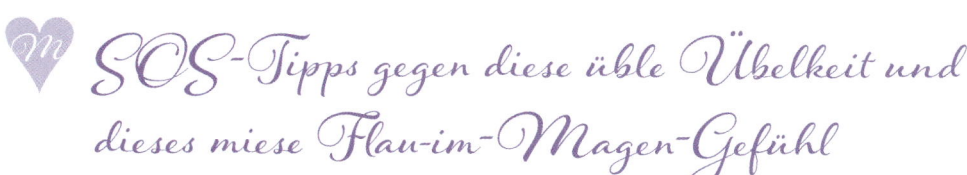

SOS-Tipps gegen diese üble Übelkeit und dieses miese Flau-im-Magen-Gefühl

Mampf-Attacke Regelmäßige Häppchen halten den Blutzuckerspiegel stabil, aber schonen den Magen und verhindern das Michelin-Männchen-Gefühl. Ich hatte zum Beispiel immer Mandeln, Dinkelkekse und Ingwertropfen in meiner Handtasche. Gut, Letztere machen nicht unbedingt satt, bereiten aber den Magen auf etwas Festes vor.

Kühlschrank-Must-have Joghurt. Er enthält die Vitamine B1, B6 und B12 und diese Kombination hat sich bei Übelkeit bestens bewährt.

Flatrate-Finder Wo viel rauskommt, muss auch wieder viel rein – die Rede ist von Flüssigkeit. Wenn dir superübel ist und du so gar nichts trinken kannst, dann sollten wenigstens ein paar kleine Melonen- oder Gurkenstückchen bereitstehen, manchmal funktioniert es so besser. Generell eignen sich alle stark wasserhaltigen Obst- oder Gemüsesorten für zwischendurch. Rien ne va plus? Dann einfach einen Eiswürfel lutschen, gerne auch aus Gemüsebrühe, Kräuter- oder Früchtetee. Ich mache keinen Spaß, wird dein Blut zu dick, kann das unwitzig ausgehen. Schwindel oder eine Thrombose (in schweren Fällen sogar ein Schlaganfall) können die Folge sein.

Yeah, it's fresh! Zitronenduft mindert ebenfalls Übelkeit. Einfach an der gelben Frucht schnuppern oder überall ein Scheibchen hinzufügen. Hilft super und peppt nicht nur stilles Wasser auf.

Alk-Alternative Wer sich nicht für Ingwertropfen in Wasser begeistern kann, darf die Übelkeit mit Ingwerbier verdünnen. Mit ohne Promille natürlich. Wer sich unsicher wegen der wehenfördernden Wirkung von Ingwer ist, fragt bitte vorab seinen Arzt.

Schmucke Sache Akupressurbänder drücken auf die richtigen Akupressurpunkte an deinen Handgelenken, beruhigen den Magen und lassen dich entspannen. Das Band wirkt übrigens auch bei Seekrankheit und du bekommst es in jeder Drogerie und Apotheke.

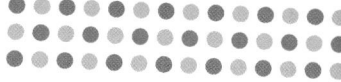
Genaue Buchführung Wann und wonach ist dir immer übel? Schreib es auf! Ein Tagebuch ist der ideale Partner für die Suche nach Übeltätern. Und dann greift das Ausschlussverfahren: Alles, was doof war, wird gemieden.

Hilfe holen Bei Flaute im Magen können manchmal auch Multivitaminpräparate Abhilfe schaffen. Hier solltest du dich mit deinem Frauenarzt abstimmen.

Pause, jetzt! Nimm dir Auszeiten! Ruhe ist in den ersten Wochen wichtig, denn die neue Situation ist schon anstrengend genug. Stress und Müdigkeit verschlimmern das miese Bauchgefühl nur und das muss nicht sein.

Schön löffeln WurzelKraft ist mein absoluter Geheimtipp. Das pflanzliche Granulat aus Blütenpollen, Kräutern, Gemüse, Obst, Gewürzen und Samen ist ein supervitalstoffreiches Lebensmittel. Am besten gönnst du dir davon dreimal täglich einen Teelöffel.

Medialer Druck

Und Frau Simpsons Weg war auch deshalb kein leichter, weil die versammelte Klatschpresse regen Anteil daran nahm. Jeder, der wollte oder nicht, konnte quasi hautnah und exklusiv miterleben, wie sich Jessica und viele andere prominente Damen die leidigen Schwangerschaftspfunde wieder runterkämpften. Und diese Zeitschriften sind auch schuld daran, dass sich das Wort After-Baby-Body in mein Hirn einbrannte. Ich finde es schwer, dem Druck, den einem die Öffentlichkeit durch solche Berichte und die dazugehörigen Bilder aufbürdet, standzuhalten. Eigentlich wollte ich mich von solchen Geschichten überhaupt nicht beeinflussen lassen, aber ich muss zugeben: Auch ich konnte mich kaum von dieser Erwartungshaltung freimachen. Und ganz lösen kann ich mich davon bis heute nicht. Ich wollte von mir keinesfalls solche Fotos in den Klatsch-Gazetten sehen. Es ist leider wahr: Dieser Leistungsdruck, der dadurch entsteht, lastet natürlich nicht nur auf Prominenten, sondern färbt unweigerlich auf die Leserschaft ab. Ganz neu sind ja After-Baby-Selfies. Was sich dahinter verbirgt? Meiner Meinung nach Betrug. Wahrscheinlich nehmen die einfach ein altes Bild und tun so, als hätte es die neun Kugelbauchmonate nie gegeben. Das kann ja auch nicht die Lösung sein.

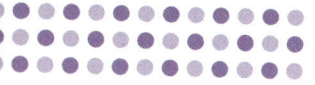

Der Moni-Ansatz

Darum entwickelte ich ganz fix mein erstes Motto: Iss nicht doppelt so viel, sondern doppelt so gut! Auf diese Weise konnte ich erneut Schwung in meinen Lebensmittel-alltag bringen. Zum einen, weil Schwangere nicht alles essen dürfen, zum anderen, weil sich der Geschmack in dieser Zeit einfach verändert. Ich war nie eine Süße, aber mit einem Schlag dann doch. Plötzlich strahlten mich Schokolade, Eis mit Sahne oder Gummibärchen und Co. regelrecht aus den Supermarktregalen an. „Iss mich, iss mich!", flüsterten mir die leckeren Tierchen aus ihren Tüten zu. „Sich dem hinzugeben, ist der Anfang vom Ende", dachte ich und suchte nach Alternativen, die meine Gelüste befriedigen, aber zugleich auch für mich und mein Baby einen gesunden Nährwert haben. Nüsse hatte ich jetzt immer griffbereit. Aber der absolute Renner waren meine Energiekugeln. Die klöppelte ich selbst. So lecker! Und dennoch voller natürlicher Nährstoffe und ohne künstlichen Zucker. Na gut, ich gestehe, die Geschichte hinter dieser Do-it-yourself-Geschichte ist die: Nachdem ich meinen Süßhunger in einem schwachen Moment mit einer ganzen (!) Dose (ja, richtig, wir sprechen nicht von einer Tüte) Gummibärchen gestillt hatte, fühlte ich mich einfach nur noch schlecht. Nicht währenddessen, da war alles gut.

Riiiichtig gut. Aber danach ... Darum wollte ich etwas finden, was ich mit Genuss futtern kann, ohne hinterher mit miesem Gewissen und runtergezogenen Mundwinkeln dazusitzen. Und so fand ich im Internet das Grundrezept für die Energiekugeln.

Quality Time in neuer Qualität

Irgendwie wusste ich diese erste Phase der Schwangerschaft aber auch für mich zu nutzen. Zwar sagte ich ständig irgendwelche Verabredungen und Termine ab, weil ich zu müde war und mich ja auch nicht durch merkwürdige Schläfrigkeit verraten wollte. Ein weiterer Grund war aber, dass meine letzte Quality Time mit Mr. Traum nur so dahinraste. Wann würden wir so schnell wieder so viel Zeit für uns haben?! Und ich für mich selbst? Alles fraglich. Das Motto der nächsten Monate lautete also: Solo-Time und Zeit zu zweit so intensiv wie möglich genießen!

Projekt Pregnant Prettiness

Dieses Vorhaben führte bei mir unter anderem dazu, dass ich meine regulären Beauty-Rituale weiter ausbaute und sich das Bad mehr und mehr in eine Wellnessoase verwandelte. Dazu stellte ich oft auch Kerzen auf, um ein schönes weiches Licht zu

Monis gesunde Süßhunger-Bekämpfer

Energiekugeln

Zutaten (für ca. 15 Kugeln)

200 g Kokosraspel • 200 g getrocknete Datteln (ungeschwefelt, Bioqualität)

20 g frischer Ingwer

So geht's

1. Einen kleinen Teil der Kokosraspel beiseitestellen, die restlichen zusammen mit den Datteln in der Küchenmaschine zerkleinern, bis ein geschmeidiger Teig entsteht. Wer eine Saft-presse mit Püriereinsatz hat, gibt die Zutaten abwechselnd in die Maschine.
2. Ingwer fein reiben und mit der Kokos-Dattel-Masse verkneten.
3. Mit einem Eisportionierer beliebig große Kugeln formen und diese zum Schluss in den übrigen Kokosraspeln wälzen.

Mein Tipp

Wenn du Bedenken wegen des Ingwers und seiner wehenfördernden Wirkung hast, kannst du dem Teig statt Ingwer den Saft einer Zitrone oder frischen Sanddornsaft zugeben, Schokofans nehmen Rohkakaopulver.

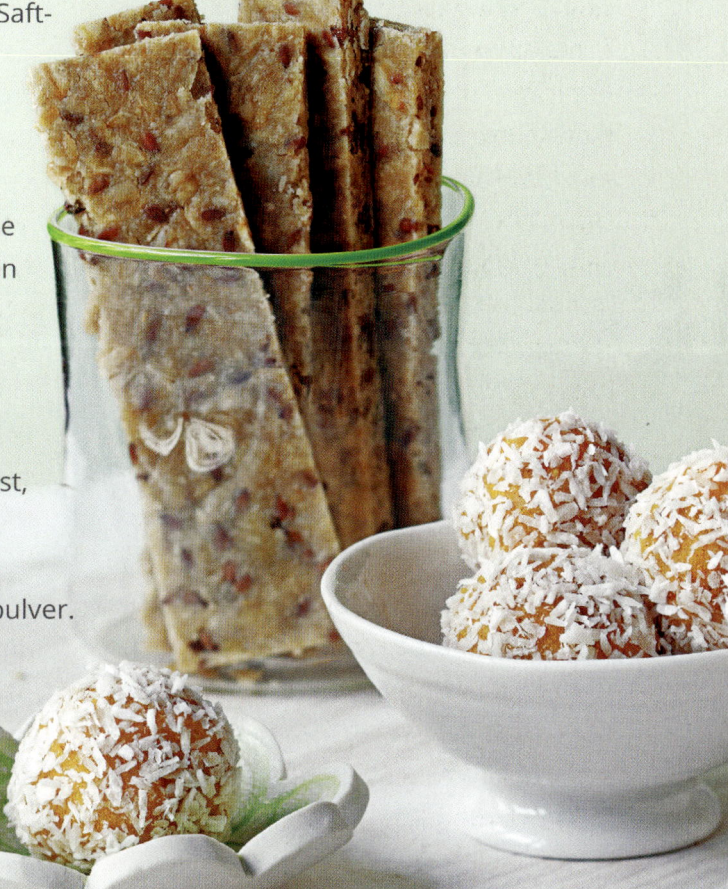

erzeugen. Licht ist da A und O – wer zu hartes Licht im Bad hat, sieht (wie auch im Winter zum Beispiel) schnell aus wie Twilight-Personal, nur ohne Glamour. Weiches Licht hingegen schmeichelt dem Körper und dann macht es gleich doppelt so viel Spaß, ihn zu pflegen, finde ich. Ein Candle-Light-Dinner ist schließlich auch schöner als ein Lunch im Fast-Food-Restaurant.

Morgens startete ich mit meinem Körperbürst-Programm. Das passt aber auch abends oder zwischendurch rein, Hauptsache, der Körper ist trocken und ihr habt die richtige Bürste, am besten eine mit praktischer Griffschlaufe und mittelstarken Borsten. Ich machte es deswegen morgens, weil es schlicht direkt vor der Dusche gut passte. Newbies sollten ihre ersten Bürst-Sessions aber direkt auf den Morgen oder den Vormittag legen, denn die angeregte Lymphzirkulation kann das Einschlafen schon mal ordentlich behindern – ihr werdet das eine oder andere Mal rennen, Mädels. Schließlich regt das Bürsten die Lymphe an und die hilft zu verhindern, dass sich zu viel Wasser im Körper staut. Leider ist es ja ein weitverbreitetes Phänomen, dass Frauen in der Schwangerschaft vor lauter Wasser im Körper aussehen wie ein aufgedunsener Schwamm. Darum lieber von Anfang an bürsten, bürsten, bürsten! Wichtig ist dabei, von unten nach oben in Richtung Herz zu bürsten. Bei den Oberarmen kannst du einen Bogen zum Dekolleté hin bürsten, also zum Herz hin nach unten. Und bitte auch die Lymphgefäße sanft mit bürsten. Aber wirklich ganz sanft, sonst geht der Wohlfühlaspekt verloren!

Nach dem Massieren ist die Haut schön durchblutet, ein tolles Gefühl. Ich bürstete also fleißig jeden Morgen, cremte mich anschließend gründlich ein und machte mich startklar für den Tag. Abends gönnte ich mir dann oft noch ein Bad, um den Tag genauso entspannt ausklingen zu lassen, wie er angefangen hatte. Abgerundet wurde die Entspannung durch ein tolles Badeöl. Quasi schon als Vorbereitung auf das anschließende Eincremen, wo ich von nun an auch immer häufiger zum Schwangerschaftsöl griff. Allein schon deshalb, um möglichen Schwangerschaftsstreifen vorzubeugen und meine Haut auch von außen optimal zu versorgen. Der Körper verzeiht einem ja so einiges, doch mit der Elastizität des Bindegewebes ist das so eine Sache, da tun die Hormone in der Schwangerschaft noch ihr böses Übriges. Nicht nur Luftballons platzen, wenn man den Bogen mit Luft, Gas oder Wasser überspannt, auch unser Obermaterial kommt an seine Dehnungsgrenze und reißt. Das (After-Baby-)Ergebnis sind unschöne Dehnungsstreifen und schlaffe Haut – genau da, wo frau es am wenigsten

haben will, ich sage nur: „Arme, Busen, Bauch, Beine, Po."

Meine Haut sollte nicht aussehen wie verschrumpeltes Obst und neue Dellen wollte ich meinen Bindegewebe ebenfalls nicht gönnen, da bin ich eigen. Ich mag Zebras und Orangen, aber bei der Haut hört die Liebe auf!

Die Besseresser-Strategie

Allein mit meinen magischen Energiekugeln war „Iss nicht doppelt so viel, sondern doppelt so gut!" freilich noch nicht erfüllt. Natürlich trank ich auch als Schwangere weiterhin morgens ein Glas warmes abgekochtes Wasser. Die Thermoskanne blieb neben meinem Bett stehen. So genoss ich mein erstes Ritual im Bett. Das nächste wichtige Puzzleteil in puncto Ich-Zeit trug den Namen Frühstück. Ich gewöhnte mir an, morgens warm zu essen. Abgeschaut habe ich mir die heiße Nummer aus dem Ayurveda und aus Japan. Warum es schon morgens heiß hergehen sollte? Erstens bekommt es dem Körper viel besser und zweitens regt es die Verdauung an. Neu-Schwangere mit Verstopfungsproblemen sollten ein warmes Frühstück unbedingt testen. Und die wohltuende Wirkung ist eigentlich vollkommen logisch: Der Körper muss kalte Speisen erst auf Betriebstemperatur bringen und das raubt Energie.

Beim Frühstück versorgte ich mich auch gleich mit meinen Schwangerschaftsvitaminen und Probiotika. Beides wurde mir von meinem Frauenarzt empfohlen und beides besorgte ich mir direkt aus der Apotheke. Wer welche Vitamine in welcher Dosis benötigt, das ist von Frau zu Frau unterschiedlich und wird bei den ersten Untersuchungen vom Arzt individuell ermittelt.

Ach ja, wer jetzt meint: „Erst bürsten und cremen, dann ausgiebig frühstücken – so viel Zeit habe ich morgens doch gar nicht!", der sollte wissen: Ich brauche für mein Programm rund 30 Minuten und die darf sich jede Frau wert sein, Job hin oder her.

Nächste Weisheit: Schwangere sollten regelmäßig essen, um nicht plötzlich in den Unterzucker zu geraten. Am Mittag freute ich mich immer auf so ein richtiges Powermahl in Form von guten Kohlenhydraten wie beispielsweise einen schönen Teller Pasta. Und das brauchte ich auch. Ich hatte so, so Kohldampf, da mussten sich meine Nüsse und Energiekugeln mal kurz hinten anstellen. Abends habe ich dann weitestgehend auf Kohlenhydrate verzichtet und etwas Leichtes gegessen, Gemüse mit Fleisch oder Fisch fand ich perfekt. Wichtig ist generell, tagsüber die Energie zu haben und abends zu regenerieren – für Mutter und Baby. Dabei helfen die Proteine und Aminosäuren aus eiweißreichen Lebensmitteln. Das hat

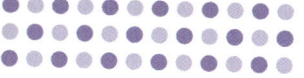

gar nichts mit Diät zu tun, sondern nur mit einem ausgeglichenen Nährstoffhaushalt. Zudem empfehle ich, in der Schwangerschaft immer wieder Entlastungstage für den Darm einzubauen. Das ist weit vom Fasten entfernt, es geht eher darum, viele leicht verdauliche, basische Lebensmittel zu essen. Also an diesen Tagen ruhig komplett auf tierische Produkte verzichten.

Mir liegt der Darm so am Herzen, weil ich gemerkt habe: Ist mein Darm happy, bin ich es auch. Und es gibt nicht Schöneres, als glücklich zu sein und glückliche Menschen um sich zu haben. Zudem sprechen neuere Studien sogar dafür, dass die kindliche Darmflora bereits vor der Geburt beeinflusst wird.

Ein weiterer Grund, seinem Darm jetzt viel Gutes zu tun – wer gute Darmbakterien hat, der kann doch auch guten Gewissens teilen. Ich kann nur sagen: Als Schwangere ist es echt wichtig, dass der Darm in Schwung bleibt – auch ganz praktisch betrachtet.

Gerade in den ersten Monaten ist Verstopfung ein Thema. Eine Freundin von mir litt zu Beginn ihrer Schwangerschaft total darunter. In so einem Fall würde ich auf Trockenpflaumen zurückgreifen oder morgens einen Pflaumensaft trinken. Normalerweise läuft's dann nach ein paar Tagen wieder rund mit der Verdauung.

Wundersame Welt

Ein ganz krasser Nebeneffekt der Schwangerschaft war mein Geruchssinn – übrigens ein eindeutiges Indiz für eine Schwangerschaft. Ich nahm alle Gerüche viel intensiver wahr, im positiven wie im negativen Sinne. Wenn jemand mit einem schlechten Parfum in der Nähe war, wurde mir direkt richtig schlecht. Und Mülleimer auf der Straße roch ich schon, ehe ich die Tonnen überhaupt sah. Schlimm waren auch Körpergerüche in öffentlichen Gebäuden. Bäh!

In anderen Bereichen war meine neue Supernase allerdings der absolute Oberkracher: Blumen, die klare Luft nach einem Regenguss, frisches Obst und Gemüse rochen plötzlich so intensiv und schön, dass ich mich mit meiner Nase manchmal fühlte wie in einem Märchen aus Tausendundeiner Nacht. Bei mir waren es nicht die Farben, sondern die Duftnoten, die mich oft in eine ganz neue Euphorie versetzten. Die Natur ist schon ein einmaliger Konstrukteur. Davon abgesehen macht dieses Upgrade absolut Sinn: Es bewahrt uns Schwangere nämlich davor, etwas zu essen, das womöglich verdorben ist. Aber auch nicht Verdorbenes kann manchmal das Falsche für Mami und Baby sein. Die Übersicht zeigt, welche Lebensmittel in den neun Monaten auf dem Teller landen dürfen – und welche nicht.

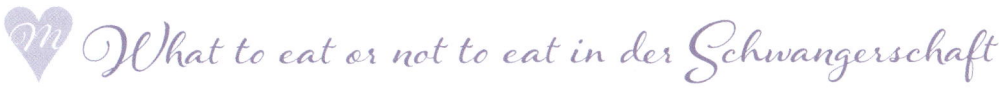

What to eat or not to eat in der Schwangerschaft

Lebensmittel, die als unbedenklich gelten

- durchgegartes Fleisch
- gegartes Pökelfleisch (wie gekochter Schinken oder gekochtes Kassler)
- Koch- und Brühwurst (wie Wiener Würstchen, Leberkäse, Fleischwurst, Jagdwurst, Leberwurst, Mortadella, Corned Beef, Bierwurst oder Weißwurst)
- Fleisch- und Feinkostsalate mit Konservierungsstoffen
- gebratener oder gedünsteter Fisch (wie Seelachs, Hering, Forelle oder Karpfen)
- Fischkonserven (wie Hering in Tomatensauce, Brathering oder Makrele in Öl)
- Zuchtpilze
- durchgegarte Eier und industriell hergestellte Produkte mit Ei (wie Kuchen, Eis oder Mayonnaise)
- pasteurisierte Milchprodukte (wie Joghurt oder Käse – Rohmilchprodukte sind immer gekennzeichnet)
- Brot, Brötchen, Müsli, Getreideflocken sowie Backwaren ohne Füllung
- geschältes und gewaschenes oder gegartes Obst und Gemüse sowie gründlich gewaschene Salate
- entkoffeinierter Kaffee, Fruchtsaft, Kräutertee, Früchtetee und grüner Tee, alkoholfreies Bier sowie alkoholfreier Wein und Sekt

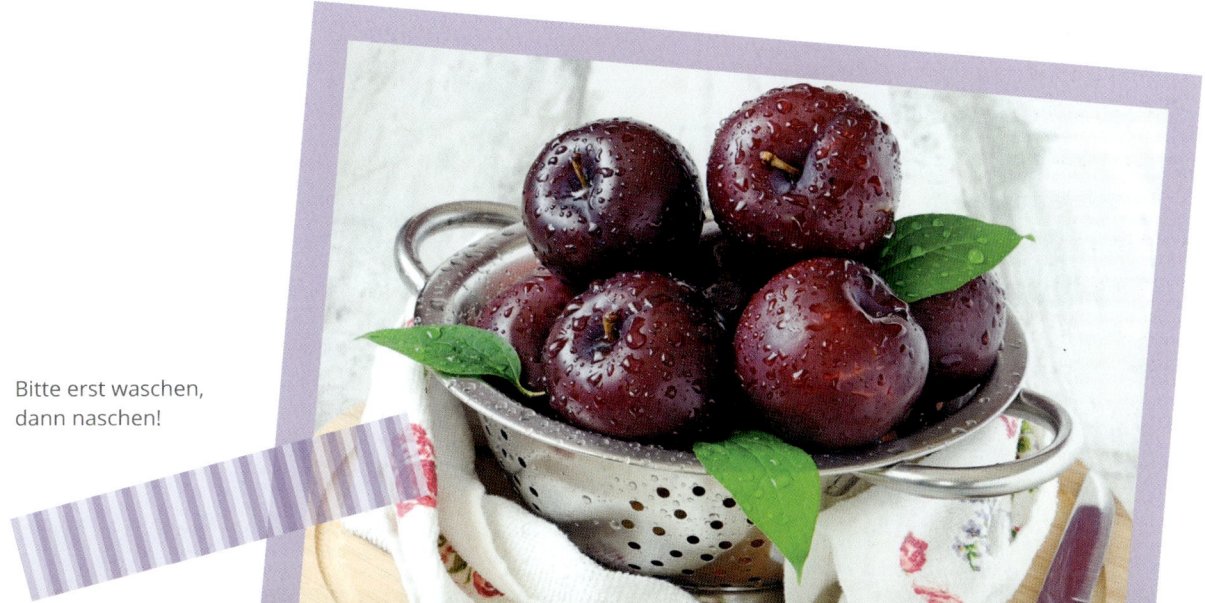

Bitte erst waschen, dann naschen!

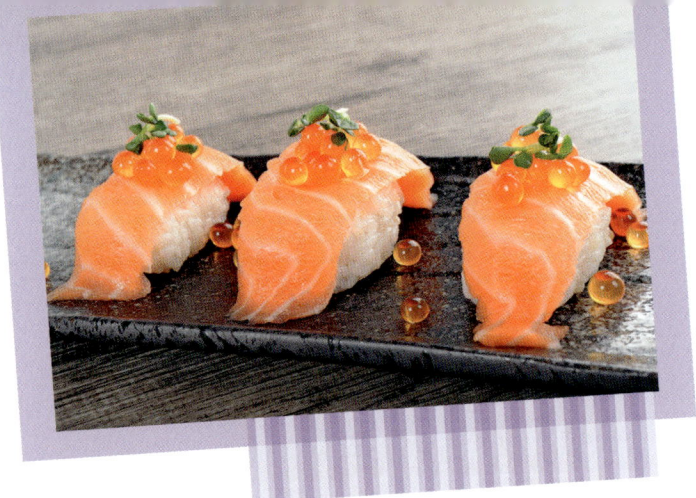

Rohe Sachen wie Sushi darf der Papi für die Mami aufessen – dem Baby zuliebe.

Lebensmittel, die Schwangere aus Vorsorgegründen meiden sollten

• nicht vollständig durchgegartes Fleisch (wie Steak, medium oder rare)
• rohes Fleisch (wie Mett, Tatar oder Carpaccio)
• Rohwurst (wie Salami, Cervelatwurst, Mettwurst oder Teewurst)
• rohes Pökelfleisch (wie rohes Kassler, Lachsschinken oder Räucherspeck)
• Leber
• Fleisch- und Feinkostsalate ohne Konservierungsstoffe, Fleischpasteten
• rohen, gebeizten oder geräucherten Fisch (wie Matjes, Forellenfilet, Sushi oder Räucherlachs)
• rohe Meeresfrüchte (wie Austern)
• Aal, Hecht, Heilbutt, Seeteufel, Steinbeißer und Thunfisch (aufgrund der Quecksilberbelastung)
• Wildpilze (aufgrund der Schwermetallbelastung)
• nicht durchgegarte Eier oder Produkte, die solche enthalten können (wie selbst gemachte Remoulade, Softeis oder Tiramisu)
• Rohmilchprodukte, Weichkäse und Käserinde
• Frischkornbreie und Getreidekeimlinge
• ungewaschenes, ungeschältes rohes Obst und Gemüse, ungewaschenen Salat, rohe Sprossen
• fertige Rohkostsalate, Lebensmittel aus offenen Theken
• Alkohol und koffeinhaltige Getränke

Diese Liste gibt einen guten Überblick über die Dinge, die im Alltag auf unserem Teller landen, jedoch erhebt sie keinen Anspruch auf Vollständigkeit.

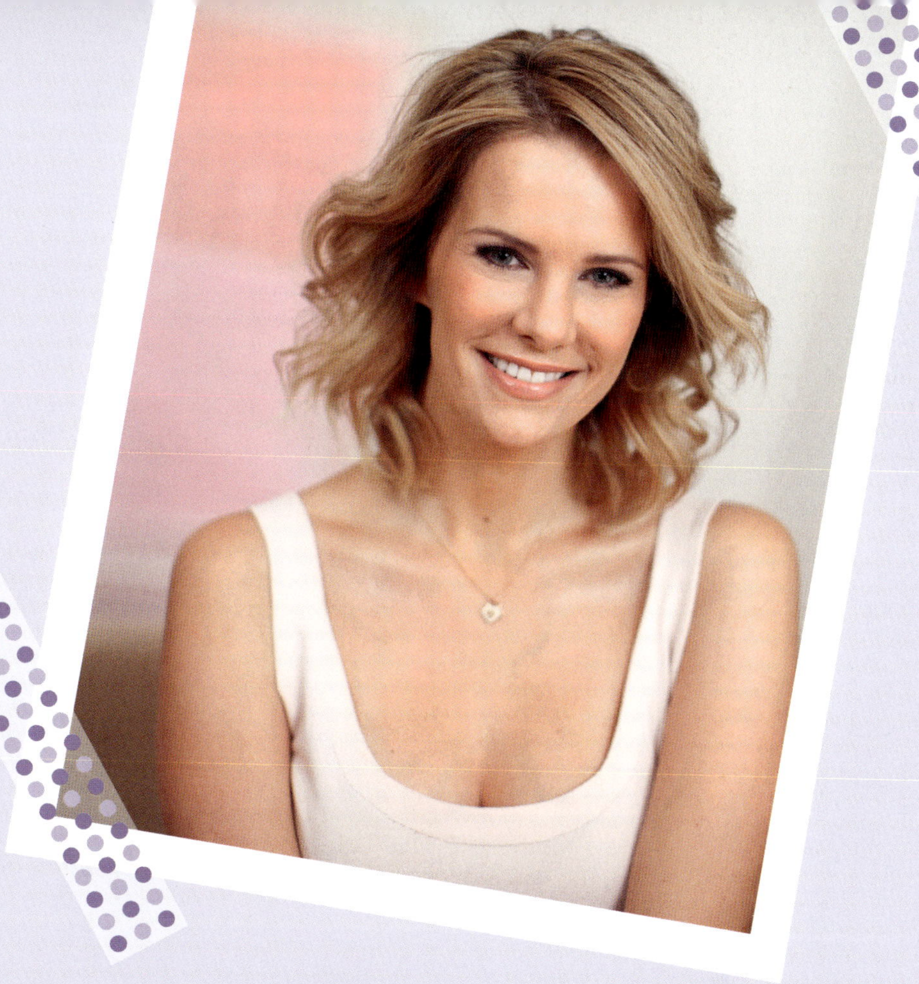

Feelgood-Goodies

1. Mami braucht wenigstens eine Verbündete, um die ersten drei Monate unentdeckt schwanger sein zu können.

2. Mit der Devise „Iss nicht doppelt so viel, aber doppelt so gut wie früher" tut Mami sich und dem Baby einen großen Gefallen.

3. Jetzt ist die Zeit, um das Zusammensein mit dem Partner noch einmal so richtig zu genießen!

4. Sanftes Bürsten lindert schwangerschaftsbedingte Wassereinlagerungen.

5. Ein warmes Frühstück bringt Mamis Verdauung wieder in Schwung.

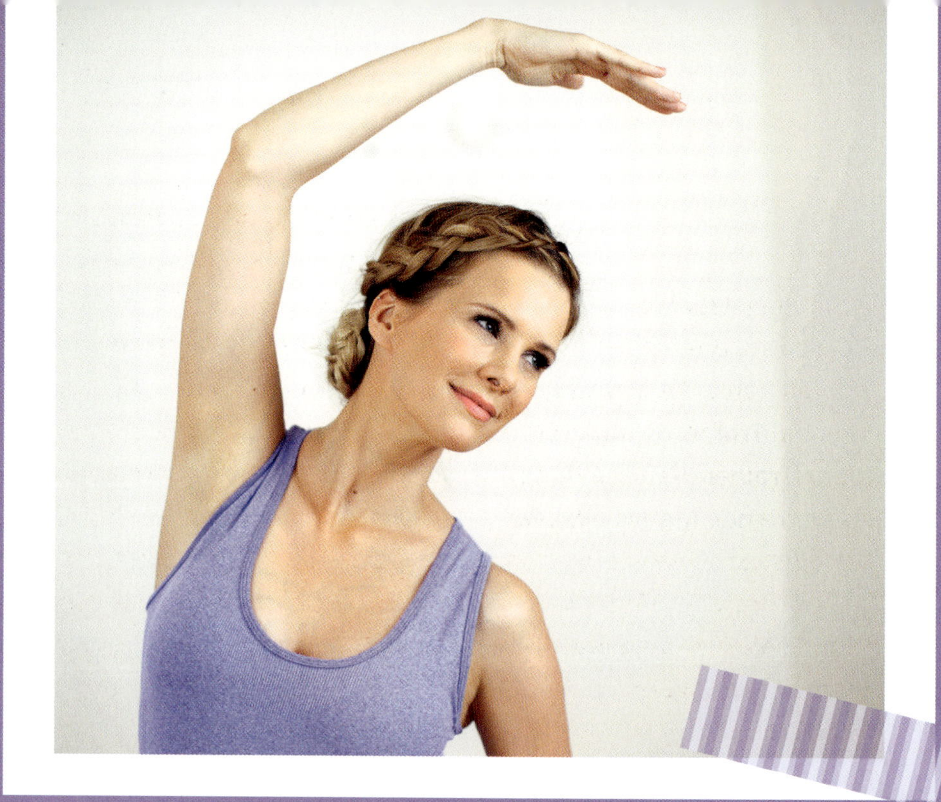

4. Schritt: Das Happy Me bewegt bei Laune halten

Sport konserviert das gute Bauchgefühl und lenkt vom schlechten ab

Natürlich wäre eine Schwangerschaft für mich ein guter Grund gewesen,
die gerade aufgebaute Fitnessroutine schleifen zu lassen. Ich war ja in
anderen Umständen, das Fauli-Sein hätte sicher jeder verstanden ... Von wegen!
Nicht mit mir, nicht mit der Moni! Der Sport hatte mir vorher ja so unglaublich gutgetan
und ich wusste intuitiv, dass auch meinem Baby Bewegung gefällt.

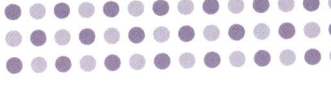

Mamis dürfen dranbleiben!

Keine Frage, ich spulte jetzt nicht mehr exakt das Programm ab, das ich noch als Single durchgezogen hatte. Als ausgebildete Fitness- und Personal Trainerin (übrigens inklusive FunctionalTrainer-Weiterbildung) wusste ich, dass werdende Mamis ein paar Regeln beachten müssen. Zum einen sollten sie Sit-ups und Crunches erst wieder im nächsten Jahr auf die Workout-Agenda schreiben. Das Training der geraden Bauch-muskeln ist nämlich spätestens ab der 20. Schwangerschaftswoche verboten, denn diese Partie wird nach und nach durch die größer werdende Gebärmutter auseinan-dergeschoben. Wer sie weiterhin gezielt trai-niert, riskiert, dass sich dieser Muskelspalt vergrößert und post Baby nicht mehr ganz zurückbildet. Aber gegen eine Aktivierung der seitlichen und schrägen Bauchmuskeln spricht nichts, im Gegenteil: Diese Muskeln bilden einen kräftigen Rahmen für die weg-geschobenen Kollegen.

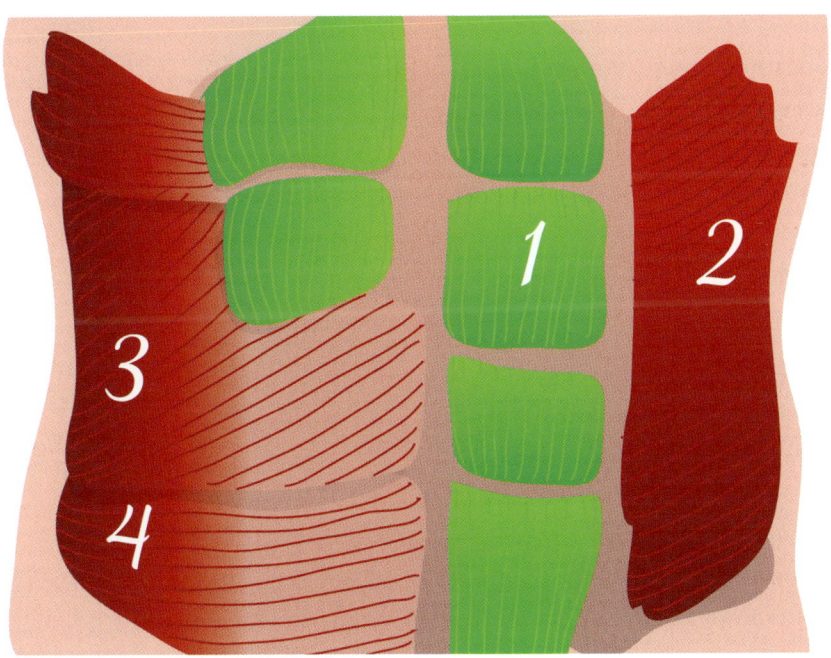

Die geraden Bauchmuskeln (1) dürfen und müssen Mamis schön weich werden lassen, sie also beim Training ignorieren. Ganz anders sieht es mit den äußeren (2) und inneren schrägen (3) sowie den queren (4) Bauch-muskeln aus. Die bilden im trainierten Zustand eine starke Stütze für die Gebärmutter.

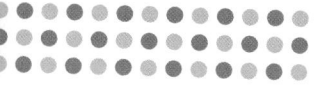

Alles ist straffbar!

Die Moves habe ich so ausgewählt, dass der ganze Körper (mit Ausnahme der geraden Bauchmuskeln natürlich) trainiert wird. Schließlich wollte ich meine Grundfitness auf gar keinen Fall verlieren! Und schon gar nicht mein straffes Bindegewebe. Wäre doch total schade um die ganze Zeit, die ich vorher investiert hatte.

Zudem reagiert der Körper ziemlich schnell: Aus straffer Haut wird schlaffe und unschöne Dellen und Streifen bekommen ihre Chance – traurig, aber wahr. Doch nicht bei mir! Das war von Anfang an beschlossene Sache – allein schon wegen der Birkenstock-Schlabberpulli-Dame in meinem Kopf, sicher wegen Mr. Traum und vor allem auch wegen Moni. Ich muss mir gefallen, wenn ich in den Spiegel schaue, is' so.

Aber ganz abgesehen vom Beauty-Faktor: Auch bei der Geburt kann es zweifellos nicht schaden, nicht gleich bei der kleinsten Belastung aus der Puste zu geraten. Was ich heute sagen kann: Die ganze Schwangerschaft hindurch zu trainieren, half mir unglaublich, später wieder in den Alltag zurückzukehren. Obendrein fand ich den sportlichen Einstieg nach der Babybauchphase wesentlich müheloser als einige Bekannte, die sich eine neunmonatige Trainingsauszeit gegönnt hatten. Aber dazu in Schritt 9 mehr.

Keine verzwickten Sachen!

Soweit zur Theorie. Aber bei allem, was werdende Mamis tun, gilt in der Praxis: Das Bauchgefühl entscheidet, was geht und was nicht. Sobald es irgendwo zwickt: aufhören und eine Pause machen. Sofort! Manchmal klappt es am nächsten Tag auch schon wieder besser, sonst die Bewegung bitte ganz aus dem Programm streichen. Im Zweifel würde ich immer einen Personal Trainer oder den Frauenarzt fragen, ob die das Zwicken verursachende Übung weiterhin gut für mich ist. Oft hilft schon eine minimale Variation, um die Bewegung angenehmer werden zu lassen. Das kann zum Beispiel ein unter den unteren Rücken gelegtes Kissen sein. Oder es sind angewinkelte statt gestreckte Beine. Wer auf Nummer sicher gehen will, führt einfach nur mein Workout aus (siehe Seite 84 ff.) – diese Übungen sind monatelang erprobt und mit dem Moni-Gütesiegel versehen worden.

Das Rund(er)werden läuft rund

Neben den Fitnessübungen für den ganzen Körper habe ich auch darauf geachtet, dass meine Ausdauer nicht auf der Strecke bleibt. Ich war zum Beispiel ganz oft schwimmen. Himmlisch, gerade wenn der Bauch größer wird und das Wasser einem die „Last" ein wenig abnimmt. Aber auch Radeln war gar kein Problem. Es sollte nur nicht gerade das Rennrad sein, auf dem die Mami in eine starke Vorlage gerät. Ein aufrechter Sitz ist wesentlich angenehmer und mittlerweile gibt es so hübsche Räder, da muss sich niemand wie eine Oma vorkommen. Mein Bike ist übrigens ein Trekkingbike und ich liebe es, damit ganz unabhängig vom jeweiligen Taxi- beziehungsweise Parkplatzangebot von A nach B zu kommen. Und vielleicht auch noch einen spontanen Abstecher nach C einzubauen. Worauf ich jedoch geachtet habe: keine hohen Bordsteine oder Löcher im Asphalt zu überqueren. Harte Schläge

können im schlimmsten Fall zu einer Frühgeburt führen. Darum lieber etwas langsamer und wachsamer unterwegs sein!
Je größer meine Kugel wurde, desto häufiger machte ich mich auch walkend auf den Weg. Einfach Kopfhörer mit guter Musik rein und ab dafür. Herrlich! Die Bewegung an der frischen Luft macht sofort gute Laune. Gerade an Tagen, an denen die Welt etwas düsterer oder anstrengender aussieht, als sie eigentlich ist. Wenn Mami noch mehr Gründe braucht, um ins langsame Laufen zu kommen: Sport wie dieser vermindert laut Studien schwangerschaftstypische Rückenprobleme und Wassereinlagerungen. Ich

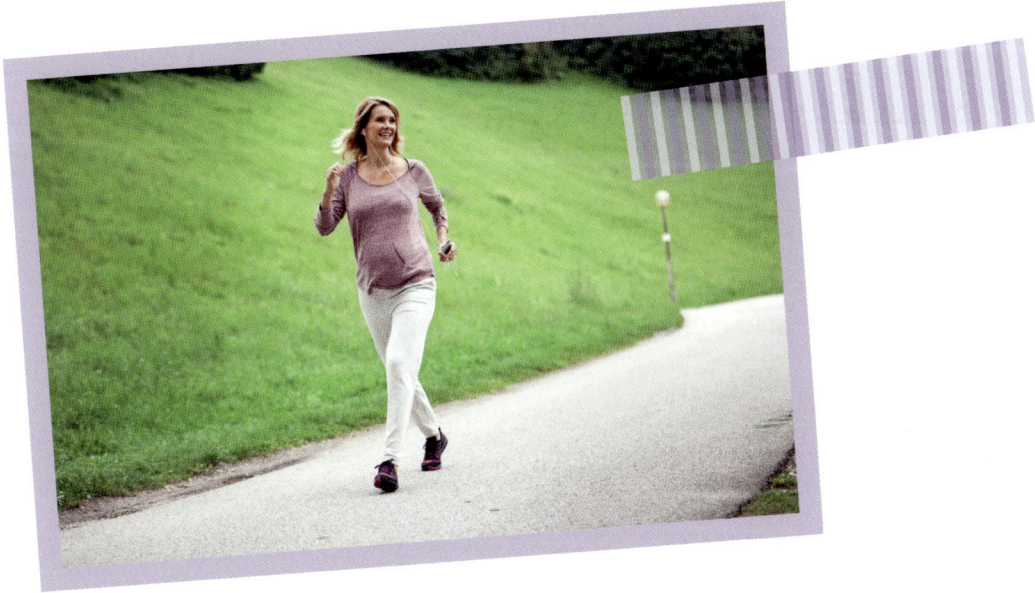

Walk the line – auch in der Schwangerschaft tut sanfte Bewegung an der frischen Luft total gut. Mit der richtigen Musik im Ohr bleibt die Langeweile auf der Strecke und die Mami im perfekten Tempo. Ihr läuft ja nichts davon ...

hatte damit nur im Miniausmaß zu kämpfen, kann das Studienergebnis also unterschreiben. Ganz ohne geht es, fürchte ich, sowieso nicht, zumindest hatte jede werdende Mami, die ich kenne, damit zu tun. Sollte das Problem zu groß werden, kann der Frauenarzt mit individuellen Tipps und eventuell mit Medikamenten gegensteuern. Um die Reihe der positiven Auswirkungen von Sport im Doppelpack fortzusetzen: Auch Schwangerschaftsdiabetes (mehr dazu auf Seite 82) und echte Depressionen waren für mich zum Glück kein Thema. Wobei ich bei meinen ganzen bewegenden Einheiten immer strikt darauf geachtet habe, genug Zeit zur Erholung zu haben. Ein Anschlusstermin nach dem Walken? Keine Chance! Höchstens ein Date mit Mr. Traum oder der Couch inklusive einer Zeitschrift war drin.

Trainingstabus

Trotz aller positiven Effekte, die Sport hat, ist es für einige Bald-Mamis besonders wichtig, auf sich aufzupassen. Dass verletzungsträchtige und hoch intensive Sportarten jetzt keine gute Idee sind, gilt für alle, aber wer eine oder mehrere der folgenden Fragen mit Ja beantworten kann, sollte auf jeden Fall vorab mit dem Frauenarzt besprechen, ob bewegende Momente generell in die richtige Richtung gehen:

- Hattest du schon einmal eine Fehlgeburt?
- Kam dein letztes Kind (zu) früh auf die Welt?
- Hat dein Frauenarzt die Befürchtung, dass du eventuell Frühwehen bekommen könntest?
- Liegt deine Plazenta tief?
- Kam es schon mal zu stärkeren Schmierblutungen?
- Gibt es Probleme mit dem unteren Rücken oder den Hüftgelenken?
- Leidest du an einer akuten oder chronischen Krankheit?
- Ist dein Blutdruck zu hoch?
- Wächst in deinem Bauch mehr als ein Kind heran?

Generell habe ich Sport in der Schwangerschaft als Wohlfühleinheit gesehen. Die neun Monate sind einfach nicht die richtige Zeit, um krampfhaft Kalorien abzutrainieren. Meinetwegen können Muttis sich damit nach der Stillzeit wieder den Tag verderben, aber die Gesundheit des Gummibärchens im Bauch ist und bleibt Prio eins! Spätestens jetzt muss Mami der Wahrheit ins Auge sehen: Rund wird sie sowieso, da geht kein Weg daran vorbei. Also bitte keinen falschen Ehrgeiz an den Tag legen und ans Limit gehen, der Trainingspuls sollte jetzt nie über eine längere Zeit die 130- bis 140-Schläge-pro-Minute-Grenze überschreiten. Der

Grund ist: Babys Herz pocht schon in Ruhe durchschnittlich 140-mal die Minute und da es sich bei Mamis Sport ein wenig mit anstrengt, erhöht sich auch sein Puls. Bei so einem Miniherz wollen wir mal nichts überstürzen, gell?

Neben Babys Gesundheit ist auch die eigene bei zu intensiven Sporteinheiten gefährdet. Die Natur hat es nämlich so eingerichtet, dass das Schwangerschaftshormon Gestagen Gelenke und Bänder lockerer macht. Vom Ansatz her eine gute Idee, wenn man dabei an das Becken und die Geburt denkt. Aber: Damit erhöht sich die Verletzungsanfälligkeit. Ein Bänderriss ist bei Schwangeren also schneller am Start als bei Nicht-Bald-Mamis. Darum würde ich für Outdooraktivitäten unbedingt die festen Sportschuhe aus dem Schrank (beziehungsweise aus dem Laufladen meines Vertrauens) holen. Flip-Flops beim Fahrradfahren, Chucks beim Walking, Ballerinas beim moderaten Wandern – auch wenn es nach Spielverderber klingt, in der Schwangerschaft ist so eine Schuhwahl einfach eine schlechte. Und nie vergessen: Der Gang bleibt immer eins weiter unten als früher!

Ebenso wie das Marathontraining sind auch Sportarten mit hohem Verletzungsrisiko in der Schwangerschaft auf der roten Liste – auch wenn Mami sie vorher gewöhnt war. Ich spreche etwa vom Boxen, Snowboarden,

Reiten, Handball, Klettern oder Inlineskaten. Im Falle des Fallens könnte sich das Baby verletzen und die Mami sich natürlich auch. Wobei die dann im Zweifel nicht so medizinisch versorgt werden könnte, wie sie es als Nicht-Schwangere würde. Na ja, und dass Mamis nicht bei extremer Hitze oder Kälte unterwegs sind, versteht sich von selbst, oder? Auch Tauchen ist übrigens tabu, der Druck in der Tiefe ist schuld.

Übrigens sollten Mamis, die vor der Baby-im-Bauch-Zeit nie Sport getrieben haben, nicht in der Schwangerschaft damit anfangen, neue Rekorde aufzustellen. Aber in dosierter Form ist alles super – schon allein, um nicht zu viel zuzunehmen, rund 16 Kilo Extragewicht sind völlig ausreichend. Gegen entspanntes Walken, meine Bleib-fit-und-relaxt-Übungen und sanftes Pilates oder Yoga spricht auch für Sportmuffelinnen nichts.

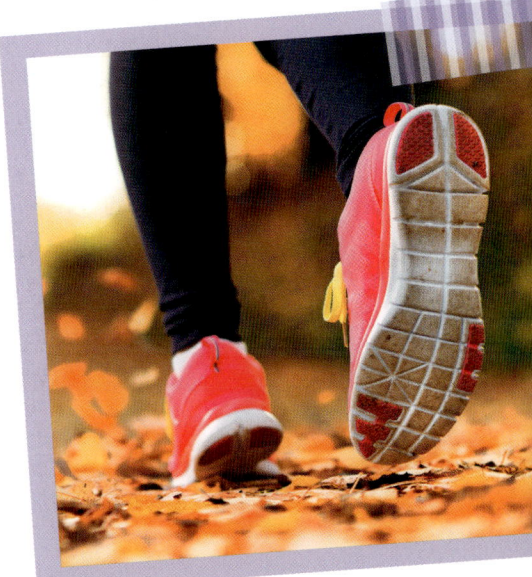

Schwangere lassen es mit dem Sport ab sofort langsamer angehen.

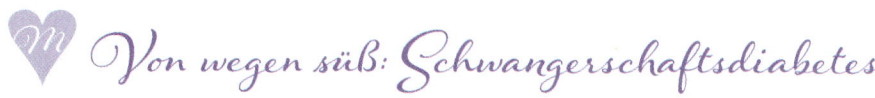 Von wegen süß: Schwangerschaftsdiabetes

Für Mamis, die in der Schwangerschaft extrem stark zunehmen, erhöht sich das Risiko eines Schwangerschaftsdiabetes. Weitere Faktoren dafür sind unter anderem ein Body-Mass-Index (BMI)*, der vor der Schwangerschaft bei 27 oder höher lag, und mehr als 30 Kerzen auf dem letzten Geburtstagskuchen. Fälle von Diabetes Typ 2 im engsten Familienumfeld können die Erkrankungsgefahr ebenfalls erhöhen. Egal ob Risikopatientin oder nicht, zwischen der 24. und 28. Woche empfiehlt der Frauenarzt einen Glukosetoleranztest. Warum der so wichtig ist? Unbehandelt kann die Zuckerkrankheit unter anderem dazu führen, dass das Kind über die Nabelschnur und Plazenta zu viel Zucker abbekommt, so vermehrt Insulin produziert und in der Folge sehr viel Gewicht zulegt. Überdurchschnittlich häufig sind die Kleinen dann bei der Geburt so groß, dass letztlich ein Kaiserschnitt gemacht werden muss. Ein weiteres Problem ist beispielsweise, dass ein erhöhter Insulinspiegel im Fruchtwasser die Reifung und Entfaltung der Lungen des Kindes hemmt. Nach der Geburt hat es dann mit Atemproblemen zu kämpfen. Zudem treten bei Schwangerschaftsdiabetikerinnen auch häufiger Harnwegsinfekte, Bluthochdruck, vorzeitige Wehen oder Frühgeburten auf.

Also, die Damen: testen lassen, aber bitte auch nicht in Panik verfallen. Betroffene Mamis schaffen es in der Regel sehr gut, durch die neun Monate zu kommen, und können sich später über ein gesundes Kind freuen. Wichtig sind regelmäßige Bewegung – 30 Minuten am Tag dürfen es schon sein – und der Verzicht auf zuckerhaltige Lebensmittel. Vollkornprodukte sind hingegen super, um den Insulinspiegel nicht so stark ansteigen zu lassen. Übrigens lösen sich die meisten Diabetesfälle nach der Schwangerschaft in süße Luft auf. Aber der Diabetes kann beim nächsten Kind wiederkommen!

* Der BMI errechnet sich mit dem Taschenrechner wie folgt: Gewicht in Kilogramm eingeben (zum Beispiel 60), das Geteiltzeichen drücken, dann die Körpergröße in Metern eingeben (zum Beispiel 1,65), wieder das Geteiltzeichen drücken und nochmals die Körpergröße in Metern eingeben (also 1,65). Das Ergebnis ist der Body Mass-Index – in unserem Beispiel 22, ein guter Wert, denn ein BMI zwischen 20 und 25 bescheinigt Frauen zwischen 25 und 34 Jahren ein normales Gewicht.

Sport-Style

Wenn Mami das möchte, kann sie sich natürlich gerne spezielle Sportkleidung für Schwangere kaufen, aber ich habe das nicht getan. Aus einem ganz simplen Grund: Eng anliegende Sachen sind jetzt genau richtig. Das Schwangerschaftshormon macht das Bindegewebe nun mal recht weich – auch wenn es sich noch fest anfühlt – und da kann Unterstützung durch eine feste Hülle definitiv nicht schaden. Darum habe ich einfach die Fitness- und Yoga-Outfits von früher getragen, durch den Bauch wurden die ja automatisch noch enger. Nicht dass hier jemand denkt, ich wäre damals in weiten Säcken unterwegs gewesen ... Leggings wachsen ja netterweise sehr lange auch kiloweise mit, darum sollte jede Mami ein paar im Schrank haben, nicht nur für den Sport. Einschneiden und drücken darf natürlich nichts, im Zweifel lieber mal ein Gummiband kappen, bevor es unangenehme Spuren hinterlässt. Das A und O ist jedoch ein guter Sport-BH. Der sollte perfekt sitzen und den Brüsten festen Halt geben, damit nichts hoch- und runterwippen kann. Sonst sind hängende Folgen unausweichlich und ich meine hier nicht nur die Mundwinkel! Daher darf an dieser Stelle zum Brust-Schutz ruhig investiert werden. Den BH bitte vorm Kauf anprobieren und nicht online ordern.

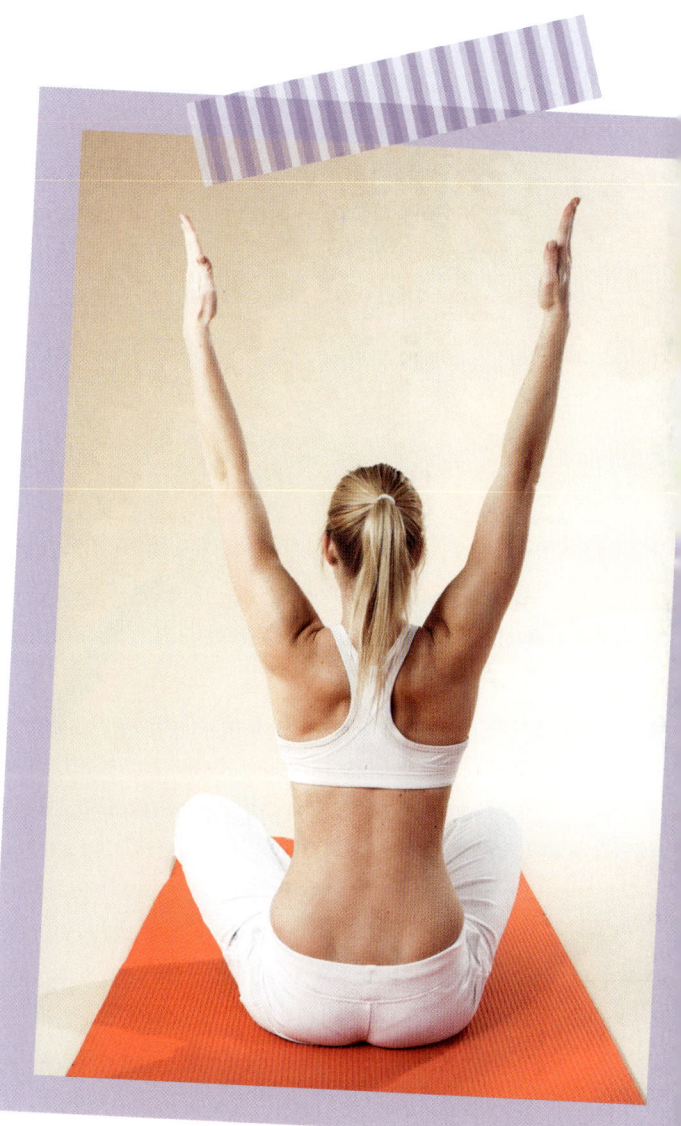

Mit dem richtigen BH geht alles in die richtige Richtung: Die Arme zeigen nach oben und der Stoff bleibt trotzdem unten.

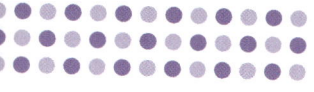

Workout für werdende Mamis

Eine Schwangerschaft ist kein Alibi fürs Faulsein! Gerade mit Bauch tut Bewegung sehr gut. Idealerweise starten Mamis in Absprache mit dem Frauenarzt gleich mit den folgenden zehn Übungen. So haben typische Baby-an-Bord-Beschwerden wie etwa Verspannungen keine Chance und die Abläufe sind bereits gelernt, wenn die Riesenkugel jeden Move extraschwer macht. 15 bis 20 Minuten an drei Tagen in der Woche dürfen es schon sein. Aber bitte ohne Krampf! Ein schlecht gestimmter Kopf lässt den Körper weniger gut arbeiten. Wenn das Aufraffen mal besonders schwerfällt, hilft allein der Gedanke an das tolle Danach-Gefühl. Sporteln ist da ein bisschen wie Zähneputzen: einfach machen!

Sanfte Beuge

Weiter Grätschstand, die Beine sind gestreckt. Den linken Arm lang am Körper halten, die Hand liegt locker auf dem Oberschenkel. Den Oberkörper zur linken Seite neigen und den rechten Arm dabei lang gestreckt über den Kopf nach links führen. Der Oberkörper kippt bei der Bewegung weder nach vorn noch nach hinten, die linke Hand zieht am Oberschenkel leicht mit nach unten. Wieder aufrichten und Dehnung zur anderen Seite ausführen. Pro Seite 8- bis 12-mal wiederholen.

Benefit Löst Verspannungen der seitlichen Bauchmuskeln und im oberen Rücken.

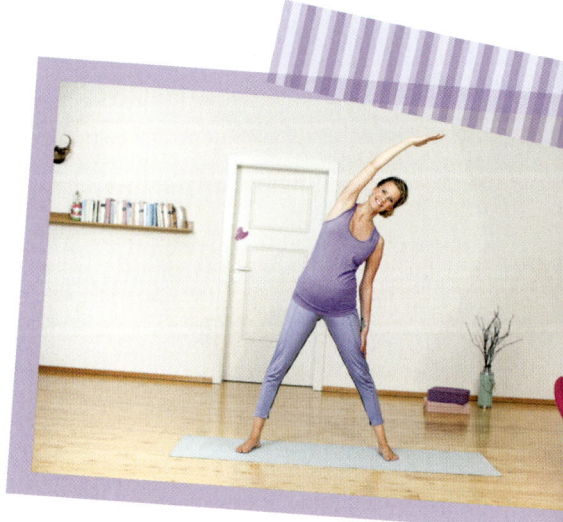

Ohne mich zu recken und zu strecken starte ich nie in den Tag!

Gespannte Haltung

Schrittstellung, der rechte Fuß ist vorn. Die Hände hinter dem Rücken ineinanderlegen und die Arme so weit wie möglich strecken. Dabei die Schultern tief halten.
Jetzt den Oberkörper leicht nach vorn lehnen, den Blick nach vorn oben richten. Dehnung 3 bis 5 Atemzüge lang halten, dann die Hände wieder lösen und die Schrittstellung wechseln.
Je Seite 4- bis 6-mal ausführen.

Benefit Dehnt die Brustmuskulatur, die Schulterpartie und die Arme.

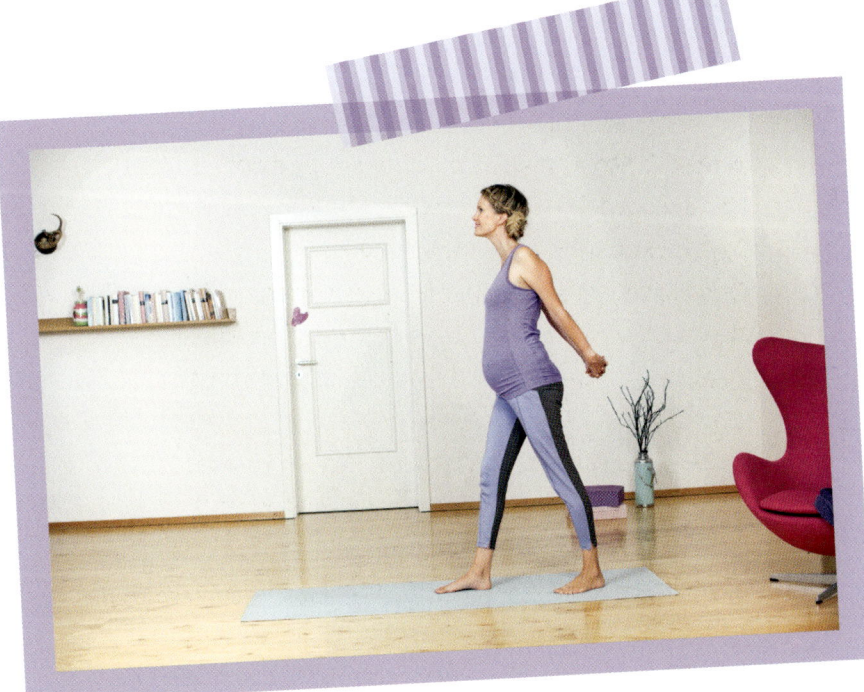

Ein toller Ausgleich zum immer stärker nach vorn ziehenden Bauch. Eine aufrechte Haltung tut gut – und wirkt sexy!

Tiefe Hocke

Fester Stand, Beine leicht grätschen, die Fußspitzen zeigen nach außen. Handflächen vor der Brust zusammendrücken.
Jetzt die Knie stark beugen und kontrolliert in die tiefe Hocke gehen, bis der Po zwischen den Oberschenkeln „sitzt". Der Oberkörper ist aufrecht, die Ellbogen drücken gegen die Innenseiten der Knie und schieben diese sanft nach außen. Die Position 5 Atemzüge lang halten, dann wieder aufrichten. Übung 6- bis 8-mal wiederholen.

Benefit Sorgt für flexible Achillessehnen und öffnet das Becken.

In den letzten zwei Monaten meiner Schwangerschaft verging kein Tag ohne diese Haltung – auch wenn ich mich dabei wie ein Eier legendes Huhn fühlte.

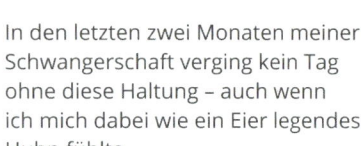

Herabschauender Hund

In den Vierfüßlerstand gehen, die Handgelenke
sind unter den Schultern und die Knie befinden sich
unter den Hüften.
Zehen aufstellen und fest in den Boden drücken.
Knie anheben und den Po so weit wie möglich nach
hinten oben schieben. Dazu die Beine strecken und
den Kopf zwischen die gestreckten Arme führen.
Die Fersen zeigen zum Boden, der Kopf hängt
entspannt, der Blick geht zu den Füßen. Position
kurz halten, dann zurück in den Vierfüßlerstand
kommen.
8 bis 12 Wiederholungen sind ideal.

Benefit Dehnt die Beinrückseite und den Rücken.

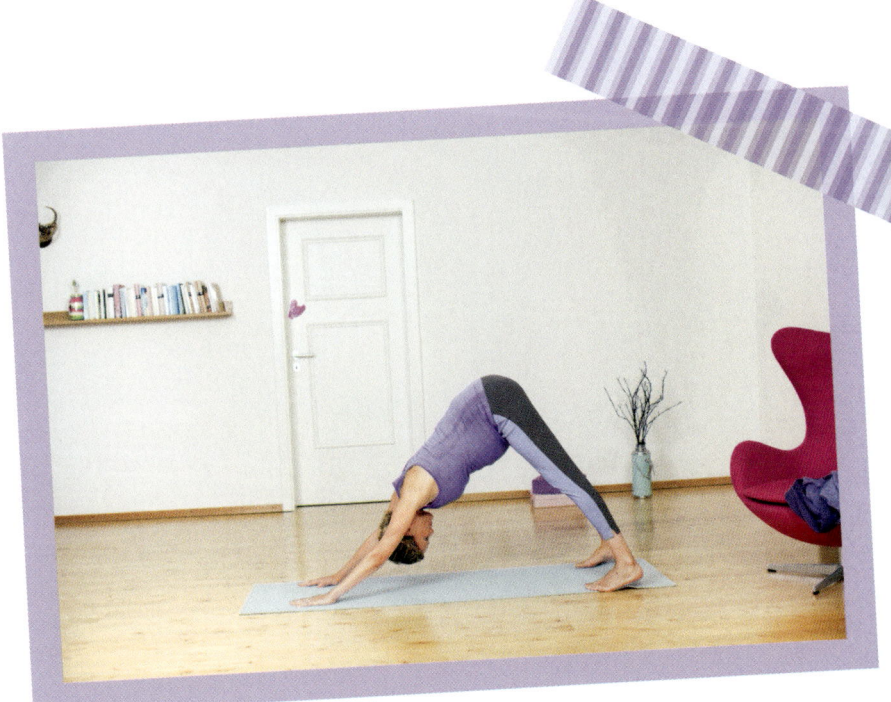

Die Welt kopfstehen zu lassen kann
unheimlich entspannend sein.

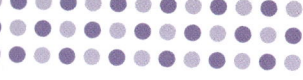
Milky Cat

1. In den Vierfüßlerstand gehen, Arme so aufstützen, dass sich die Hände unter den Schultern befinden. Den Rücken stark runden und das Kinn Richtung Brust ziehen.

2. Den Po nach hinten schieben und die Ellenbogen beugen. Dabei das Kinn mit geradem Rücken in Richtung Boden führen – wie eine Katze, die Milch schleckt.
Wieder zur Ausgangsposition zurückkehren und den ganzen Ablauf 8- bis 10-mal wiederholen.

Benefit Kräftigt die Arme und mobilisiert den oberen Rücken sowie den Beckenboden.

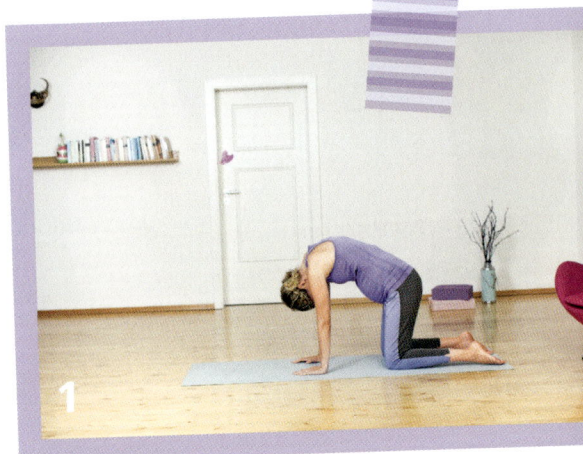

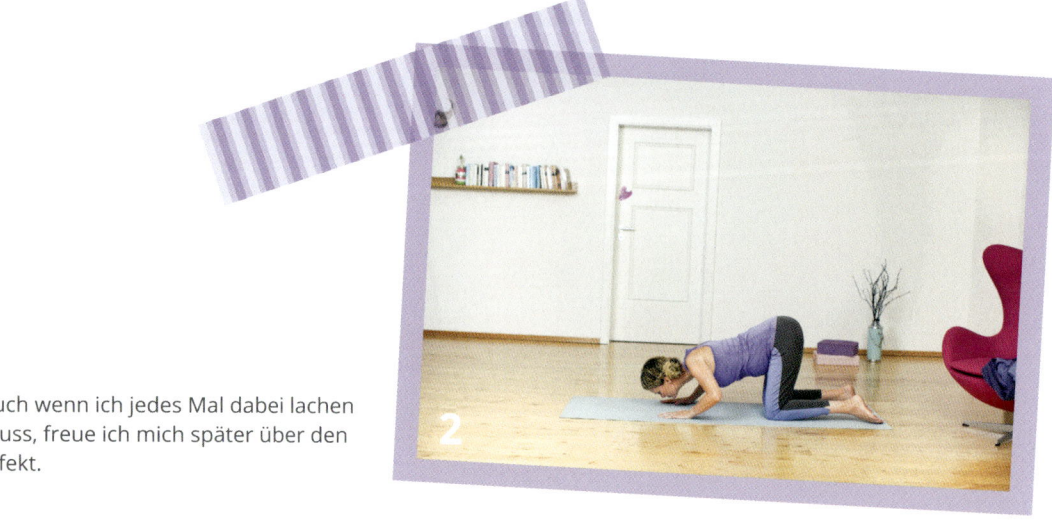

Auch wenn ich jedes Mal dabei lachen muss, freue ich mich später über den Effekt.

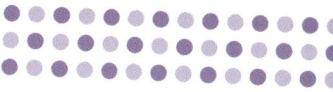

Gedrehter Sitz

Auf die Matte setzen und beide Beine lang ausstrecken. Linken Arm hinter dem Po aufstützen. Den
linken Fuß außen neben das rechte Knie stellen.
Jetzt mit der rechten Hand das linke Knie umfassen
und sanft ein wenig nach rechts drücken, um die
Dehnung zu verstärken. Dabei den Oberkörper
so weit wie möglich nach links drehen. Die End-
position 5 Atemzüge lang halten, dann die Spannung lösen.
Übung 3-mal pro Seite ausführen.

Benefit Hält die Pomuskeln und den hinteren
Oberschenkel schön beweglich.

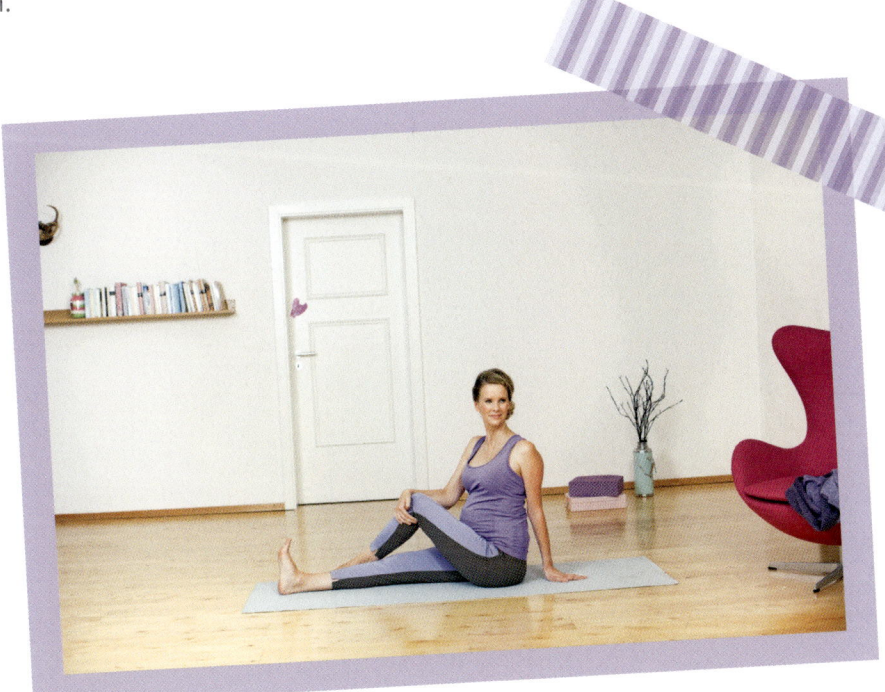

Ich nenne die Übung „Auswringen".
Himmlisch, wie flexibel sie macht!

Wechselnde Waage

1. Vierfüßlerstand, die Handgelenke befinden sich unter den Schultern, die Knie in einer Linie mit dem Becken. Der Rücken ist gerade, den Kopf in Verlängerung der Wirbelsäule halten.

2. Nun gleichzeitig den rechten Arm und das linke Bein ausstrecken, bis beide parallel zum Boden sind und eine Linie bilden. Die Hüfte bleibt dabei stabil und kippt nicht zur Seite. Die Position 3 Atemzüge lang halten. Die Hand und den Unterschenkel wieder aufsetzen und die Übung direkt gegengleich wiederholen.
6- bis 8-mal je Seite ausführen.

Benefit Kräftigt den Rücken.

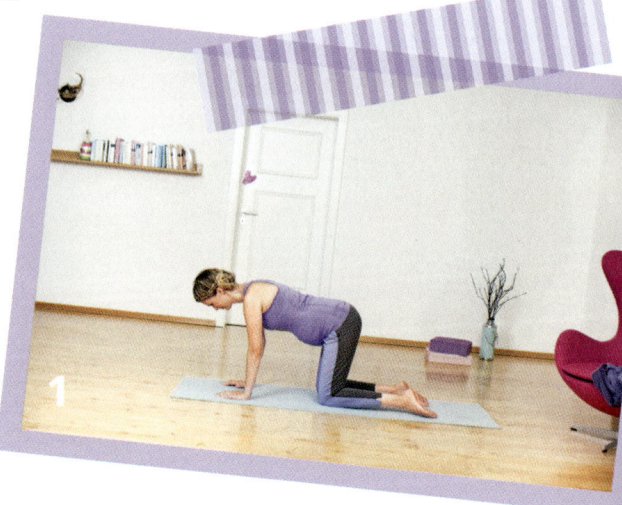

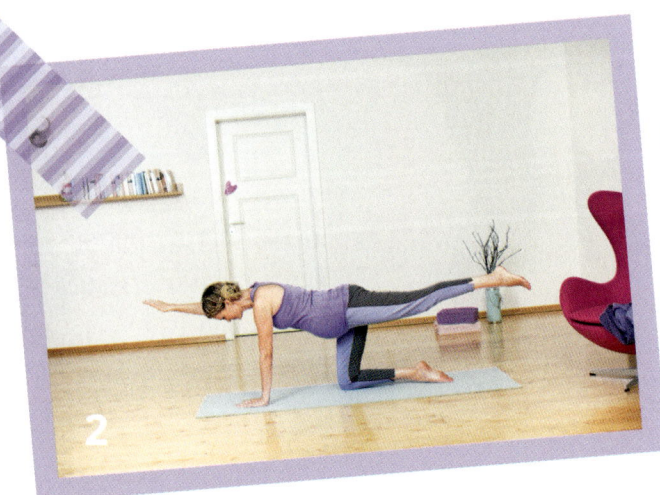

Hier ist ein guter Gleichgewichtssinn gefragt. Aber keine Sorge, der wird jedes Mal besser. Ich schaffe die Nummer sogar mit geschlossenen Augen.

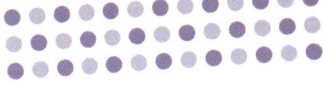

Mobile Brücke

Auf den Rücken legen, die Arme lang neben dem Körper ausstrecken, die Füße bequem aufstellen. Festen Druck auf die Arme ausüben und das Becken so weit wie möglich anheben. Idealerweise bilden der Oberkörper und die Oberschenkel eine Linie.
Nun den Po absenken, aber nicht ablegen und sofort zur nächsten Wiederholung ansetzen. Insgesamt 8- bis 12-mal ausführen.

Benefit Formt den Po, trainiert den Beckenboden und hält den unteren Rücken sowie das Becken beweglich.

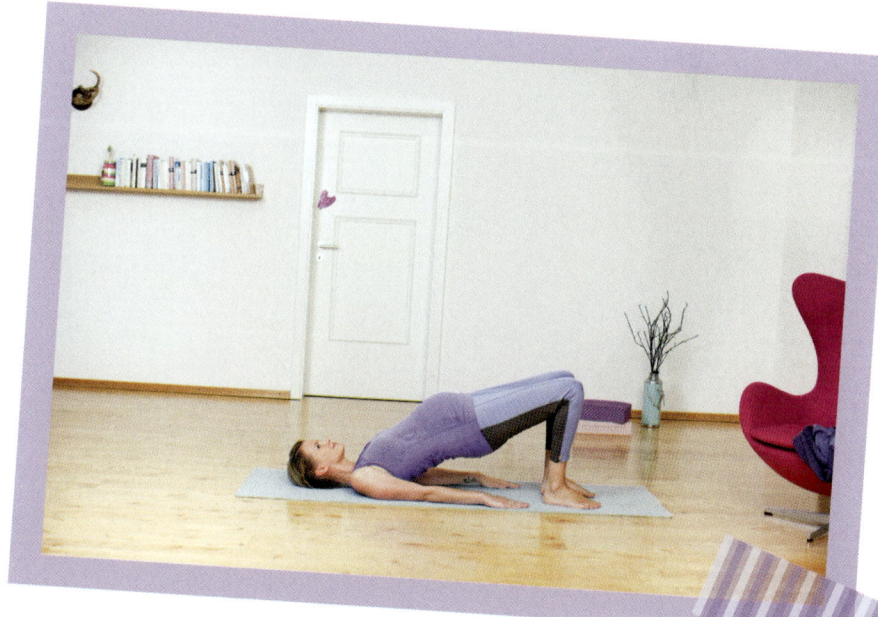

Hach, wie schön es ist, wenn der Beckenboden mal kurz entlastet wird ...

Lange Verbeugung

Auf die Matte setzen. Das linke Bein ausstrecken
und die Zehen zum Körper ziehen, das rechte Bein
vor dem Körper anwinkeln.
Nun den Oberkörper zum linken Bein hin drehen
und mit geradem Rücken vorbeugen. Die Hände
zur Unterstützung auf dem Bein ablegen. Kurz die
Dehnung halten, dann wieder zum Sitzen aufrichten.
4- bis 6-mal wiederholen, anschließend die andere
Seite trainieren.

Benefit Stretcht die Wade und den hinteren
Oberschenkel.

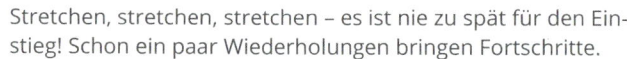

Stretchen, stretchen, stretchen – es ist nie zu spät für den Einstieg! Schon ein paar Wiederholungen bringen Fortschritte.

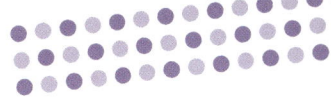

Hohe Beinlage

Vor einem Stuhl oder der Wand auf den Rücken legen. Beine anheben und die Fersen gegen den Stuhl beziehungsweise die Wand lehnen, Beine dabei strecken. Die Arme bequem unter dem Kopf positionieren. So lange es guttut – halten!

Benefit Entlastet die Wirbelsäule und die Venen und bringt pure Entspannung.

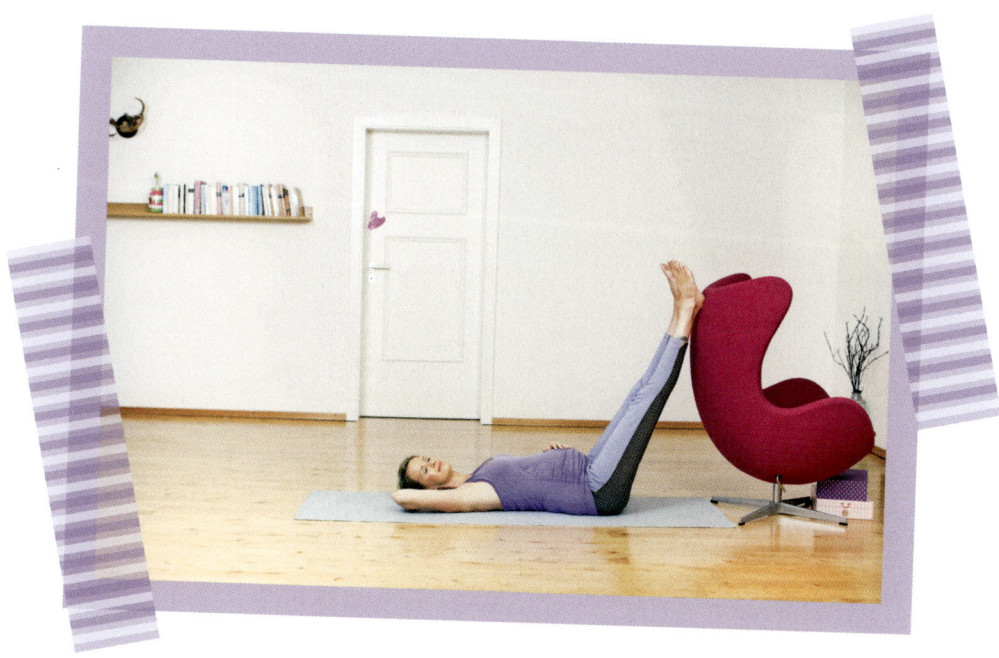

Puh, echt anstrengend! Spaß beiseite, das ist wichtige Venen-Wellness, da haben Krampfadern keine Chance.

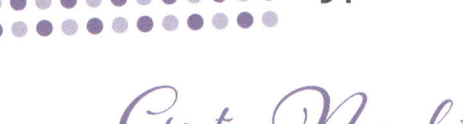

Gute Nacht

Auf die rechte Seite legen. Arme anwinkeln, den Kopf auf den Händen ablegen. Die Knie anbeugen. Position 20 bis 60 Sekunden halten, dann auf der anderen Seite ausführen.

Benefit Entlastet den unteren Rücken und entspannt Mami und Baby.

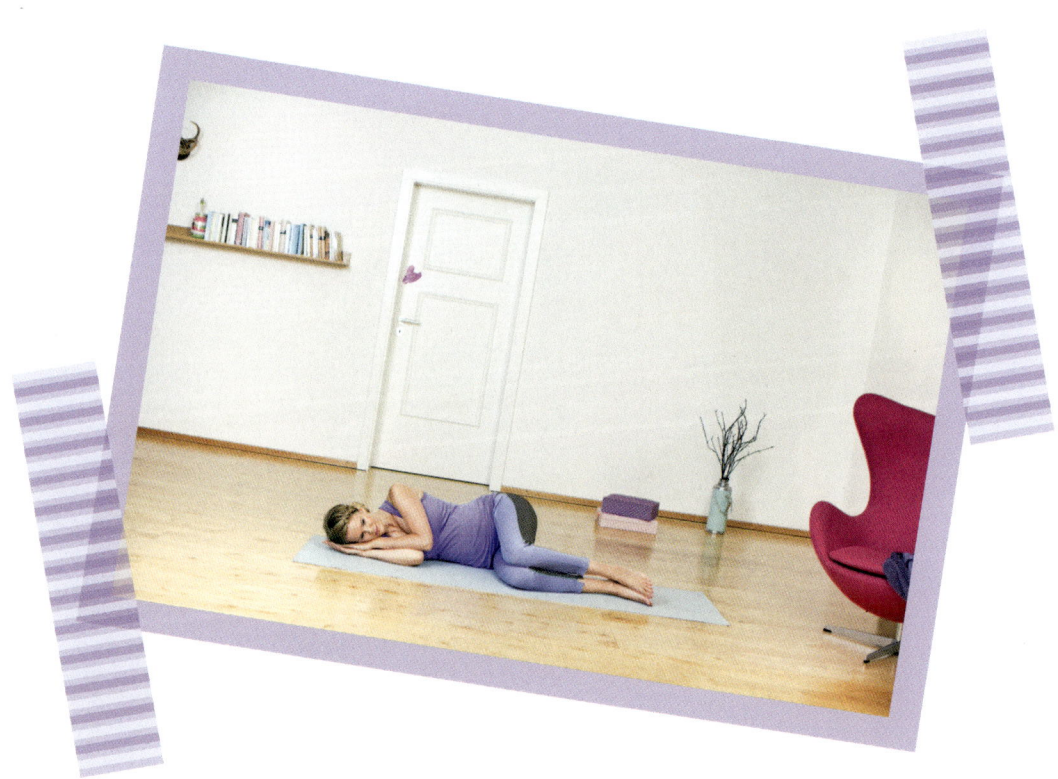

Diese Haltung ist einfach unglaublich gemütlich – gerade mit Bauch.

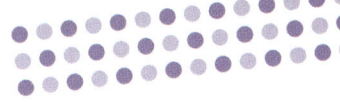

Belebendes Strecken

Hüftbreiter Stand, die Arme heben und die Hände über dem Kopf fassen. Finger in Gebetshaltung schließen, Zeigefinger zusammenpressen.
So groß wie möglich werden, ohne die Schultern zu den Ohren zu ziehen. Zwei bis drei Atemzüge halten und die Arme wieder absenken.
3- bis 4-mal wiederholen.

Benefit Verbessert die Haltung und öffnet den Brustkorb.

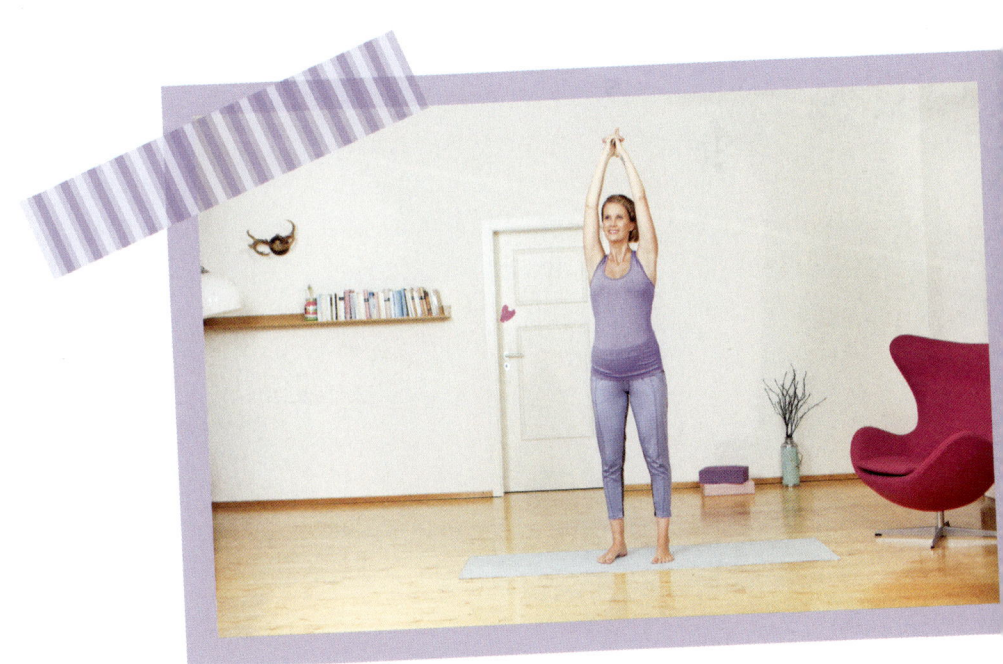

Es ist so einfach, besser dazustehen!

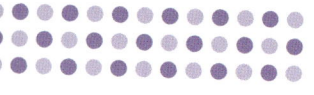

Ruhe nach dem Sturm

Der Körper erholt sich am besten im Schlaf. Gerade wenn Mami schön in Bewegung bleibt, sind ausreichende Ruhephasen – auch am Mittag oder wann immer ihr danach ist – wichtig. Obwohl werdende Mamis gerade am Anfang und gegen Ende der Schwangerschaft oft sehr müde sind (Übeltäter ist das Hormon Progesteron), ist Schlafen leider nicht ganz so einfach. Zum Beispiel musste ich ab dem 4. Monat ständig in der Nacht zur Toilette. Und dachte: „Wie clever mein Körper doch ist! Er bereitet mich schon jetzt darauf vor, bald nachts öfter aufstehen zu müssen." Das habe ich mir zumindest eingeredet und damit war ich dann nicht ganz so muffelig, wenn ich das dritte Mal mit halb geöffneten Augen auf der Toilette saß. Manche Mamis leiden auch an Wadenkrämpfen, da kann Magnesium Linderung verschaffen. Am besten vom Frauenarzt ein richtig gutes Produkt verschreiben lassen. Sind Fersenkrämpfe die Schlafräuber, fehlt es meist an Kalzium – Milchprodukte, dunkelgrünes Gemüse, kalziumreiche Mineralwässer, Sesam und Nüsse können den Mangel ausgleichen. Gegen akute Krämpfe hilft vorsichtiges Dehnen. Zur optimalen Schlaflage: Eigentlich bin ich ein Bauchschläfer, was generell nicht so gut für den Rücken und das Dekolleté ist. Mit Frontalkugel ist diese Position natürlich so gar nicht mehr drin. Erst im 6. Monat fand ich die optimale Alternative, nämlich die Seitenlage mit Kissen. Nicht mit irgendeinem Kissen, ich funktionierte kurzerhand mein Stillkissen zum Seitenschläferkissen um, indem ich es mir in den Rücken legte. So gewöhnte ich mich recht schnell an die Seitenlage. Auf dem Rücken lag ich komischerweise nie, im Gegensatz zu anderen Mamis in meinem Bekanntenkreis. Die haben sich dann teilweise ein zweites Kissen unter dem Kopf gegönnt. Oder einfach ein Sofakissen unter die Knie gelegt, das entlastet den unteren Rücken. Einfach mal ausprobieren! Der Papi wird Verständnis haben.

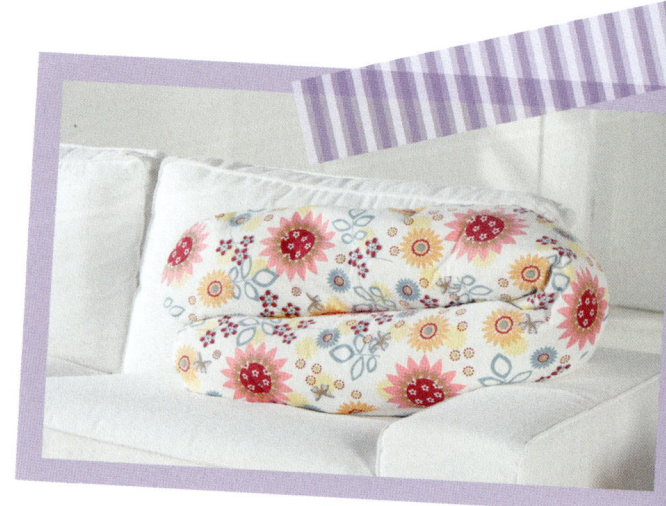

So ein Stillkissen ist für Mami schon vor der Geburt eine tolle Stütze.

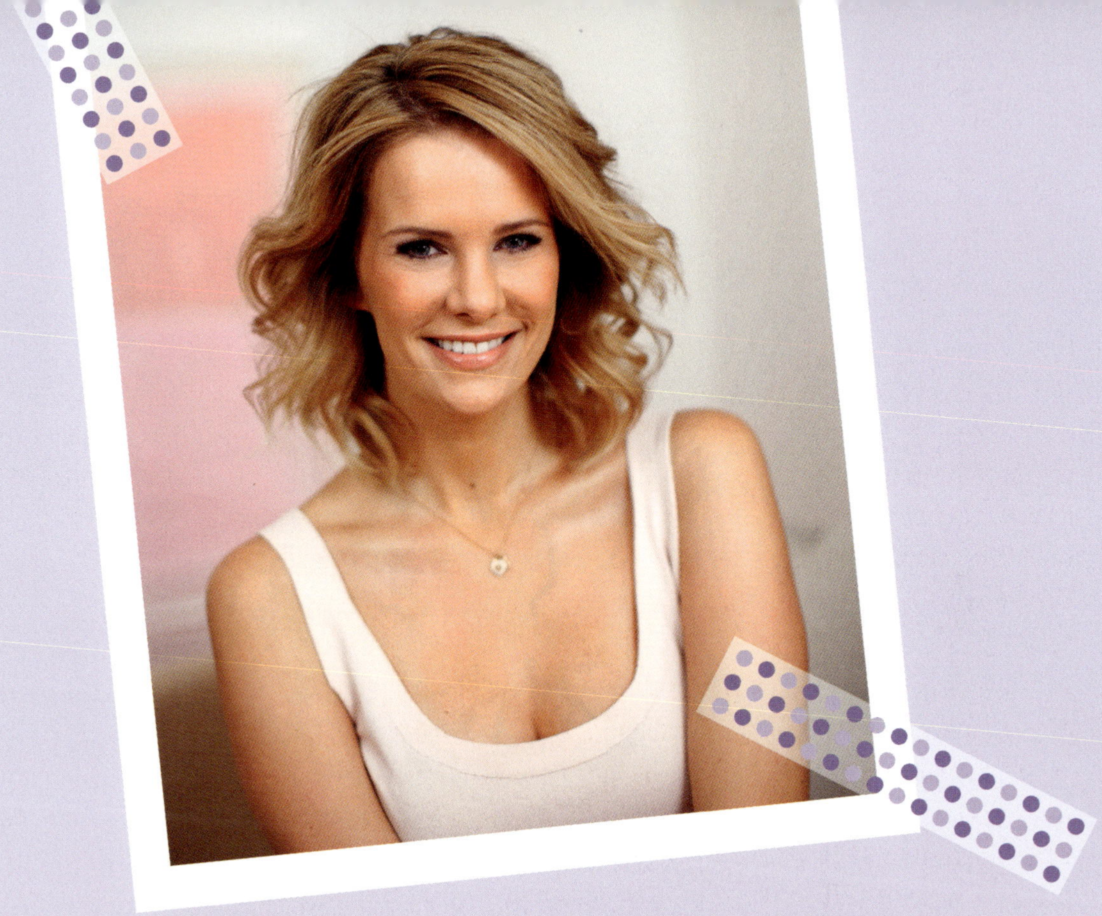

Feelgood-Goodies

1. Crunches und Co. sind für die nächsten neun Monate tabu!

2. Schwanger in Bewegung zu bleiben hilft,
nach der Geburt schneller im Alltag anzukommen.

3. Walking mit Kugelbauch und Kopfhörern ist ein echter Happy-Garant.

4. Bitte nie ohne ... einen gut sitzenden Sport-BH trainieren!
Das weiche Bindegewebe braucht ihn.

5. Am besten noch heute losgehen und ein Stillkissen kaufen!
Damit schlief ich viel besser. Bis heute liegt es in meinem Bett und
ich will auch nicht mehr darauf verzichten.

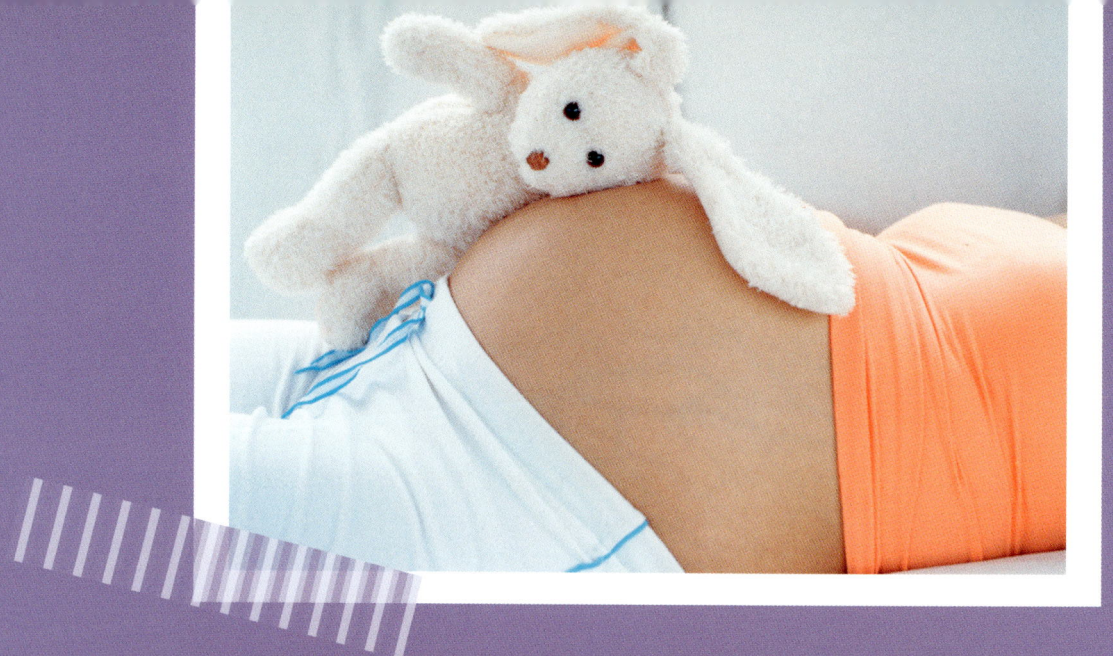

5. Schritt: Aus dem Happy Me wird ein Happy We

Die schönste Bauch-Zeit beginnt JETZT

Endlich war es so weit! Der Tag, an dem es in der 10. Woche zum Frauenarzt ging.
Die Gedanken fuhren Achterbahn, wechselten zwischen „Nicht zu früh freuen, Moni!"
in der einen Sekunde und totaler Euphorie in der nächsten.
Und dann saß ich da und der Arzt sowie der Herzschlag meines Babys gaben grünes Licht:
Ja, ich war wirklich schwanger! Jede Mama wird das Gefühl wohl nie vergessen,
wenn sie beim Ultraschall auf den Bildschirm schaut und denkt:
„Das ist die beste Fernsehshow, die ich in meinem ganzen Leben gesehen habe!"
Genau so ging es mir. Auch wenn alles, was man sieht, eher so ausschaut
wie ein schwarz-weißes Gummibärchen in einem 20er-Jahre-Stummfilm.

News(paper) für mich

Nach dem Gespräch mit meinem Frauenarzt war ich mehr als happy, extrem erleichtert, bestens informiert, wieder neu aufgeregt, aber auch echt überrascht: Mit 35 werden Erstgebärende – irres Wort! – meist als risikoschwanger eingestuft. Erfreulicherweise ging ich aber noch als „Normalschwangere" durch, das verdankte ich meinen guten gesundheitlichen Werten. Was ich jedoch auch nicht wusste: Ab 30 nimmt die Fruchtbarkeit einer Frau stetig ab und ab Mitte 30 geht es nur noch steil nach unten – ich war mit 35 offensichtlich mitten auf der Talfahrt. Schwein gehabt! Auch wenn ich diese Einstufung heutzutage irgendwie überholt finde. Insbesondere, wenn frau sich um sich und ihren Körper kümmert. Thank God, gesunder Darm und überhaupt! Der Mutterpass machte mein Glück ganz offiziell. Ich ging mit eingezogenem Bauch in die Praxis und mit diesem kleinen Heftchen in der Hand kam ich – und das ist bestimmt das einzige Mal im Leben – mit stolzem Bauch wieder raus. Von wegen Luft anhalten, das gehörte der Vergangenheit an. Jeder durfte und sollte es jetzt sehen: Ein Wunder wächst in mir heran und das ist gut so!

Was passiert bei der ersten Vorsorgeuntersuchung?

Liebe Mamis, nehmt euch Zeit für den ersten Frauenarzttermin, den ihr zu zweit antretet, da passiert einiges! Los geht es mit einem Ultraschall, der das Ergebnis des Schwangerschaftstests bestätigt. In der 5. Woche ist wahrscheinlich nur ein Punkt zu sehen, in der 6. Woche zeigt sich oft schon der Herzschlag. Eine weitere Woche später unterscheidet sich der Embryo in der Regel vom übrigen Gewebe und ab der 10. Woche sind meistens bereits Arme und Beine zu erkennen. Nach der Untersuchung folgen diverse Checks und Tests, die Vorerkrankungen der Mama sowie Risiken für Mutter und Kind ausschließen sollen. Das Gespräch mit dem Arzt bildet dann regelmäßig den Abschluss des Termins. Solche Vorsorgeuntersuchungen finden übrigens bis zur 32. Schwangerschaftswoche alle vier Wochen statt. Danach ist ein 14-tägiger Rhythmus dran. Ist der errechnete Geburtstermin vorbei, ohne dass Baby sich hat blicken lassen, treffen Mamis ihren Arzt alle zwei Tage. Wichtig: Beim Verlassen der Praxis den Mutterpass nicht vergessen und am besten ab sofort immer dabeihaben!

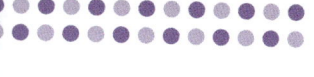 # Diese Checks gibt es bei der Erstuntersuchung

Wiegen und Blutdruckmessen

Blutabnahme ...
• zur Bestimmung des Hämoglobinwerts (Hämoglobin, kurz Hb, ist der eisenhaltige Blutfarbstoff, der die Sauerstoffversorgung des Körpers sichert. Ist der Wert zu niedrig, spricht man von einer Blutarmut, die oft in einem Eisenmangel begründet liegt.)
• zur Bestimmung der Blutgruppe
• zur Bestimmung des Rhesusfaktors (ein Blutgruppenmerkmal, das positiv oder negativ sein kann)
• für einen Antikörpersuchtest (der zeigt, ob Antikörper gegen bestimmte Merkmale von roten Blutkörperchen und Infektionskrankheiten vorliegen)
• zum HIV-Test
• zum Test auf Röteln
• für die Lues-Such-Reaktion (zur Ermittlung von Syphilis-Erregern, die fürs Kind gefährlich sind)

Urintest ...
• zur Bestimmung des Eiweißgehalts (um etwa Nierenerkrankungen auszuschließen)
• zur Bestimmung des Zuckergehalts (um einen Schwangerschaftsdiabetes auszuschließen beziehungsweise frühzeitig zu erkennen)
• zur Ermittlung von Bakterien
• zum Nachweis von Sediment (das auf Probleme mit den Nieren oder der Harnleiter sowie der Harnblase hinweisen kann)

Zudem gibt es ein ausführliches Gespräch mit dem Frauenarzt über ...
• mögliche Risiken der Schwangerschaft
• die Ernährung in der Schwangerschaft
• Vorerkrankungen und Allergien der Mami (Allergiepass mitnehmen!)
• den Impfstatus der Mami (auch der Impfpass sollte zur Hand sein)
• Fragen der Schwangeren

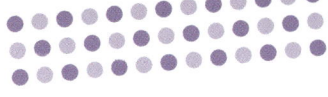

Gossip im großen Stil

Mit dem Verlassen der Praxis hatte ich auf einmal die Erlaubnis, der ganzen Welt von meiner Schwangerschaft zu erzählen. Aber plötzlich und ganz unerwartet fiel es mir schwer, das in den letzten Wochen so gut gehütete Geheimnis einfach loszulassen. Vor allem quälte mich die Frage nach dem Wie. Übers Telefon ist doof, über Facebook noch doofer, genau wie über WhatsApp … Oder doch nicht?

Also blieb mir nichts anderes übrig, als mich mit Mr. Traum auf die Reise zu begeben. Wir besuchten zunächst natürlich unsere Eltern – das war Aufregung und Freude pur! Obwohl es irgendwie komisch war, die Nachricht zu überbringen. Schließlich ist es ja so, dass man seinen Eltern final mitteilt: „Ich hatte Sex und zwar mit Konsequenzen." Wer spricht schon gern mit Mama und Papa über die eigenen Bettgeschichten. Umgekehrt will man das von seinen Eltern ja auch nicht wissen …

Leider konnten wir nun wirklich nicht allen, die wir so kennen, persönlich von den Neuigkeiten berichten. Darum schickte ich guten Freunden einfach mein Ultraschallbild per WhatsApp und die Reaktionen waren wirklich lustig. Einige fragten sogar, wie zum Teufel ich meinen Namen auf das Bild bekommen hätte. Viele mussten sich ja auch erst einmal an den Gedanken gewöhnen, dass ich überhaupt vergeben bin – und dann kam ich gleich mit so einer Geschichte um die Ecke. Anderseits bin ich auch für meine kuriosen WhatsApp-Nachrichten bekannt und wurde nicht immer sofort ernst genommen. Unterm Strich war aber bei allen die Freude riesengroß. Und bei mir erst! Endlich konnte ich darüber sprechen.

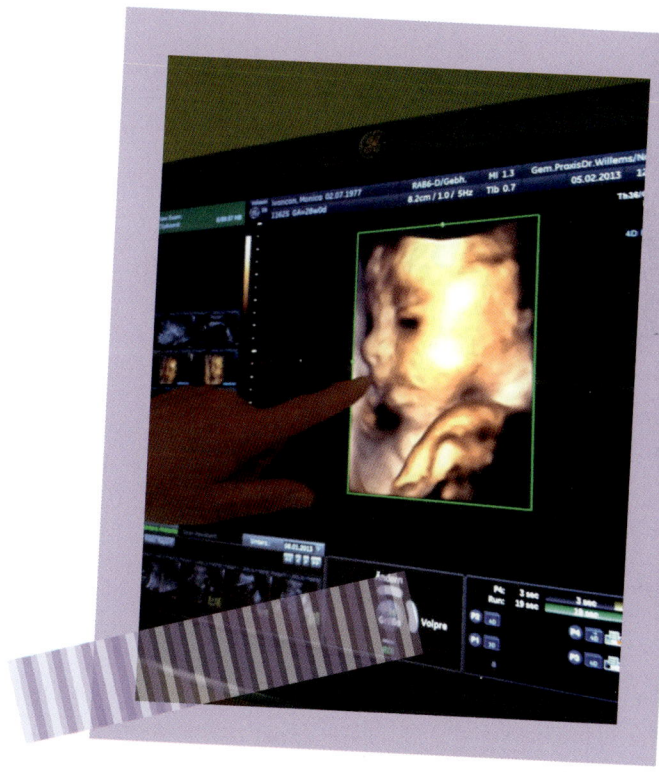

Am Anfang war auf den Ultraschallbildern immer nur ein Gummibärchen zu sehen, im 6. Monat überraschten mich die deutlich erkennbaren Gesichtszüge – glückliches Gänsehaut-Feeling pur!

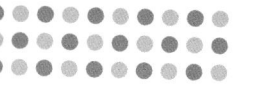

Inner Circle

Durch mein Outing kam wieder eine neue Energie in mein Leben. Sich nun endlich auch über die Müdigkeit und die anderen Zipperlein austauschen zu können, war eine Riesenerleichterung. Erfahrungen von anderen Schwangeren zu hören tat total gut. Und von jetzt auf gleich war ich in einem neuen Klub. Freundinnen, die schon Mami waren, gingen mit mir anders um. Denn nun gehörte ich zum Kreis derjenigen, die anfingen zu verstehen, was sie empfinden und durchmachen. Ich gehörte einer neuen Spezies an, der der werdenden Mütter. In diesen Kreisen bleibt es natürlich nicht aus, Geschichten zu hören. Tolle Geschichten, gruselige und leider auch grauenvolle. Hier die drei Beispiele, die ich nie vergessen werde.

Die Entspannte

Als quasi Allererste berichtete mir eine Freundin von ihrer superentspannten Schwangerschaft. Sie habe sich nicht einmal übergeben müssen in der ganzen Zeit. Stimmungsschwankungen waren für sie kein Thema und Wassereinlagerungen – das Wort kenne sie gar nicht. Für die Gute wäre es quasi die schönste Phase ihres Lebens gewesen (ich frage mich gerade, warum es dennoch bei nur einem Kind blieb).

Und dann erst diese Geburt! Sie war noch abends entspannt was mit dem Liebsten beim Italiener nebenan essen, spürte dann ein Zwicken und kurz nach Eintreffen im Krankenhaus war das Mädchen schon da. Schwupps. Ich muss wohl kaum erwähnen, dass die Kleine ein Vorzeigekind war und völlig easy im Umgang? Ja, ja, die Maja schlief dann auch ab der 4. Woche durch. Also wenn die Maus sich nicht mit 14 Jahren die Haare pink färbt und nur noch schwarze Sachen trägt, dann weiß ich's auch nicht.

Die Unbewegliche

Traurig war die Geschichte einer Bekannten aus der Nachbarschaft. Sie durfte sich ab dem 3. Monat nicht mehr bewegen. Höchstens vom Bett ins Bad und von dort wahlweise zurück ins Bett oder auf die Couch. Sie hatte nämlich leichte Blutungen und wäre bei jeder falschen Bewegung Gefahr gelaufen, das Baby zu verlieren. Sechs Monate lang! Aber die Tapfere hat sich nicht unterkriegen lassen und sich quasi täglich Besuch eingeladen. Auch mal Leute, die sie sonst nicht zwingend sehen wollte, so what. Was ich im wahrsten Sinne des Wortes auch total clever fand: Sie begann ein Fernstudium. Das hatte sie schon immer vor und hat die Zeit so effektiv genutzt. Gott sei Dank hat sich dieser Horrortrip ausgezahlt, der kleine Jonas kam gesund zur Welt.

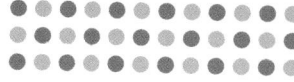

Die Geburtsgeschädigte

Beliebt waren auch die Stories von Horrorgeburten. Inhaltlich liefen die alle ungefähr so ab: über 24 Stunden in den Wehen liegen, Schmerzen ohne Ende und ein Kind, das einfach nicht rauswollte. Zum Schluss blieb nur eine Lösung: der Kaiserschnitt. Hätte man dann vielleicht auch schon eher haben können und sich somit das ganze Drama ersparen, aber gut. Schön sind auch die Väter, die erzählen, wie schrecklich ihr Leben geworden sei, seitdem der kleine Tyrann auf der Welt ist. Keinen Sex, keine ruhige Minute und keine durchgeschlafene Nacht mehr.

Gestatten, als werdende Mami möchte man weder die eine noch die andere Variante hören. Jede Schwangerschaft läuft anders ab und darum darf man sich auf keinen Fall verrückt machen lassen. Mit einem höflichen „Du Liebe, wollen wir uns nach meiner Entbindung darüber unterhalten?" ist niemand verletzt und die eigene Haut mental gerettet. Und auch die Neu-Papis dürfen gern für sich behalten, dass sie eigentlich noch nicht bereit für Nachwuchs waren.

Das Wie ist entscheidend

Horrorgeschichten hin oder her, ich dachte mir anfangs schon: „So ein Kaiserschnitt ist doch total dufte, warum sollte ich mich dem ganzen Mist aussetzen, der Warterei und womöglich noch den stundenlangen Schmerzen?" Eine terminierte Entbindung klang nach einer sehr verlockenden Lösung für die bevorstehende Geburt meines Kindes. In Brasilien zum Beispiel ist der Kaiserschnitt gang und gäbe. Den Geburtstag und auch die -stunde im Vorfeld festzulegen, hat sicherlich Vorteile. Gerade dann, wenn Ms. Kontrollfreak auf Nummer ganz sicher gehen will und auch diese Angelegenheit nicht aus der Hand geben kann. Vielleicht glaubt die Mami aber auch an die Macht der Sterne und hat schnell noch die Konstellation bei der Geburt gecheckt. Damit bloß die Charaktereigenschaften stimmen. Ideal ist meines Wissens nach die Kombi Waage mit Aszendent Löwe – oder andersrum?

Egal, ich zumindest wollte mein Kind auf jeden Fall natürlich zur Welt bringen, das beschloss ich just in der 14. Woche, ganz allein. Und was für mich seit diesem Tag X absolut feststand, war auch im Nachhinein die richtige Entscheidung. Diese innere „Ich kann das, ich schaff das"-Gewissheit und meine Neugier auf die Erfahrung waren unerschütterlich. Zudem wollte ich meinem Baby den Geburtsschock eines Kaiserschnitts ersparen. Am Ende fühlte sich die Vorstellung für mich nicht gut an, dass das kleine Wesen friedlich schlummert und plötzlich wie aus dem Nichts in eine ganz

neue Welt gerissen wird. Was natürlich rein-gekommen ist, muss auch natürlich wieder raus! Trotz meines Mottos konnte ich mich dem Thema Geburt nicht ganz entziehen. Schuld waren meine ganzen Freundinnen und ihre tausend Meinungen. Alle Varianten wurden immer wieder durchgespielt und diskutiert.

Variante 1 Die Wassergeburt. In der Ba-dewanne soll die Entbindung für Mamis weniger schmerzhaft sein, da die Mus-kulatur hier eher entspannt und so die Wehen erträglicher werden können. Au-ßerdem seien Dammverletzungen seltener. Aber: Eine PDA ist bei der Wassergeburt nicht möglich. Dafür flutscht Baby sozusa-gen im weichen Übergang auf die Welt, da das warme Wasser an den Mutterleib erinnert. Für mich war das trotzdem nix. Ich fand die Vorstellung irgendwie ekelig, da rutscht ja nicht nur das Kind raus … Und wie komme ich fix aus der Wanne, wenn was schiefläuft? Ne, besser nicht.

Variante 2 Der Vierfüßlerstand. Der Vorteil sei hier, dass sich die Frau nach vorn able-gen und entspannen (haha) kann, das Becken aber trotzdem beweglich bleibe. Zudem ließen sich Wehen in dieser Haltung besser veratmen als im Liegen und Rücken-schmerzen seien weniger intensiv. Wer sein

Kind auf allen vieren auf die Welt zu bringen möchte, dem sei es gegönnt. Für mich hörte sich jedoch schon der Begriff erniedrigend an. Frau muss sich schließlich nicht kleiner machen, als sie ist.

Variante 3 Ähnliche Assoziationen hatte ich auch bei dem sogenannten Geburtshocker. Der sieht für mich aus wie ein Klo. Frauen, die ihre Kinder auf dem Hocker bekommen haben, behaupten, das Pressen sei dort einfacher. Weil ja mit der Schwerkraft ge-arbeitet wird. Auch das war für mich keine Option. Hatte in einem Onlineforum gele-sen, dass in dieser Position nicht ganz klar sei, wohin gepresst werden muss. Das war mir zu heikel.

Variante 4 Zur Geburt kann man sich wahl-weise auch an eine Sprossenwand hängen oder an Seile. Die Schwerkraft würde hier ebenfalls nützliche Unterstützung leisten. Dennoch riefen auch diese Möglichkeiten bei mir nicht gerade totale Begeisterung hervor. Die Entbindungsnummer wird anstrengend genug, da muss ich mir nicht auch noch meine Arme und Schultern dabei ausrenken, dachte ich.

Variante 5 Ich wollte den Klassiker, das Geburtsbett. Wenn schon Schmerzen, dann wenigstens in einer gemütlichen Umgebung. Auch wenn mich immer wieder die Frage beschäftigte, warum ich mich freiwillig so einem Schmerz aussetzen wollte. Meine Antwort darauf und mein Memo an mich selbst war: WEIL ES DIE SACHE WERT IST!

Teamaufstellung

Nachdem ich beschlossen hatte, wie ich mein Baby bekommen wollte, stand auch schon die nächste Entscheidung an: In welches Krankenhaus gehe ich und welche Hebamme betreut mich hinterher? Da ich ja von Köln aus entscheiden musste, wo und mit wem in München ich „zusammenarbeiten" wollte, verließ ich mich auf mein Bauchgefühl. Eingepflanzt wurde mir dieses durch Freundinnen und meinen Mr. Traum. Letzterer hatte nämlich einen sehr guten Arzt zum Freund, der zufällig in dem Hospital arbeitete, in dem Mr. Traum selbst „vor 26 Jahren" (O-Ton er) zur Welt gekommen war. Damit war diese Sache schon einmal geklärt. Ich hatte sogar das Glück (oder das richtige Vitamin B), noch ein Geburtszimmer mit Fensterblick zu bekommen. Mittlerweile ist dieser Mann in Weiß auch einer meiner besten Freunde geworden. Solche Erlebnisse schweißen sicherlich zusammen. Obwohl ich mir nicht sicher bin, ob ich jedem meiner Freunde so tief zwischen die Beine schauen wollte, wie er es zu Rosas Geburt getan hat.

Aber diese Frage lassen wir mal unbeantwortet so stehen.

Dann war da noch die Hebamme. Empfohlen von einer einheimischen Newbie-Mami. Um ehrlich zu sein: So richtig auf einer Wellenlänge lagen wir nicht, doch gerade in der ersten Zeit war sie eine große Hilfe. Nicht dass man so gar nichts allein könnte, aber man ist eben so oft unsicher, ob man alles richtig macht, ob dieses und jenes nun wirklich „normal" ist. Da ist beruhigend zu wissen, dass immer jemand ansprechbar ist, wenn Fragen auftauchen. So wahnsinnig oft war sie später zwar nicht mehr bei uns daheim, dreimal oder so, aber auch da muss ich sagen: „Jede so, wie sie mag." Ich kenne viele frischgebackene Mütter, die sich länger Rat bei der Expertin holen. Oder in einen Geburtsvorbereitungskurs gehen. Den habe ich mir auch gegönnt, aber nur die Crashvariante. Eine Bekannte besuchte den berühmten „Hechelkurs" hingegen über mehrere Wochen. Vorher hatte sie nämlich ganz oft Albträume, dass sich bei der Geburt ihres Sohnes irgendwelche Katastrophen abspielen könnten. Durch den Kurs fühlte sie sich einfach viel besser vorbereitet und so wurden die schlimmen Kopfkino-Filme in der Nacht immer weniger. Ihre Entbindung verlief dann übrigens komplikationslos – so wie meine auch.

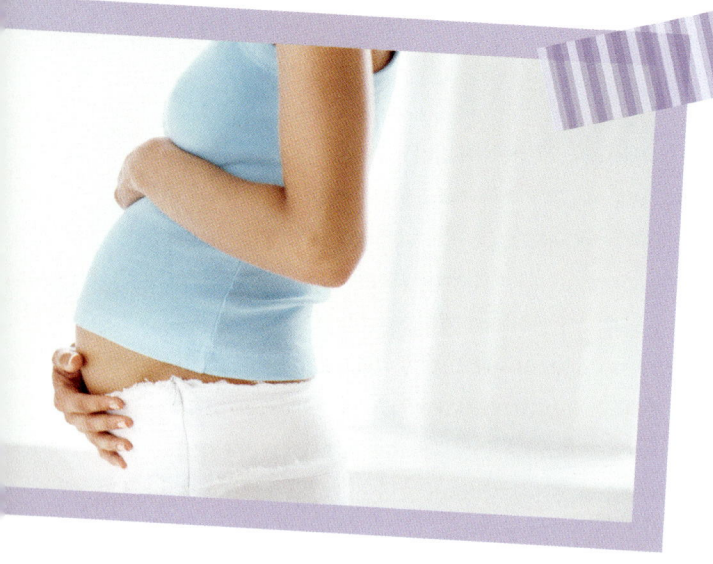

Hand drauf – Berührungen des Babybauches passieren oft unbewusst und haben bei näherer Betrachtung mit dem mütterlichen Beschützterinstinkt zu tun.

Bauchgeschichten

Gut, ich habe mir geschworen, mir nicht die gesamte Schwangerschaft mit dem Gedanken an die Geburt zu verderben. Vielmehr konzentrierte ich mich auf die schönen Dinge. Zum Beispiel freute ich mich sehr darauf, meine Kugel endlich zeigen zu können. In den ersten Monaten sehen Schwangere ja nur ein bisschen (oder ein bisschen mehr) überfressen aus. Ich hatte daher immer das Gefühl, kommentieren zu müssen, warum ich ein kleines Kügelchen vor mir herschob, wenn ich von der Seite angeschaut wurde. Mein Bauch sah aus wie nach zwei Tagen kroatischer Hochzeit. Für alle, die es nicht wissen: Auf solchen Feiern wird sehr viel gegessen. Sehr, sehr viel.

Tja, ob es mir gefiel oder nicht: Bis zum 6. Monat wirkte der Bauch einfach wenig Baby-like. In der Zeit bevorzugte ich es, weite Pullover zu tragen. Aber dann, in der 24. Woche, wendete sich das Blatt: Mein Bauch sah aus, wie ich mir so einen Bauch vorstellte. Schön nach vorn gewölbt, wie ein verschluckter Medizinball. Das fand ich voll cool. Zudem blieb jeder Erklärungsbedarf auf der Strecke – ich war schwanger und so stolz darauf!

Löwinneninstinkt

Trotzdem rate ich allen werdenden Müttern, auch in der fortgeschrittenen Zeit die Emotionen nicht zu vergessen. So schön das Dickwerden in dem Fall auch ist, es gab Tage, da hätte ich die Kugel am liebsten vor meiner Umwelt versteckt. Nicht weil es mir unangenehm war, schwanger zu sein. Viel eher schlug mein Beschützerinstinkt zu. Ein Gefühl, das ich auch gar nicht genauer beschreiben kann. Doch jeder hat wohl schon mal bei einer schwangeren Frau beobachtet, wie sie in den verschiedensten Situationen schützend ihre Hände vor und auf ihren Bauch hält. Ich denke, das hängt ebenfalls damit zusammen. Alle Emotionslosen unter uns würden dieses Verhalten wahrscheinlich als Bequemlichkeit bezeichnen, denn wo soll die Mami denn auch mit ihren Händen hin? Aber ich halte Faulheit

trotzdem für ein faules Gerücht. Wenn ich meinen Bauch anfasste – und das war wirklich sehr oft! – hatte die Geste immer etwas sehr Beschützendes und Zärtliches an sich. Schließlich ging es um mein rohes, zerbrechliches Ei.

Fünfte Jahreszeit im 6. Monat

Ab dem 6. Monat fing für mich die entspannteste Zeit meiner Schwangerschaft an. Jeder konnte sehen, dass und wie schwanger ich war. Und die Menschen waren so freundlich und haben gestrahlt, als sie mich sahen. Werdende Mütter sind irgendwie von einer ganz besonderen Aura umgeben, hatte ich das Gefühl. Überall sind sie besonders willkommen, jeder in der Umgebung ist aufmerksam, das ist echt toll. Diese Happy-Phase ging bei mir bis zum 8. Schwangerschaftsmonat so weiter. Mein Bauch war zwar da, aber überhaupt nicht im Weg. Ich habe alles weiter gemacht wie bisher. Arbeiten war ebenfalls kein Problem. Ich ruhte in der Zeit wieder in mir, die hormonelle Achterbahn hatte sich etwas gelegt. Darum konnte ich getrost meiner Pflicht als Kölnerin nachkommen, die fünfte Jahreszeit gebührend zu feiern. Jeder, der schon mal in Köln war oder dort lebt, weiß: Dem Karneval kann sich hier keiner entziehen. Meine Mädels und ich haben uns immer die lustigsten Verkleidungen ausgedacht und auch in dem

Jahr meiner Schwangerschaft wollte ich auf die jecke Zeit nicht verzichten. Zumal dieser Karneval der letzte als Wahl-Kölnerin sein sollte. Und: Ich hatte ich das perfekte Kostüm! Ich ging einfach als Schwangere. Zum Teil bekam ich sogar neidische Blicke, weil mir meine Verkleidung so authentisch gelungen war. Der Bauch muss aus einem Profifundus sein, dachten sich sicher einige.

Cosmo-Baby

Apropos Köln, mein Baby war – ohne nur einen Tag auf der Welt gewesen zu sein – schon Reiseweltmeister. Ich hatte zu der Zeit schließlich noch eine Fernbeziehung und die Entfernung zwischen Köln und München ist alles andere als ein Katzensprung. Mein Frauenarzt bescheinigte mir zum Glück, dass ich bedenkenlos fliegen konnte. Generell gibt es beim Fliegen mit Baby im Bauch einige Regeln zu beachten, aber letztendlich darf das Wohlbefinden nicht unter den Trips leiden. Ich hatte ja in den ersten Monaten diverse hormonelle Schwankungen und dementsprechend groß war meine Dankbarkeit, wenn ich mal aus meinem Alltag rauskam. Urlaubs- und Kurztrips jeder Art waren mir nur recht. Natürlich kann es auch der Ausflug an den nahegelegenen See sein oder der Besuch bei Freunden, die man schon lange nicht mehr gesehen hat. Bei

uns war alles dabei. Ich habe aber selbstverständlich stets darauf geachtet, dass eine Klink und ein guter Frauenarzt in der Nähe sind, auch und besonders in der ersten Schwangerschaftsphase. Immerhin kann es in den ersten drei Monaten doch schnell zu Blutungen oder auch einer Fehlgeburt kommen. Die Abgeschiedenheit der Alpen wäre in so einer Situation vielleicht doch nicht der richtige Ort. Auch eine Safari über Stock und Stein halte ich für eine suboptimale Wahl. Als ich im zweiten Schwangerschaftsdrittel angekommen war, ging es mir am besten. Die ersten riskanten Wochen und Monate waren vorbei und ich fühlte mich gut in meiner neuen Rolle. Europaweite Flüge traute ich mir ohne Weiteres zu und die klappten auch ganz wunderbar. Mein Arzt riet mir allerdings von Interkontinentalreisen ab, insbesondere in Entwicklungsländer, bei denen zudem ein zusätzlicher Impfschutz Pflicht ist. Aber irgendwie versteht sich das auch von selbst. Mich zumindest zog in der Zeit nichts nach Afrika, obwohl es wirklich ein wunderschöner Kontinent ist.

Die Hitze dort war sicher auch ein Grund. Der sollte man als Schwangere nämlich doch etwas aus dem Weg gehen, zum einen weil die Hormonumstellung auch die Pigmentierung beeinflussen kann. Zum anderen, weil man durch den großen Bauch nicht mehr so beweglich ist und auch viel

hitzeempfindlicher ist als sonst. Meine Schwangerschaft verlief so, dass ich anfangs mit Wärme, in der sehr kugeligen Phase jedoch eher mit Kälte zu kämpfen hatte. Ab der 35. oder 36. Schwangerschaftswoche ist aber eh Schluss mit großen Flugreisen, die meisten Airlines nehmen werdende Mamis dann nicht mehr mit. Na ja, ich hätte mein Kind auch nicht über den Wolken bekommen wollen.

Zum Glück waren für mich lange Strecken mit dem Auto auch kein Problem. Ich hatte nämlich das Bedürfnis, so oft wie möglich bei meinen Lieben zu sein. Meine Eltern und Geschwister leben nahe Stuttgart – also von Köln aus auch kein Katzensprung. Ich war schon immer ein Familienmensch, aber während meiner Schwangerschaft war dieses Family-Gefühl noch intensiver. Deshalb suchte ich wohl auch ganz bewusst noch öfter ihre Nähe, schließlich stand ich auch kurz davor, mit meinem Partner eine kleine Familie zu gründen. Und damit meine eigene zu vergrößern, daran sollten alle so nah wie möglich teilhaben. Ein großer Spaß war auch der Mädels-Family-Urlaub mit meinen zwei Schwestern und der Mama. 14 Tage kichern, in alten Erinnerungen schwelgen, Geschichten erzählen und nur Frauenkram machen – mega! Auch wenn wir öfter gemeinsam urlauben, diese Zeit war für mich etwas ganz Besonderes.

Servus Minga!

Die Beziehung zwischen Mr. Traum und mir bestand anfangs ebenfalls aus Reisen, es galt vor jedem Treffen eine Distanz von rund 460 Kilometern zu überwinden. Als kleine Familie wollten wir nicht mehr so leben und suchten eine gemeinsame Wohnung in München. Einheimischen wird vermutlich ein leichtes Seufzen über die Lippen kommen. Die Wohnungssuche war – ähnlich wie in anderen großen Städten – ein einziger, nicht enden wollender Albtraum. Den meine sehr konkreten und total baby-affinen Wünsche auch keineswegs abkürzen sollten. Ich wollte nicht weniger als einen Fahrstuhl, einen Balkon, ein Kinderzimmer in richtiger Größe, eine schöne, stylische und doch funktionale Küche und natürlich ein Gästezimmer. Und daneben sollte auch die Umgebung stimmen, klar. Supermärkte, Apotheken, Drogerien und Parks in unmittelbarer Reichweite … Herrje, die Liste war so lang!

Die Ernüchterung folgte allerdings in Rekordgeschwindigkeit. Was haben wir uns Wohnungen angeschaut: hässlich, heruntergekommen, viel zu klein und viel zu teuer! Schlimm war in dem Fall vor allem, dass ich nicht gerade ums Eck wohnte. Die Anreisen machten die Wohnungsmission nicht wirklich einfacher.

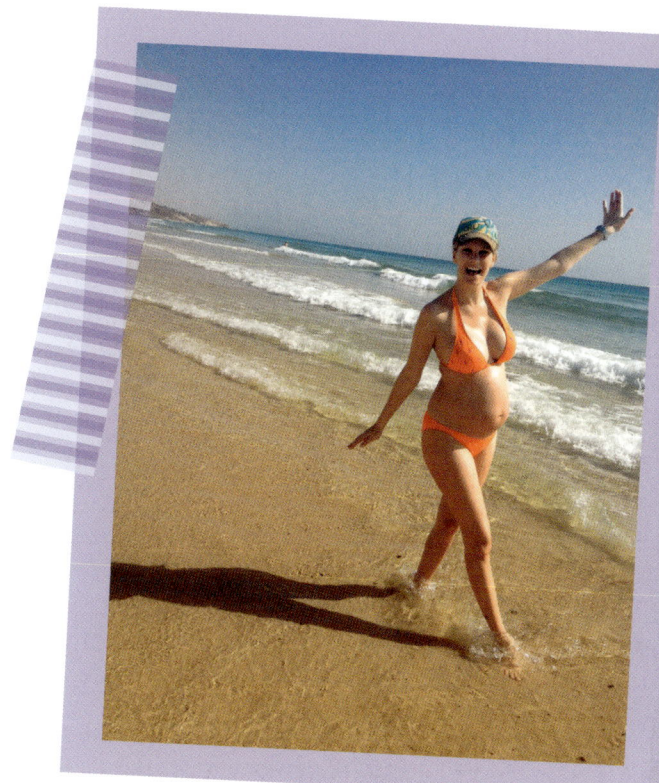

Der beste Cocktail, den ich im Urlaub je genossen habe: Glückshormone, die sich mit Schwangerschaftshormonen mischen.

So war es dann auch leider mein Schicksal, dass ich durch meine Schwangerschaft hindurch eine Mommy mit Fernbeziehung blieb. Fündig wurden wir wirklich erst kurz vor knapp. Eine schöne Wohnung, leider ohne Balkon. Trotzdem muss ich bis heute sagen, dass ich den Umzug nicht eine Minute bereut habe. München ist schon ein schöner Fleck Erde, auch wenn ich meine Kölner Jahre nicht missen möchte. Beide Städte kamen wohl für mich zur richtigen Zeit.

Meine Familie fragte mich oft, warum wir nicht auf dem Land suchen würden. Dort gäbe es doch für den gleichen Preis viel mehr Platz. Und vielleicht auch einen Garten dazu, in dem das Kind unbesorgt herumtollen kann. Recht hatten sie. Dennoch sträubten sich mir die Nackenhaare bei dem Gedanken, in einer Gegend zu leben, in der ich niemanden kannte. Und womöglich den lieben langen Tag nur darauf warte, dass Mr. Traum zurückkommt und mir von seinen aufregenden Erlebnissen aus der Großstadt erzählt. Du liebe Güte, nein! Es war schon schlimm genug, dass ich meine Freunde in Köln nicht mehr so oft sehen konnte. Da sollten meine Leute in der bayrischen Landeshauptstadt doch wenigstens in Kaffeetrink-Nähe sein. Tja, und dass wir ein Haus mit Garten in der Stadt niemals bekommen würden, wusste ich nach dem allerersten Maklertermin. Der schüttelte nur den Kopf, ohne ein einziges Wort zu sagen. Kapiert.

Der Wohnungssuche hatte ich es wohl auch zu verdanken, dass ich mir kaum Gedanken über die Kinderzimmereinrichtung machte – mir fehlte einfach der Raum für eine Vision und somit war das Abenteuer Möbelkauf in weite Ferne gerückt. Als es dann Ende des 8. Monats endlich so weit war, ging alles ganz schnell. Ja, früher fand ich ihn schrecklich, doch auch ich hatte ihn: den Traum von Rosa! Der Kitsch hatte mich voll erwischt – ob da die Hormone doch eine Rolle spielten? – und ich fand es herrlich. Rosa Deckchen mit Möbeln in Weiß, so sollte die Kombination werden und so wurde sie auch. Dass ich ein Mädchen erwartete, muss ich an dieser Stelle wohl kaum noch erwähnen, oder?

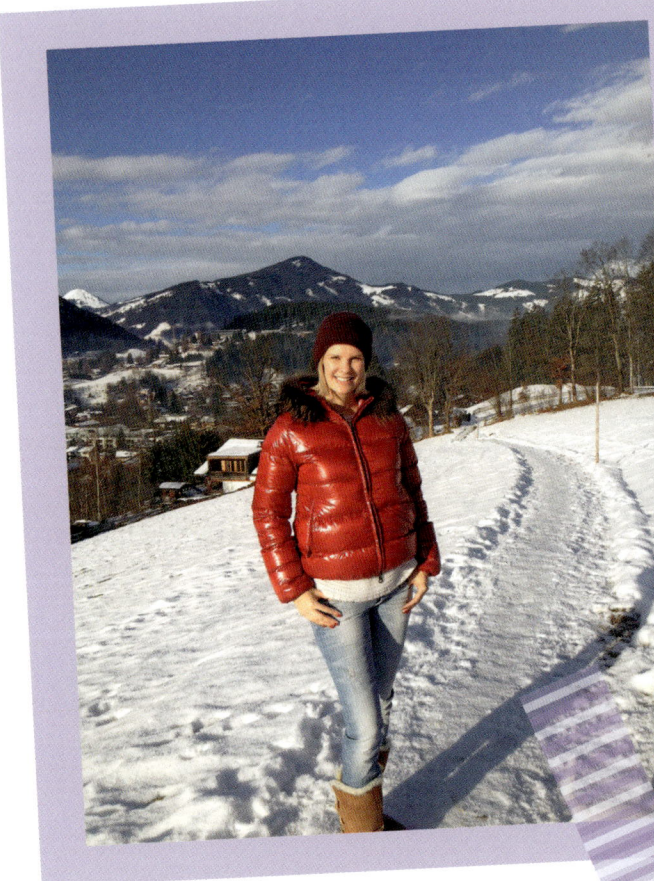

Auch im Winterwonderland können Mamis locker cool bleiben – Bewegung und frische Luft tun immer gut!

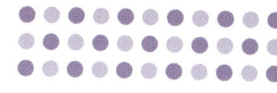

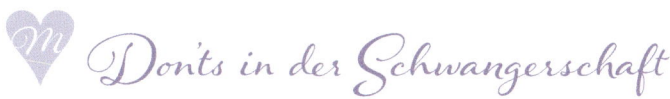 *Don'ts in der Schwangerschaft*

Wer sich und seinem Zwerg nur Gutes tun möchte, verzichtet in den nächsten Wochen und Monaten auf folgende Dinge:

Sonnenbaden und Solarium Auch wenn die Hautfarbe der von Schneewittchen gleicht: Das Solarium und ausgedehnte Sonnenbäder sind in der Schwangerschaft tabu. Die Hormone verändern nämlich die Pigmentierung. Kurz, Pigmentflecken können auftreten und durch die UV-Strahlung noch verstärkt werden. Anstatt weiß sieht die Haut dann dreckig gescheckt aus und dieses Muster hält sich auch bis nach der Entbindung.

Koffein Koffeinhaltige Getränke wie Kaffee, Cola, Energydrinks und Schwarztee sind in der Schwangerschaft mit Vorsicht zu genießen. Zu hoher Koffeinkonsum führt beim Baby zu einer Gewichtsreduktion. Ein bis zwei Milchkaffee pro Tag mit ganz viel Milch und ganz wenig Kaffee sind hingegen unbedenklich.

Medikamente Medikamente sind in der Schwangerschaft ein sehr schwieriges Thema, da kann eine einfache Erkältung zur echten Qual werden. In Notfällen sollte grundsätzlich immer mit dem Frauenarzt abgesprochen werden, was geht oder was nicht. Aspirin zum Beispiel in den letzten drei Monaten bitte komplett meiden, weil es das Blut zu sehr verdünnt. Und das ist bei einer Geburt wirklich ungünstig.

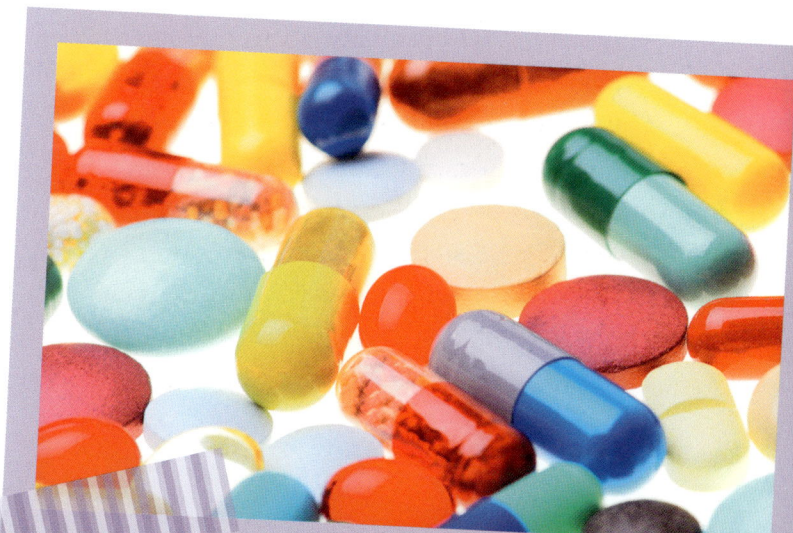

Schwangere sollten Medikamente meiden –
Ausnahmen darf nur der Frauenarzt machen.

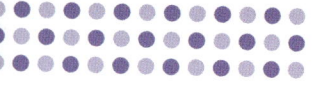

Risikosportarten Ich meine jetzt keine Wildwassertour. Schon Skifahren, Tennis, Reiten oder exzessives Joggen sind semigute Ideen. Das Verletzungsrisiko ist zu groß – für Mami und Baby. Mal davon abgesehen, dass das eigene Bindegewebe leidet, besteht zudem die Gefahr einer Muttermundöffnung oder sogar einer Plazentaablösung.

Fernreisen Fliegen ist in der Schwangerschaft grundsätzlich kein Problem. Allerdings sind Länder, die auch sonst nicht ohne ausreichenden Impfschutz gegen Malaria oder Hepatitis bereist werden dürfen, für eine Schwangere doppelt gefährlich. Ich finde, solche Ziele sind später auch noch interessant. Ein weiteres Problem sind die Fluggesellschaften: Schwangere gelten als Risikopassagiere und werden gegebenenfalls nicht mitgenommen. Darum lieber vorab erkundigen, bevor es am Terminal zu Tränen kommt. Und bitte die Thrombosestrümpfe nicht vergessen! Als werdende Mami ist das Risiko, eine Thrombose zu bekommen, schon höher als bei anderen Frauen. Ich habe meine Strümpfe auch nachts getragen, wenn Mr. Traum nicht da war. Aber es gibt mittlerweile auch echt heiße Modelle mit Spitze.

Fasten und Diäten Keine Ahnung, wie manche Frauen darauf kommen, aber hier sei noch mal in aller Deutlichkeit gesagt: Diäten belasten den Körper sowie das ungeborene Kind und sind damit tabu. Mamis nehmen jetzt zu – das ist logisch, normal und gewünscht! Vorsicht auch bei einseitiger Ernährung, die kann schnell zu Mangelerscheinungen führen und Babys Entwicklung gefährden.

Alkohol „Ein Gläschen für den Kreislauf, das ist doch kein Problem." Ist es doch! Auch geringste Mengen Alkohol können beim Baby zu folgenschweren Schäden führen. Die Gehirnentwicklung wird beeinflusst, das Wachstum kann gestört werden und auch die Organe werden durch Alkohol angegriffen. Wem jetzt der Wein noch schmeckt, dem sollte das Mami-Sein verboten werden.

Zigaretten Fest steht: Zigaretten erhöhen die Gefahr einer Fehlgeburt. Und Raucher-Kinder leiden im Jugendalter überdurchschnittlich oft an Adipositas. Raucherinnen reden sich gern damit heraus, ihr Kind sei auf Entzug, wenn sie von heute auf morgen mit dem Rauchen aufhören. Das stimmt nicht! Außerdem sollten sie mal an den Entzug denken, wenn das Kind geboren wird. Die Kleinen zittern oft richtig, furchtbar!

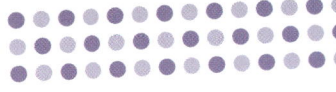

Zahnarztbehandlungen Nach Möglichkeit sollten keine großen Zahnbehandlungen in der Schwangerschaft anstehen. Geht es nicht anders, sind örtliche Betäubungen in der Regel kein Problem. Natürlich nur nach Absprache mit dem Frauen- und Zahnarzt.

Röntgenuntersuchungen Nicht umsonst wird eine Frau vor dem Röntgen immer gefragt: „Sind Sie schwanger oder könnten Sie schwanger sein?" Das Risiko ist im Allgemeinen zwar gering, aber es kann nicht ausgeschlossen werden, dass die Röntgenstrahlen die Zellen des Babys erreichen und dort Schaden anrichten.

Double-Eating Das ist wohl der größte Irrglaube, dem Schwangere gerne verfallen. Einem Kind bringt essen für zwei überhaupt nichts – wichtig sind dagegen gute Nährstoffe und nicht die Masse an Essen. Die bleibt lediglich am eigenen Körper hängen, und zwar in Form von überflüssigen Kilos.

Haarfarbe Gerade für Mamis mit grauen Haaren ist diese Nachricht hart: In Haarfärbemitteln sind gesundheitsschädliche Stoffe enthalten und beim Färben können geringe Mengen in den Körper gelangen. Logisch, dass dies unbedingt vermieden werden sollte, um nur kleinste Risiken für das Baby auszuschließen. Zudem kommt es oft vor, dass sich die Haarstruktur durch die Schwangerschaftshormone verändert. Häufig werden die Haare sogar dicker, ein schöner Nebeneffekt für Schwangere, aber können gleichzeitig anders als gewohnt auf Haarfärbemittel reagieren. Bitte immer erst mit dem Frisör reden! Eine gute Alternative ist, in der Zeit mit Strähnchen zu arbeiten. Hier muss man nicht direkt am Haaransatz anfangen und ich war immer zufrieden mit dem Ergebnis.

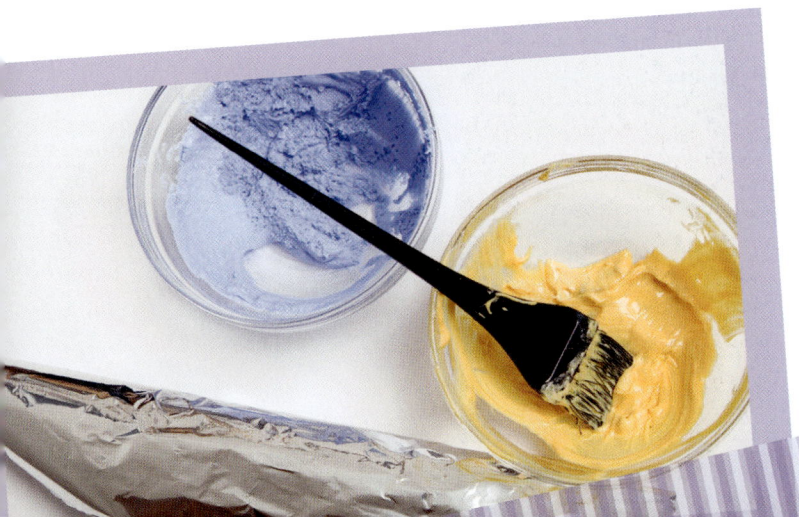

Haarfarbe kann dem Baby schaden, daher lieber neun Monate lang auf Strähnchen setzen.

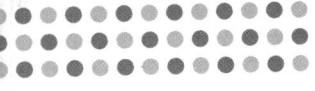

Monis Yummy für Mommy to be

Spinat mit Zimt und Rosinen

Zutaten (für 2 Portionen)

1 Handvoll Pinienkerne • 1 große rote Zwiebel • 1 TL Öl

300 g tiefgekühlter junger Blattspinat • 1 Handvoll Rosinen

schwarzer Pfeffer aus der Mühle • 1 gestrichener TL Ceylon-Zimt

So geht's

1. Die Pinienkerne ohne Fett in einer Pfanne rösten, dann beiseitestellen.
2. Zwiebel schälen und fein würfeln. Öl in einem Topf erhitzen und die Zwiebelwürfel darin andünsten.
3. Den Spinat dazugeben und mitdünsten.
4. Jetzt die Rosinen untermischen und alles mit Pfeffer und Zimt abschmecken.
5. Zum Servieren die gerösteten Pinienkerne darüberstreuen.

Mein Tipp

Die Kombination klingt zunächst ungewohnt, aber sie ist wirklich superlecker und ein richtiges Powergericht, was die Nährstoffdichte betrifft. Wichtig: Ist wie hier reichlich Zimt gefragt, achte ich immer auf hochwertigen Ceylon-Zimt in Bioqualität. Der günstige Cassia-Zimt enthält sehr viel Cumarin, einen Aromastoff, der die Leber schädigen kann. Manche Experten warnen auch vor zu viel Zimt in der Schwangerschaft, weil er in großen Mengen die Gebärmutter stimulieren soll. Wenn du unsicher bist, frag bitte zuerst deinen Frauenarzt.

Auberginenröllchen mit Süßkartoffelfüllung

Zutaten (für 2 Portionen)

200 g Süßkartoffeln • 50 g Frühlingszwiebeln • je 1 kleine rote und grüne Peperoni
1 Bund frischer Thymian • 1 Knoblauchzehe • 75 g Schafskäse (zum Beispiel Manchego)
2 große Auberginen • Knoblauchpulver, Paprikapulver, Currypulver, Pfeffer und Salz
zum Würzen • 2 EL Olivenöl • 2 Tomaten

So geht's

1. Die Süßkartoffeln schälen und weich kochen, anschließend mit einer Gabel zerdrücken.
2. Den Ofen auf 180 °C vorheizen. Jetzt die Frühlingszwiebeln, die Peperoni und den Thymian waschen und den Knoblauch abziehen. Alles fein hacken, ebenso den Schafskäse. Vom gehackten Thymian die Hälfte abnehmen und in den Kühlschrank stellen, die andere Hälfte mit den übrigen Zutaten zu den zerdrückten Süßkartoffeln geben. Alles gut mischen und mit Salz und Pfeffer abschmecken.
3. Die Auberginen waschen, der Länge nach in Scheiben schneiden, mit Knoblauchpulver, Pfeffer, Paprika- und Currypulver würzen. Das Olivenöl in einer Pfanne erhitzen und die Auberginen darin braten, bis sie von beiden Seiten leicht gebräunt sind.
4. Die Auberginenscheiben aus der Pfanne nehmen, je etwas von der Kartoffelmischung darauf verteilen und die Scheiben aufrollen. Tomaten waschen, in Scheiben schneiden und mit den Röllchen in eine Auflaufform geben.
5. Alles für 20 Minuten im Ofen garen. Die fertigen Röllchen mit dem restlichen Thymian garnieren und servieren.

Mein Tipp

Ich liebe Schafskäse, doch diese Liebe teilen ja nicht alle. Die Kartoffelmasse gelingt aber genauso gut mit etwas Mandelmus – das schmeckt mild-würzig und macht das Gericht auch für Fans der veganen Küche zum Highlight.

Mommylicious-Kuchen

Zutaten (für eine 26er-Springform)

100 g ganze Walnüsse • 80 g getrocknete Datteln (ungeschwefelt, entsteint, Bioqualität)

4 getrocknete Feigen (ungeschwefelt, Bioqualität) • 80 ml Kokosöl

100 ml Honig • 2 Zitronen • 1 Vanilleschote • 180 g Cashewkerne

2 TL Johannisbrotkernmehl • 300 g Erdbeeren

So geht's

1. Die Walnüsse, Datteln und Feigen in einem Mixer fein zerkleinern. Der Teig ist fertig, wenn sich eine kleine Menge zwischen den Fingern rollen lässt und er klebt. Ansonsten mehr Nüsse (wenn zu klebrig) oder mehr Feigen (wenn zu trocken) dazugeben.
2. Den Teig zwischen zwei Pergamentpapieren auf die Größe der Backform ausrollen. Dann zurechtschneiden und mit dem unteren Pergamentpapier in die Springform legen.
3. Kokosöl und Honig in einen Topf geben, bei geringer Hitze erwärmen und verrühren. Abkühlen lassen.
4. Die Zitronen auspressen und die Vanilleschote auskratzen. Die Cashewkerne mit dem Kokosöl-Honig-Gemisch, dem Johannisbrotkernmehl, Vanillemark und Zitronensaft im Mixer auf höchster Stufe zerkleinern. Dann 100 g Erdbeeren hinzugeben und alles zu einer geschmeidigen Masse verarbeiten.
5. Die Masse auf den Boden streichen, die restlichen Erdbeeren darauf verteilen und leicht eindrücken.
6. Den Kuchen mindestens 2 Stunden im Kühlschrank fest werden lassen. 30 Minuten vor dem Servieren rausholen. Mit einem scharfen Messer in Stücke schneiden.

Mein Tipp

Die Walnüsse für den Boden lassen sich auch problemlos durch Mandeln ersetzen und wer keine Erdbeeren mag oder verträgt, nimmt Himbeeren – mindestens genauso köstlich!

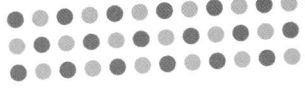

Der Name, bitte!

Aus gegebenem Anlass hatten Mr. Traum und ich einen neuen Dauerbrenner: Das Kind brauchte einen Namen. Leider war es bei diesem Thema mit meiner inneren Ruhe schnell vorbei und mein Partner bekam wieder den kleinen Emotionsteufel, der neben dem Baby in mir wohnte, zu spüren. Schließlich hatte ich mir schon viel länger als er Gedanken gemacht. Ich spürte bereits bevor ich die Gewissheit von meinem Frauenarzt hatte: Es wird sicher ein Mädchen! Mir fielen auch nur Mädchennamen ein. Einen möchte ich an dieser Stelle erwähnen, denn der hielt einen Monat und lautete Sunny. Zum Glück ist es nicht dabei geblieben, ich schiebe die Idee bis heute auf die Hormone. Alle Harmoniesüchtigen sollten wissen: Wenn sie sich bis dato in ihrer Beziehung nicht gestritten haben – sobald es um den Namen des ersten gemeinsamen Kindes geht, ist es so weit! Mein Mr. Traum kam mit Namen um die Ecke, die waren einfach nur furchtbar, und als er mir einen Namen an den Kopf warf, wäre ich fast ausgezogen. Freudestrahlend sprach er die fünf Buchstaben aus: „S – O – L – E – A." Solea – hallo? Wie klingt das denn bitte?! Wie Eis am Stiel oder eine Sonnencreme. Beleidigt vertiefte sich Mr. Traum in eine Zeitung. Aber er gab nicht ganz auf, dieses Streitthema ging lange – er weckte mich sogar nachts, um mir seine großartigen Namensideen zu präsentieren. „Schatz, was hältst du von Valentina? Oder Levinia? Mara finde ich auch gut", sagte er mir dann mit hellwacher, begeisterter Stimme. Darüber bin ich regelmäßig ausgeflippt – wofür ich mich hier und jetzt offiziell bei ihm entschuldigen möchte. Ich hätte ja auch ohne Tobsuchtsanfall „Lass uns doch morgen darüber reden" sagen können …

Wer presst, bestimmt!

Irgendwann entwickelte ich aber meine ureigene und absolut plausible Theorie zu dem Thema. Eine liebe Freundin aus Hamburg brachte mich drauf. Dieser Satz war so wirkungsvoll, dass ich jedes Mal schmunzeln musste, wenn ich meine Allzweckwaffe in Richtung Mr. Traum abfeuerte. Drei Wörter, die der Gute wohl nie mehr im Leben vergessen wird: Wer presst, bestimmt! Ich liebe diesen Satz nach wie vor, welcher Mann kann bei so einer treffenden Aussage schon dagegenhalten? Eben!
Aber ich bin ja kein Unmensch und relativierte mein Statement im Laufe der Wochen mit Varianten wie „Schatz, wenn es ein Junge geworden wäre, hättest auf jeden Fall du bestimmen können". Schließlich soll am Ende ja auch eine Happy-Family dabei rauskommen – ohne verstimmten Papa.

Grundsätzlich galt für uns das ungeschriebene Gesetz, unsere Wunschnamen nicht auszuplaudern. Damit waren wir nicht allein, viele werdende Eltern in meinem Umfeld handhaben es so. Ich kann sie mittlerweile total verstehen. Natürlich war ich früher auch neugierig, wenn ein befreundetes Pärchen ein Kind erwartete und partout nicht mit ihren Namensideen rausrücken wollte. Wie doof waren die denn und warum stellen die sich so an, ist doch nur ein Name? Ja, es ist nur ein Name, aber wie viel an der Namenswahl hängt und wie persönlich das Thema ist, können sich die wenigsten Nicht-Eltern vorstellen. Es sei denn, sie ärgern sich bis heute über ihren eigenen Namen, weil Mama und Papa damals die falsche Wahl getroffen haben. Kommt wohl in den besten Familien vor.

Familiensache

Meine Rosa heißt heute Rosa, weil unter anderem meine Großmutter so hieß und ich diesen Namen wunderschön finde. Und der Name passt einfach zu ihr. Wenn ihn andere Leute nicht mögen: Kein Problem, jeder hat da seinen eigenen Geschmack und seine eigenen Vorstellungen. Aber ich wollte mir da in meiner Schwangerschaft nicht von meinem Umfeld reinquatschen lassen, mir reichten schon die Diskussionen mit Mr. Traum. Übrigens ist Rosa mit meinem

Nachnamen eine wohlklingende, runde Sache. Finde ich. Er war schon immer die Zweitnamen-Option. Das habe ich meiner Schwester in einer ruhigen Situation erzählt und die fragte mich, warum ich ihn mir nicht als Erstnamen vorstellen könne. Stimmt! Wieso denn eigentlich nicht? Und so war dieses leidige Thema endlich vom Tisch und ich führte seitdem einen inneren Dialog mit meiner kleinen Rosa.

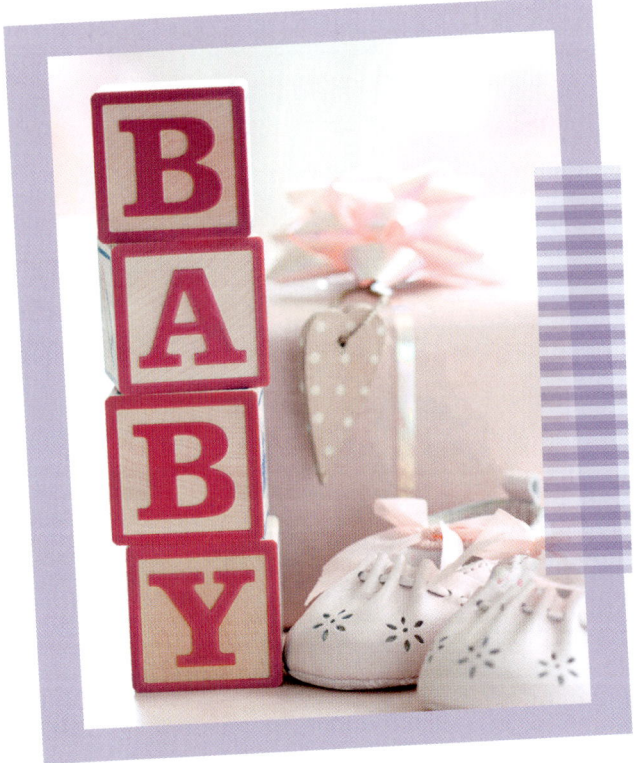

Klar, Baby kann nicht immer BABY heißen – die perfekte Alternative zu finden, ist nicht einfach. Glücklicherweise lag bei mir das Glück der Namensfindung näher als gedacht, und zwar in der nahen Verwandtschaft.

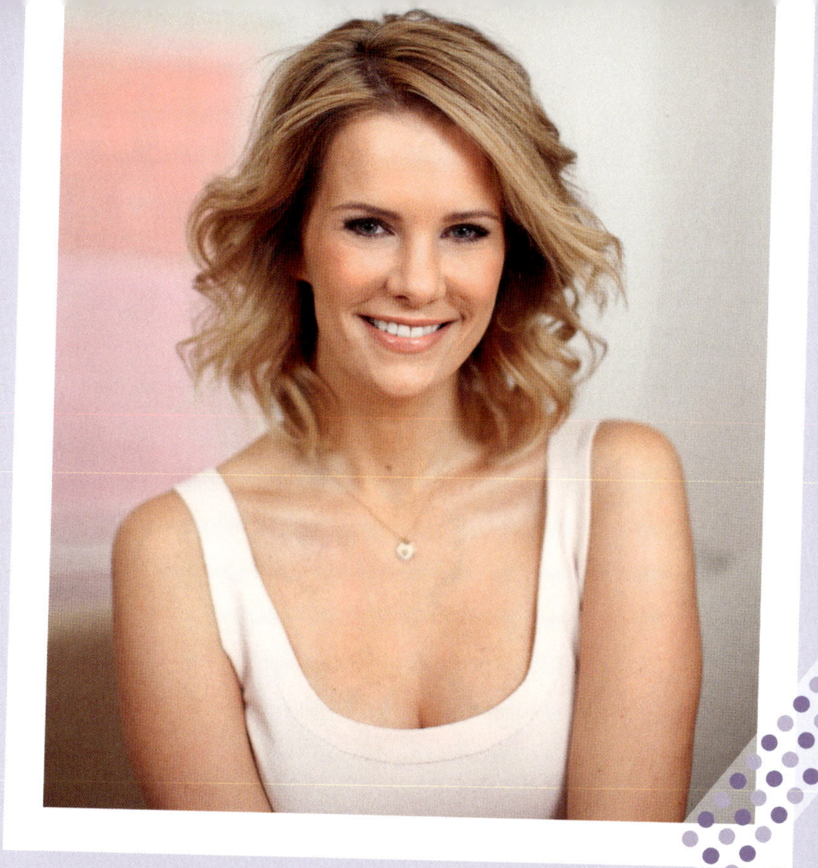

Feelgood-Goodies

1. Mamis sollten sich niemals von den Geschichten anderer Mamis abschrecken lassen. Jede Schwangerschaft ist anders und darum gibt es keinen Grund zur Sorge!

2. Dass die Frau ein Kind bekommt, steht fest – aber WIE sie es bekommt, entscheidet sie ganz allein. Okay, der Arzt darf auch noch mitreden.

3. Alkohol, Zigaretten und eine Diät sind in der Zeit mit Baby im Bauch absolut tabu!

4. Fernreisen sind das ganze Leben möglich – neun Monate darauf zu verzichten sollte machbar sein.

5. Die Namenswahl ist Mama-Sache. Punkt.

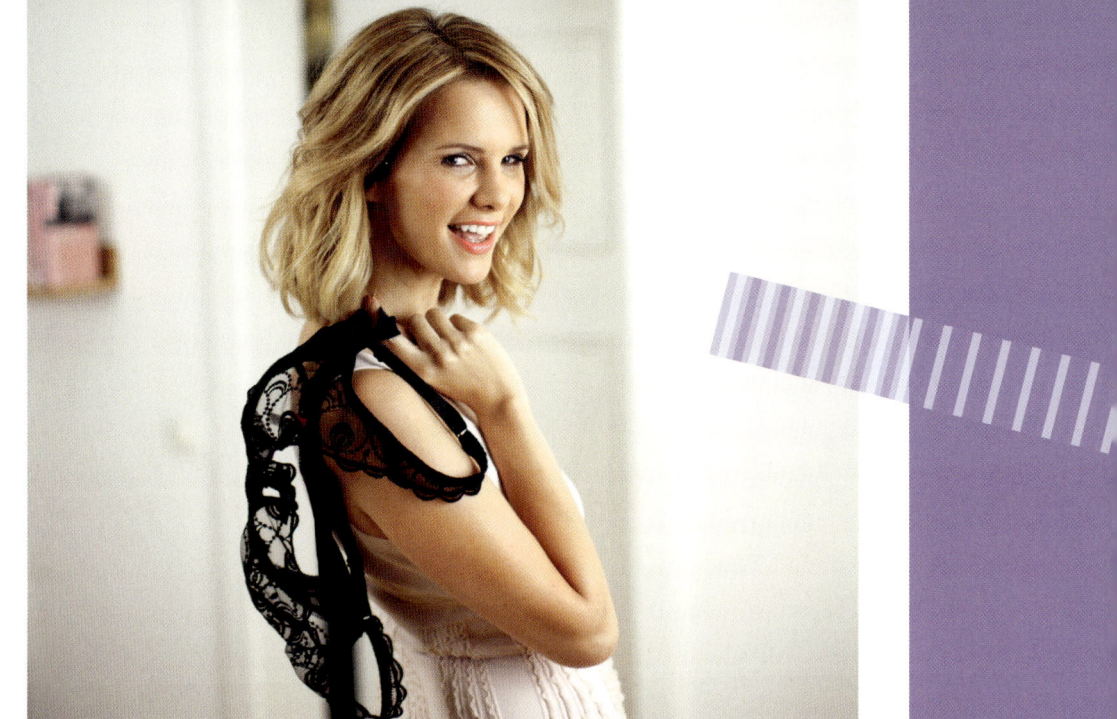

6. Schritt: Happy mit Mr. Traum und den anderen Lieben

Die Beziehung(en) nicht vergessen

Meine Schwangerschaft sollte auf keinen Fall Grund sein, meine Mädels zu vernachlässigen. Ich traf sie regelmäßig und wusste den Wert dieser Freundschaften an mehr als einem Tag unglaublich zu schätzen. Ohne dabei meinen allerbesten Freund zu vergessen. Getreu dem Motto „Wie du mir, so ich dir" habe ich die neun Monate auch dafür genutzt, mir schöne Überraschungen für Mr. Traum einfallen zu lassen. Schließlich stand er mir die ganze Zeit fest zur Seite. Und ich war teilweise wirklich unerträglich! Heißt, so eine Schwangerschaft ist nicht nur für Frauen eine Herausforderung, sondern auch für den Partner.

Fragen oder nicht fragen – das ist hier die Frage

Dass Mr. Traum mich wirklich lieben muss, wird mir erst rückblickend so richtig klar, denn einfach war's mit mir wahrlich nicht … Schon bei harmlosen Fragen wie „Na, wie geht's dir heute Morgen?" zickte ich rum und raunzte: „Wie soll es mir schon gehen?!" Wehe aber, ich wurde am nächsten Morgen nicht gefragt – ganz schlechte Idee! Und Anlass genug, erneut zu explodieren. Ich konnte den kleinen Satan in mir kaum steuern, das tat mir (irgendwann später) auch wahnsinnig leid. Immerhin, ich habe stets darauf geachtet, mich ehrlich zu entschuldigen. Ehrlich. Dafür kam dann ein Schmunzeln von meinem Mr. Traum zurück und schon war die Welt wieder in Ordnung. Bis zum nächsten Hormonschub inklusive Emo-Ausbruch …

Diese teuflischen Ausbrüche muss man als Partner schon mit einem gewissen Humor aushalten können. Immer wenn ich so einen zickigen Kommentar zum Besten gab (mit Verlaub, das tat ich ziemlich oft in diesen neun Monaten), antworte er völlig gelassen: „Ich nehme das jetzt nicht persönlich, ich weiß ja, warum du so bist." Ein sehr kluger Konter, denn hätte sein Satz mit „… das sind die Hormone" geendet, wäre ich erneut an die Decke gegangen. Wahrscheinlich wusste er das, denn so endete sein Satz nämlich nie. Für mich gibt es halt nichts Schlimmeres, als sämtliche Unarten auf die Hormone zu schieben. Sich auf dieser Begründung auszuruhen und einfach alles damit zu entschuldigen, das ist nicht fair, damit macht man es sich zu leicht. Ich weiß, das habe ich schon mal gesagt. Aber ich möchte es einfach erneut betonen.

Monsterhormone

Umso ärgerlicher, dass frau ihren Hormonen manchmal wirklich ausgeliefert ist. Was ich mir so lange nicht eingestehen konnte, weiß ich heute ganz genau: Regelmäßige Ausraster in der Schwangerschaft können tatsächlich dem Hormonchaos angelastet werden. Da macht Moni keine Ausnahme, ob sie will oder nicht. Hormone sind durchaus in der Lage, im weiblichen Körper eine Menge (Unsinn) anzurichten. Das verdränge ich gerne und erinnere mich auch nur ungern daran, dass mir eine Freundin mal eine bestimmte Pille empfahl, weil ich unter Pigmentstörungen litt. Ob die wirklich dagegen half, habe ich allerdings nie erfahren, denn schon nach drei Tagen musste ich die vermeintlichen Helferlein absetzen. Ich, eigentlich die Frohnatur in Person, durchlebte in diesen 72 Stunden tiefste Täler der Traurigkeit, ich würde fast Depression sagen. „Weg mit diesen Pessimismus-Pillen!", entschied ich deshalb. Und dasselbe hatte meine Freundin zwischenzeitlich auch beschlossen, wie ich erfuhr, als wir das nächste Mal telefonierten. Sie nahm diese Marke aus dem gleichen traurigen Grund nicht mehr, hätte aber nie gedacht, dass bei Happy-Moni die gleiche Wirkung eintreten könnte. Das glaube ich ihr. Ihr Tipp war ja nur gut gemeint, aber Östrogen und Co. meinten es in dem Fall leider nicht gut mit uns.

Ein weiteres treffendes Beispiel für hormonell bedingte Launengewalt ist sicher auch diese Dünnhäutigkeit drei Tage vor den Tagen – kenne ich auch. Und nein, ich möchte dann auch keinesfalls gefragt werden, ob ich vielleicht meine Tage habe oder bekomme!

Mit der Aussicht auf ein Leben zu dritt genoss ich die Zeit zu zweit ganz bewusst.

Solche Anspielungen bringen mein ohnehin schon gereiztes Gemüt in dem Moment erst recht auf Hochtouren.

Diese zarte Seite lässt sich auch vortrefflich auf die Schwangerschaft übertragen. Leider dauert die zarte Phase dann länger als drei Tage ... Aber Mr. Traum war ausdauernd tapfer. Wenn ich mich nur erinnere, wie toll er reagierte, als ich mal mit ihm in unserer neuen Wohnung auf der Couch saß und meiner Endstationspanik freien Lauf ließ. „Das war's jetzt also mit meinem Leben, Moni ist Geschichte, ich werde nie wieder eine Minute nur für mich haben!" Wirklich, solche Gedanken hatte ich plötzlich und musste sie auch laut aussprechen.

Manche Männer hätten mich wahrscheinlich vor die Tür gesetzt. Aber er meinte nur, er könne ja zu seinen Eltern oder ins Hotel gehen, wenn es mir zu viel würde.

Home sweet Home

Aber es wurde mir nicht zu viel. Im Gegenteil: Wie schön war es, jeden Abend zusammen einzuschlafen! Und die kalten Füße unter seine warmen schieben zu dürfen ... Wir entwickelten Rituale, die uns noch enger zusammenschweißten. Zum Beispiel frühstückten wir am Wochenende häufig gemeinsam in der Küche. Stundenlang hockten wir da und quatschten. Oder wir veranstalteten französische Abende. Nur mit uns, französischem Essen und ebensolchen Liedern. Zudem luden wir einmal pro Woche Freunde zu uns ein oder unternahmen etwas mit ihnen. Wir wollten ja die Freundeskreise in München weiter ausbauen und untereinander vernetzen. Allerdings muss ich schon sagen, dass ich lieber brunchen ging, als abends in der Bar zu sitzen. Ich war absolut brunchbegeistert, wenn das Café stimmte und meine Mädels da waren – super! Am liebsten hatte ich nämlich in meiner Schwangerschaft Frauen um mich. Mit Ausnahme von Mr. Traum natürlich. Keine Ahnung warum, aber ich fühlte mich wohler unter Mädels.

Mamis Mädels

Um nicht völlig in Babythemen zu versinken, traf ich mich auch regelmäßig mit nicht schwangeren Freundinnen. Zwei- bis dreimal die Woche war ich entweder zum Mittagessen oder auch zum Sport verabredet. Eigentlich habe ich so weitergemacht wie früher: Ich ging mit meinen Mädels ins Kino oder wir machten einen DVD-Abend. Ich hatte auch einen Frauenstammtisch, da waren natürlich auch nicht alle schwanger. Bis heute habe ich viele kinderlose Freunde. Es tut so gut, sich immer mal wieder als Frau zu fühlen und nicht als Mutter. Auf das Gekicher, den Tratsch und die Rumalberei möchte ich niemals verzichten!

Etwas wehmütig dachte ich manchmal schon an meine Freundinnen in Köln zurück. Gerade bei meinem Umzug – ich war im 8. Monat schwanger, wohlgemerkt – zeigte sich, dass auf meine Mädels echt Verlass ist. Zwei Tage lang packten und sortierten wir fünf mein ganzes Zeug in Kisten oder den Sperrmüll. Zwischendurch haben alle immer wieder geweint, nur ich war die starke Moni, die alle tröstete. Erst als ich dann im Auto saß, noch mal allen zugewunken hatte und plötzlich allein war – da liefen sie, die Tränen. Und wollten die ganze Zeit nicht mehr aufhören. Zum Glück war ein Zwischenstopp in Frankfurt bei Judith geplant, sonst hätte ich wahrscheinlich alle Tränenreserven meines Lebens aufgebraucht. Viele fragten mich hinterher, warum ich nicht mit Mr. Traum fuhr. Aber das wollte ich nicht. Ich wollte mein Kapitel allein zu Ende bringen, ich hatte schon immer Angst vor Abhängigkeit. Der Arme ist damals schier wahnsinnig geworden, weil Judith so ein schlechtes Handynetz in ihrer Wohnung hatte und er mich nicht erreichen konnte. Apropos Judith, diese meine beste Freundin war es auch, die mir das wohl schönste nicht käufliche Geschenk machte: Sie organisierte eine Babyparty für mich, die nicht perfekter hätte sein können!

Rezept für eine gelungene Babyparty –

entwickelt von Monis bester Freundin Judith

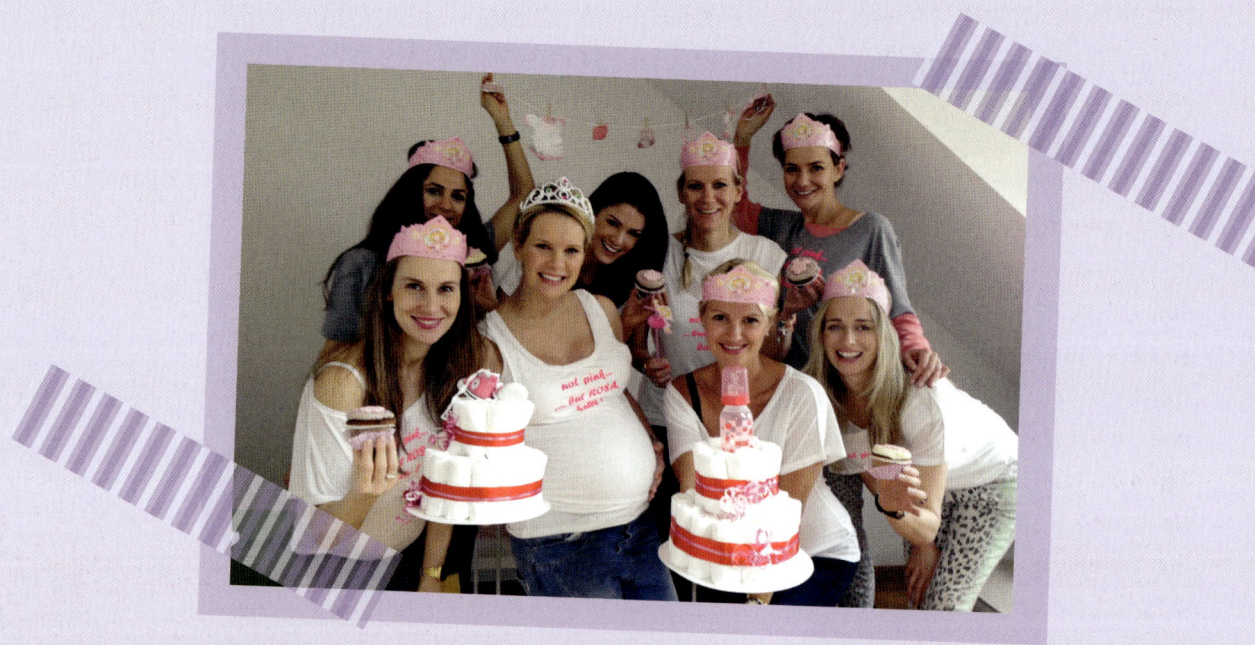

So sehen happy Party-People aus, wenn ein Baby ins Spiel kommt.

Eine Babyparty ohne Baby? Genau! Baby-partys finden in der Regel zwei Monate vor der Geburt des Kindes statt und sind – zugegeben – in Deutschland noch nicht so weit verbreitet. Aber in Amerika und England ist es gute Tradition, eine anständige Baby Shower zu feiern! Für die Planung und Umsetzung von Babys erstem Event gibt es keine festen Regeln, außer: Die werdende Mami und ihre Gäste sollen gaaanz viel Spaß haben!

Natürlich kann die Party mit der schwangeren Freundin/Schwester/Kollegin im Vorfeld abgesprochen sein. Aber auch Überraschungstermine sind denkbar – was ich persönlich viel, viel schöner finde! Monis Gesicht zu sehen, als wir alle vor ihrer Wohnungstür standen, war einfach unbezahlbar! Diesen wunderschönen Moment möchte ich nicht missen. Richtig toll war auch, dass nicht alle Gäste gleichzeitig kamen und Moni jedes Mal wieder in Tränen ausbrach, als noch eine Freundin klingelte, mit der sie nicht gerechnet hatte. Himmlisch!

Ein Tipp von mir als Organisatorin: unbedingt den Papa mit ins Boot holen! Dessen Job ist es, einen Grund zu finden, warum die Mami zu dem Zeitpunkt auch definitiv zu Hause sein soll.

So, und hier sind sie, die Zutaten für eine bombastische Babyparty:

Die Gäste Ich finde, auf einer Babyparty sollten nur Mädels sein. Dann hält auch niemand das ständige Gekicher und Gegacker für total albern oder will Fußball gucken, nur weil Samstag ist. Darum schon frühzeitig mit den besten Freundinnen (am besten aus jeder Lebensphase der Mami – von der Schulzeit über die Ausbildung bis hin zum heutigen Tag), den liebsten Kolleginnen, Schwestern, Schwägerinnen und Nachbarinnen einen Termin ausmachen. 10 bis 15 Frauen sind je nach Wohnungsgröße ideal.

Das Catering Je nachdem wie gern die Organisatorin backt und kocht, kann sie entweder selbst aktiv werden oder das Mitbringen von Häppchen, Süßigkeiten, Gurken oder worauf auch immer die Mami gerade steht (am besten den Papi kurzfristig noch mal fragen!) an die anderen Gäste delegieren. In letzterem Fall unbedingt eine Tabelle anlegen, um Dopplungen zu vermeiden.

Eine (eher kostspielige) Alternative ist, den Auftrag an einen Catering-Service zu vergeben. Bunte Cupcakes oder Cake-Pops und Mamis Lieblingskuchen mit üppiger Verzierung dürfen aber auf keiner Babyparty fehlen! Und ohne Liebesperlen läuft auch nichts. Als Getränke hatten wir alkoholfreien Sekt und diverse Säfte für alle, Promille brauchten wir nicht zum Spaßhaben.

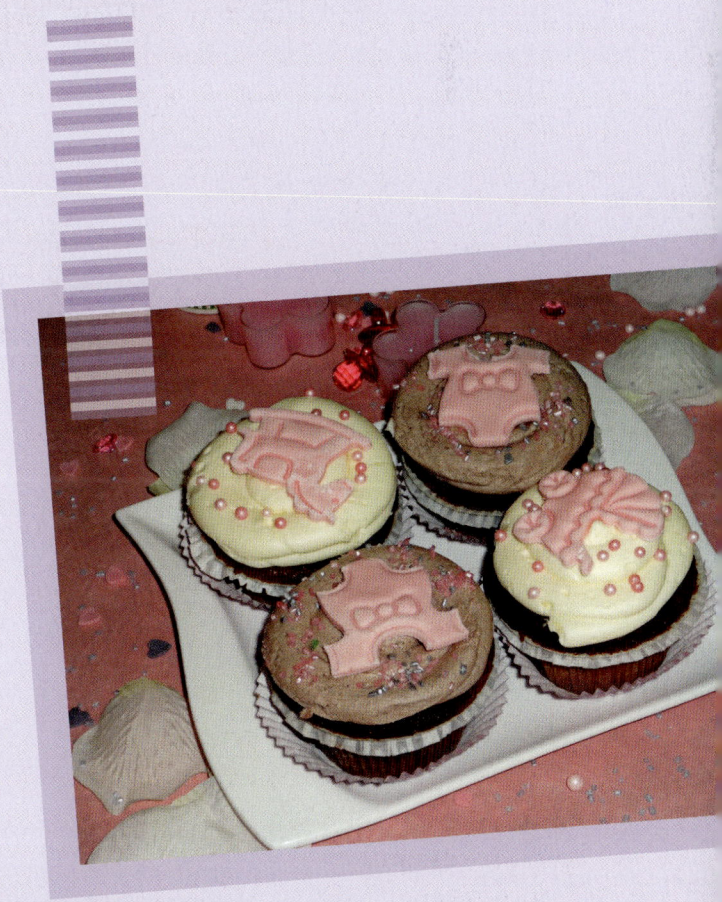

Noch süßer kann Kuchen kaum sein.

Die Deko Mein Motto lautete: All you can kitsch! Wir haben uns die Baby Shower schließlich bei den Amis abgeschaut, also darf es auch krass kitschig zugehen! Was gleich zu einem wichtigen Punkt führt: Die Tischdeko muss (!) rosa oder hellblau sein (in Monis Fall war die rosa Ausrichtung ja quasi schon eine Anspielung auf den Namen der Kleinen, wie praktisch). Oberste Prio hat, dass alles fröhlich bunt aussieht und schon auf den ersten Blick gute Laune macht. Wie auf einem Kindergeburtstag für Erwachsene – ganz einfach, oder?! Der Tisch kann mit bunten Schnullern, Fläschchen oder sonstigem Kram geschmückt sein, im Internet gibt es unzählige Seiten mit einer Riesenauswahl.

Der DJ Gut, ein Mann darf doch kommen: Roger Cicero. Vielleicht noch Thomas D oder Max Mutzke. Zumindest von CD. Mit ihren wirklich süß gemachten Giraffen-affen-Kinderliedern stimmen sie Mami und die Gäste schon mal auf das ein, was musikmäßig in nächster Zeit bevorsteht. Oder Pippi Langstrumpf turnt über den Bildschirm. Oder jeder bringt eine alte Kassette mit – bei Hanni und Nanni, Benjamin Blümchen oder Bibi Blocksberg sind alle gleich im Thema. Idealerweise ist auch eine Kassettenrekorder-Besitzerin unter den Gästen …

Die Spiele Vorab ein Hinweis: Nicht jede werdende Mami mag Spiele. Am wichtigsten ist jedoch, dass sie sich wohlfühlt, und darum kann es nicht schaden, sich bei der Spieleauswahl auch mit anderen Freundinnen oder der Schwester abzustimmen. Hier ein paar Ideen zu möglichen Varianten:

• Bleibender Eindruck: Warum nicht einen Bauchabdruck gipsen? Hier wird die Baby-kugel mit Gipsbinden beklebt (die Mami sollte sich vorher mit einer fetthaltigen Lotion eincremen!), das Ganze mit dem Föhn getrocknet und dann abgenommen. Eine schöne Erinnerung an den schönsten Bauch! Wir haben festgestellt, dass die Aktion im Stehen am besten funktioniert und es nicht schaden kann, den Boden vorab mit Zeitungen oder Ähnlichem auszulegen.

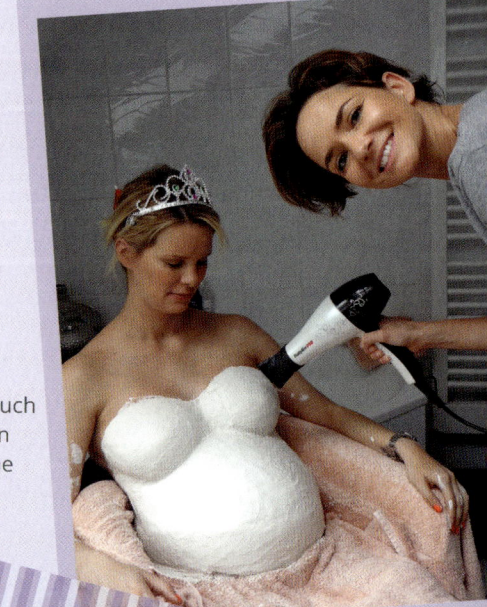

Meinen Kugelbauch brachte Freundin Judith in trockene (Gips-)Tücher.

- Kinderfoto-Quiz: Jede Freundin bringt ein Babyfoto von sich mit und die werdende Mutti muss die Bilder zuordnen. Für jede falsche Antwort muss die Mama dann eine Aufgabe erledigen, etwa ein Gedicht aufsagen oder sonstigen Unsinn machen.
- Umfang-Schätzung: Pro Gast eine Rolle Schleifenband einplanen und neben dem Teller dekorieren. Ist es Zeit für eine Abwechslung, schneidet jedes Mädel etwas von dem Band ab. Häh? Also, der Plan ist, im besten Fall so viel abzuschneiden, dass man damit eine hübsche Schleife um Mamis Bauch binden kann. Ist das Stück zu kurz oder viel zu lang, muss die Freundin eine Aufgabe übernehmen – vielleicht ein Kinderlied singen, um ihre Babysitter-Qualitäten schon mal unter Beweis zu stellen?
- Baby-Stadt-Land-Fluss: Babyname Junge, Babyname Mädchen, Babyaccessoire, Babynahrung – den Rubriken sind bei dieser Variante des Spieleklassikers keine Grenzen gesetzt. Am lustigsten ist es immer, die Babybegriffe spontan mit den Gästen festzulegen. Und dann gelten die gleichen Regeln wie sonst: Eine Freundin sagt in Gedanken das Alphabet auf, die Nachbarin zur Rechten ruft „Stopp" und mit dem gerade gedachten Buchstaben müssen alle Mädels die Tabelle in Winde(l)seile ausfüllen. Bei E lässt sich zum Beispiel mit Emil, Emma, Einteiler und Erbsenbrei

punkten. Wer zuerst alle Rubriken bestückt hat, darf die übrigen Mitspielerinnen vom Weiterschreiben abhalten und dann wird verglichen. Für jeden zwei- oder mehrfach genannten Begriff gibt es fünf Punkte, bei jedem Single-Wort zehn und wenn man die Einzige ist, der in einer Rubrik etwas einfiel, erntet man stolze 20 Zähler. Am Ende zeigt die Gesamtbilanz die wahre Babykennerin.

Die Geschenke Klar, Mitbringsel für Mami und Kind sind ein absolutes Muss! Bei der Auswahl kommt es auf den guten Mix an. Ich schlage vor, Nützliches (die Babygrundausstattung geht wirklich ins Geld) mit Herzlichem und Persönlichem, worüber sich nur die Mami freut, zu mischen! Auch hier gilt: Welche Dinge noch dringend gebraucht werden, weiß entweder die beste Freundin oder der Papa. Ich habe vorher eine Liste angelegt, damit ich auf Fragen der anderen Gäste vorbereitet war. Es wäre schade gewesen, wenn Moni etwas doppelt bekommen hätte und enttäuscht gewesen wäre. Eine andere Idee ist ein großes Geschenk von allen zusammen – zum Beispiel ein Gutschein für Kindermöbel. Ihren Anteil kann jede vorab überweisen. Das hilft der Geschenkbesorgerin und vor allem muss sie die Kohle dann nicht auf der Party vor Mamis Augen einsammeln ...

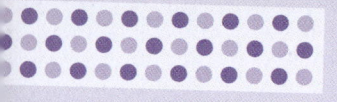

♥ Top 10 der Geschenke

1. Großes Halstuch So ist Mami später beim Stillen in der Öffentlichkeit vor blöden Blicken geschützt und das Baby kann ohne Ablenkung trinken.

2. Babyschlafsack Am Anfang schlummern die Kleinen ja noch ohne Decke (die Gefahr zu ersticken ist sonst zu groß), da ist so ein Schlummersack immer gefragt. Aufmerksame Schenkerinnen achten gleich darauf, auch die zur Jahreszeit passende Wattierung zu erwischen.

3. Wickeltasche Auch wenn man etwas suchen muss, es gibt sie auch in Schön. Vielleicht ist die Mami aber eher der sportliche Typ, dann sollte ein hübscher Rucksack genau das Richtige für sie sein.

4. Wickelbodys Davon können die Kleinen nie genug haben. Der Zusatz „Wickel" bedeutet, dass das Kleidungsstück nicht über den Kopf gezogen werden muss und das erleichtert das Umziehen enorm. Babys mögen die Überkopf-Variante nämlich nicht.

5. Kleine Babydecke Eine kuschelige Unterlage im Kinderwagen, aber auch praktisch für unterwegs. Vielleicht mit Babys Namen bestickt?

6. Pucktuch Erinnert ein wenig an einen Schlafsack, ist aber ein Tuch, in dem Babys kuschelig fest eingewickelt werden. Durch die bemessene Größe erinnern sich die Kleinen an die Zeit in Mamis Bauch und lassen sich so recht schnell beruhigen.

7. Wickeleimer Das Einzige, was gerne im Eimer sein darf, bleibt mit diesen Spezialbehältern auch wirklich dort: übler Geruch von den Pampers. Einige gehen sogar automatisch auf, was sehr hilfreich ist.

8. Babyfon Damit Mami und Papi den Nachwuchs auch immer sofort hören, kommt meiner Meinung nach kein Elternhaus ohne dieses Gerät aus. Meist besteht es aus einem Sender mit Mikrofon und einem Empfänger, der über Lautsprecher alle Geräusche aus dem Kinderzimmer übermittelt.

9. Spieluhr Ein Geschenk-Klassiker, der einfach immer gut ankommt. Mittlerweile gibt es so viele verschiedene Varianten, da ist für jeden Mami-Geschmack etwas dabei.

10. Schnullerkette Albern? Spießig? Von wegen! Gerade wenn unterwegs der Nuckel in den Matsch gefallen ist und das Ersatzmodell zu Hause liegt, wünscht Mami sich nichts sehnlicher als einen an die Kette gelegten Schnuller. Babytränen können nämlich sehr grausam sein!

Zum praktischen Geschenk gehört auch noch was Herziges, hier ein paar Vorschläge von meiner Seite:

• Eine Windeltorte: Dieses Geschenk kombiniert den praktischen und herzlichen Ansatz und macht sich obendrein noch wunderbar als Dekoelement. Für mich darf die Windeltorte daher auf keiner Baby Shower fehlen. Und so geht's:

Eine große Packung mit kleinen Windeln besorgen. Dann sind die Pampers nämlich gleich nach der Geburt einsatzfähig und müssen nicht noch Monate rumliegen, bis Babys Popo groß genug geworden ist. Jetzt jedes Stück einzeln zusammenrollen und mit einem Haargummi oder Band fixieren. Vorab eine etwa pizzatellergroße runde Pappe ausschneiden und diese bunt bekleben. Auf der Pappe dann die untere größte Ebene der Windeltorte anordnen und alles zusammenbinden. Idealerweise passt das Band zur Deko des Raumes. Darauf dann die nächste Schicht aufbauen. Als Krönung lässt sich die fertige Torte noch super mit kleinen Geschenken wie Schnullern, Söckchen, Süßigkeiten für die Mama oder Schühchen dekorieren. Egal welche Gegenstände zum Einsatz kommen, das Ergebnis sieht immer toll aus!

• Ein Poesiealbum: Hierein schreibt jede Freundin/Kollegin/Schwester ihre Wünsche an Mutter und Kind. Zudem notiert oder bastelt sie einen Gutschein hinein, den die Mami später einlösen kann – zum Beispiel für einen Zoobesuch mit der ganzen Familie oder fürs Babysitten, während sich Mami und Papa das erste Candle Light-Dinner außer Haus gönnen. Das können aber auch ganz banale Dinge sein, etwa sich für ein Wochenende um größere Geschwister zu kümmern oder fünfmal

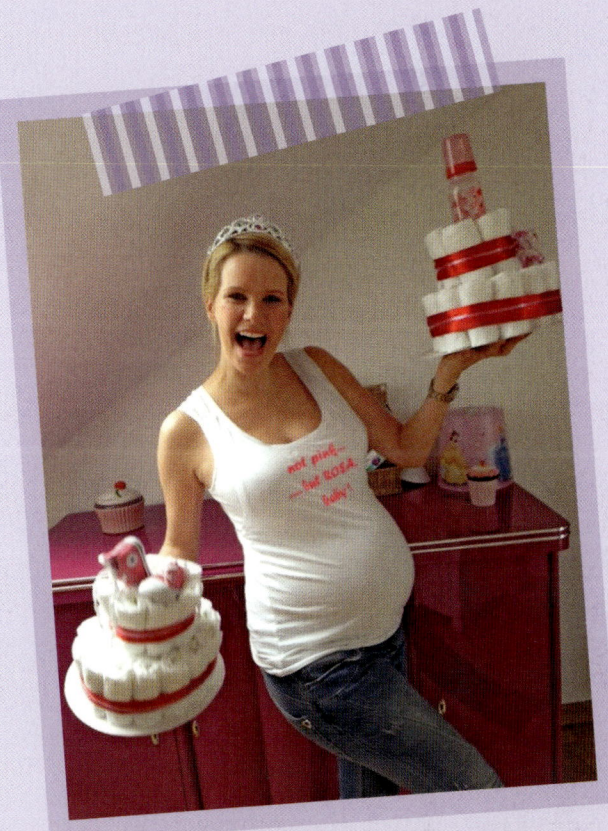

Diese Torten machen garantiert nicht dick, aber Mami glücklich – super Geschenke!

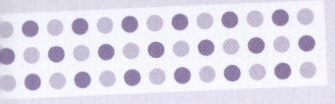

den Einkauf zu übernehmen. Ja, auch einkaufen ist in den ersten Wochen erfahrungsgemäß sehr stressig, drum habe ich beispielsweise dreimal „Pizzataxi spielen" geschenkt. Wenn Mami abends nicht aus dem Haus kommt, aber Lust auf Pizza oder Pasta von ihrem Lieblingsitaliener hat.

• Eine Fotokollektion: Der ganze Tag muss unbedingt in Bildern festgehalten werden! Vielleicht auch mit Polaroidfotos? Die sind immer eine nette Abwechslung neben den ganzen Handyaufnahmen. Schließlich soll der bunte Tag auch in bunter Erinnerung bleiben. Ein später angelegtes Fotoalbum für die Mami darf meiner Meinung nach eh nicht fehlen und alle Freundinnen können natürlich auch eins bekommen. Ja, ich weiß, ganz schön altmodisch, aber genau das kann so eine Party auch sein!

• Ein tragbares Erinnerungsstück: Ein schönes Geschenk für die Mama und gleichzeitig ein tolles Andenken für alle Gäste ist ein bedrucktes T-Shirt. Darauf kann ein lustiger Spruch stehen, das coolste Foto der Eltern prangen oder alle Mädels unterschreiben höchstpersönlich – die Motivmöglichkeiten sind grenzenlos. Entweder tragen alle das Shirt gleich zur Party oder erst mal nur die Mami (unbedingt Bauchgröße beachten!) und die anderen bekommen diese nette Give-away mit nach Hause.

Jetzt bleibt mir nur noch zu sagen: „Moni, deine Babyparty war superschön! Ich freue mich schon jetzt, wenn wir gemeinsam mit Rosa die Fotos von ‚eurem' Event anschauen!"

Dicken Kuss
Judith

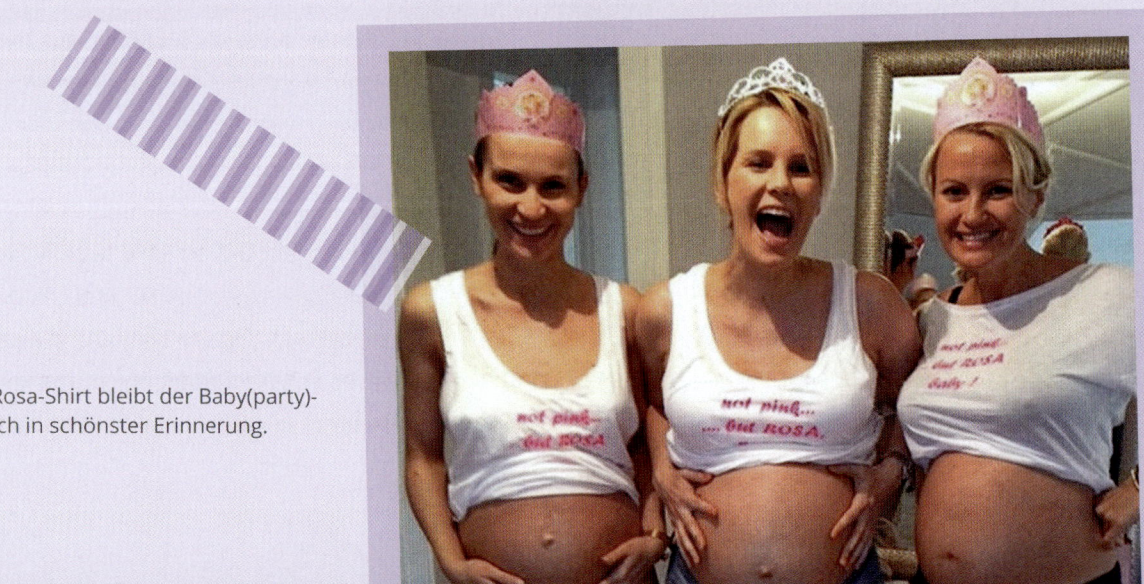

Im Rosa-Shirt bleibt der Baby(party)-bauch in schönster Erinnerung.

Neue (Teig-)Rolle

Doch nicht nur meine Mädels kümmerten sich traumhaft, auch Mr. Traum verwöhnte mich unermüdlich, wo er nur konnte. Er las mir alle Wünsche von den Lippen ab, zeigte sich als der perfekte Gentleman und war einfach wahnsinnig aufmerksam. Zum Beispiel kochte er häufig für mich und mindestens einmal die Woche war eine Massage drin. Seufz. Ich fühlte mich sehr geborgen bei ihm, weil er irgendwie immer und zu jeder Zeit auf mich achtgab. Zwischendurch bekam ich nahezu täglich kleine Aufmerksamkeiten und Überraschungen wie diverse Wellnessgutscheine oder eine Mommy-to-be-Kette geschenkt – er hatte einfach immer den richtigen Riecher, was ich gerade brauchte. Das war ein tolles Gefühl!

So viel Engagement kann und darf auch in der Schwangerschaft nicht einseitig bleiben, dachte ich. Aber was tun? Eine Daddy-to-be-Kette schied irgendwie aus, aber da Liebe ja bekanntlich durch den Magen geht, begann ich, ihn mit immer wieder neuen Leckereien zu beglücken. Meine Kochkünste bekamen quasi täglich ein Update, aber das absolute Highlight in meinem Repertoire war das Backen. Klar, das hatte ich früher auch schon mal getan, aber jetzt mutierte ich regelrecht zur Backexpertin. Was ich nicht alles ausprobiert habe! Nahezu jeden Tag gab es Kuchen oder Kekse. Gesunde Varianten natürlich. Meine Koch- und Backlaune ging sogar so weit, dass Mr. Traum die beste Köchin der Welt, seine Mutter, zur zweitbesten degradierte. Was für ein Kompliment! Jeder spricht davon, dass Männer mit ihren Frauen ein bisschen mit schwanger werden, also auch ein kleines, angefuttertes Bäuchlein bekommen. Jetzt weiß ich auch, warum gutes Essen (fast) wie Sex ist, nur eben mit Gaumen-Orgasmus!

Liebeslevel

Seit der Schwangerschaft hatte sich in unserer Beziehung ein neues Level der Vertrautheit eingeschlichen. Und das lag nicht (nur) an meinen Backkünsten! Wir bemühten uns anders umeinander, waren in intimen Situationen zärtlicher und noch liebevoller. Überhaupt war ich sehr darauf bedacht, die Zeit, die wir im Alltag miteinander verbrachten, immer zu einer ganz besonderen zu machen. Allein durch das Phänomen Schwangerschaft war alles, was wir taten, einzigartig. Schließlich würden wir diese außergewöhnliche Situation nur ein einziges Mal in unserem Leben so erleben. Das erste Baby gibt es eben nur einmal. Aber auch wenn ich mich heute so bei anderen „schwangeren Paaren" umschaue, frage ich mich manchmal, ob ihnen klar ist, was da

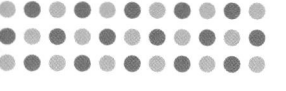

Monis Back-Wahn-Highlight

Kokoskuchen im Piña-colada-Style

Zutaten (für eine 26er-Springform)

500 g Cashewnüsse • 150 g Kokosflocken • 100 g gemahlene Mandeln

150 g getrocknete Datteln (entsteint, ungeschwefelt, Bioqualität)

100 g getrocknete Ananas (ungeschwefelt, Bioqualität)

200 ml Ananassaft (pasteurisiert, nicht frisch)

3 EL Agavendicksaft • 100 ml Kokosmilch • 3 EL Kokosöl

So geht's

1. Die Cashewnüsse über Nacht in reichlich Wasser einweichen. Am nächsten Tag das Einweichwasser abgießen, dann die Cashews gründlich abspülen und beiseitestellen.

2. Für den Boden 100 g Kokosflocken, gemahlene Mandeln, Datteln und Ananas in einen Mixer geben und gut zerkleinern. Dabei nach Bedarf esslöffelweise Wasser hinzugeben – gerade so viel, dass schließlich eine feste, aber nicht zu feuchte Teigkugel entsteht. Nun die Springform mit der Hälfte der übrigen Kokosflocken ausstreuen, den Teig in die Form drücken und kalt stellen.

3. Jetzt die eingeweichten Cashewnüsse für die Füllung mit dem Ananassaft und dem Agavendicksaft im Mixer fein pürieren. Zum Schluss die Kokosmilch und das zimmerwarme Kokosöl dazugeben und die Masse erneut mixen.

4. Die Springform aus dem Kühlschrank nehmen und die Cashewmasse auf dem Boden verteilen. Den Kuchen mindestens acht Stunden, am besten aber über Nacht kalt stellen.

5. Die restlichen Kokosflocken bei mittlerer Hitze (Vorsicht, sie werden schnell zu braun) ohne Fett in der Pfanne rösten und auf dem fertigen Kuchen verteilen.

Mein Tipp

Den Kuchen erst kurz vor dem Servieren aus dem Kühlschrank nehmen und auch wieder dort aufbewahren, sollte es überraschenderweise Reste geben.

gerade Besonderes mit ihnen passiert. Mr. Traum und ich haben das jedenfalls keinen Tag vergessen und jede Minute genossen, dafür bin ich jetzt noch dankbar. Darum schreie ich hiermit einen Appell an alle Bald-Eltern heraus: „Genießt diese einzigartigen neun Monate mit jedem Atemzug, so bewusst ihr könnt!"

Hand aufs Herz: Im Nachhinein kann ich nicht genau sagen, ob es ein Vor- oder Nachteil war, dass wir damals noch nicht so lange zusammen waren. Mr. Traum und ich befanden uns ja noch in der Verliebtheitsphase, als „wir" plötzlich schwanger waren. Bei anderen Paaren geht es in der Zeit doch nur um Sommer, Spaß und Sonnenschein,

bei uns ging es dann recht bald um Schwangerschaft, Sodbrennen und Steißlage. Natürlich machte ich mir Gedanken: Wie groß ist diese Belastungsprobe für unsere junge Beziehung? Würde ich womöglich bald alleine dastehen, wo standen wir denn nun überhaupt? Alles war noch so frisch und neu, wir kamen uns ja gerade erst näher. Und sollten uns von jetzt auf gleich in den kommenden Monaten mit Lichtgeschwindigkeit richtig kennenlernen. Uff, die Nummer war nicht ganz ohne.

Ein Satz, den ich oft gehört habe und erst jetzt richtig verstehen kann, ist: „Ein Kind rettet keine bröckelnde Beziehung!" Allerdings. Schwangerschaft, Geburt und ein

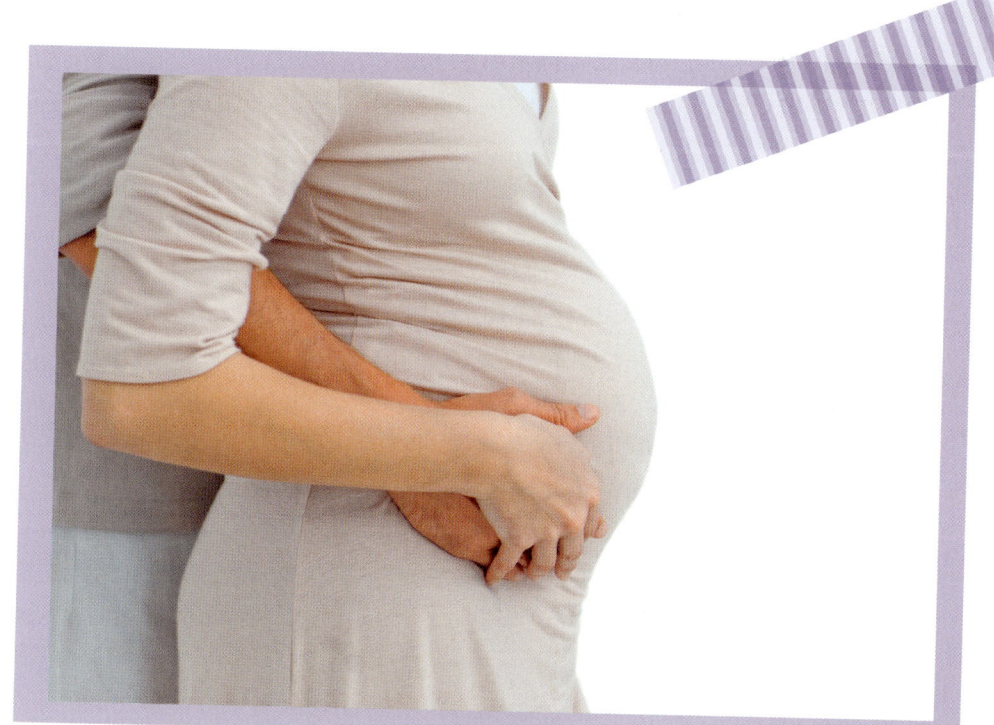

Das Projekt Baby ist eine Herausforderung für zwei.

Baby, all das ist einfach wahnsinnig aufreibend und kann Paare schnell an ihre Grenzen führen. Aber eine frische Partnerschaft auch intensivieren, das kann ich zum Glück aus Erfahrung sagen. Wir sind mit der Schwangerschaft und später mit dem Kind noch mehr zum Team geworden. Für mich war es vor allem wunderschön zu sehen, wie Mr. Traum mich plötzlich sah – und trotzdem wollte, schätzte und liebte. Bei all den Ups and Downs der ersten Wochen und Monate, kann keine Frau mehr ihre Fassade aufrechterhalten. Ich zog also vor meinem Partner emotional auf allen Ebenen blank. Ohne Baby im Bauch hätte unser „Wir lernen uns immer besser kennen"- Spiel wohl noch wesentlich länger gedauert.

Ich sehe es heute auf jeden Fall als Vorteil, dass wir noch nicht so eng waren und deshalb sehr sensibel miteinander umgingen. Was nicht heißen soll, dass langjährige Partnerschaften durch eine Schwangerschaft nicht auch auf eine neue Stufe gestellt werden. Im Gegenteil, ich bin sogar ganz sicher, dass es so ist.

Allerdings könnte ich mir bei einer Langzeitbeziehung vorstellen, dass Papi in spe vielleicht nicht mehr so viel Rücksicht auf alle Macken nimmt, die eine Schwangerschaft so bei Frauen zu Tage fördert, wie Mr. Traum es bei mir tat. Aber das ist nur eine Vermutung zugunsten meines Liebsten.

Sexly, Mami

Während meiner Schwangerschaft waren auch im Bekanntenkreis einige Freundinnen schwanger. Es war verrückt (und auch irgendwie beruhigend) zu sehen, wie ähnlich viele Dinge abliefen. Jedoch gab es ein Thema, das von Frau zu Frau total kontrovers gehandhabt wurde: SEX. Eine Freundin von mir war fast maßlos und erzählte, sie hätte noch nie so viel Lust auf Sex gehabt wie in der Schwangerschaft. Sie schilderte ebenso glaubhaft wie ausführlich, warum Sex gerade dann ein ganz besonderer Kick und eine ganz tolle neue Erfahrung sein kann. Nun gut. Eine andere Freundin, die ohne Baby im Bauch sehr aktiv war und jetzt auch wieder ist, verwandelte sich neun Monate lang in eine Kuschelkatze.

Und ich? Ich auch! Am liebsten hätte ich den Rest meines Lebens nur noch mit meinen 20 Kissen im Bett verbracht. Kuschelige Kissen waren toll – was war noch mal Sex?! Schmusen war immer sehr schön, aber die Vision von mir als Vamp mit Bauch gab es definitiv nicht. Ganz zum Leidwesen von dem sympathischen Herrn hinter der beeindruckenden Kissenburg. Aber da musste er leider durch.

Eine doppelt harte Herausforderung, denn durch die Schwangerschaft standen auch meine Brüste wie eine Eins. Noch besser als in der Phase hätten sie nicht sein können, obwohl ich Mutter Natur vor Jahren bereits etwas mit Silikon nachgeholfen hatte (was nebenbei gesagt auch in puncto Stillen kein Problem ist, da die Implantate ja hinter den Milchdrüsen liegen). Früher war ich nämlich nicht ganz so gut ausgestattet, was für meine Model-Karriere nur bedingt förderlich war. Aber nun ging es mir wie so vielen meiner Freundinnen, die immer wieder berichten, wie schön ihr Busen in der Schwangerschaft war – die Brüste strahlen dann förmlich Fruchtbarkeit aus und ich strahlte mit ihnen um die Wette, weil ich sie so schön perfekt fand. Und wie die Augen von Mr. Traum glänzten! Auch eine sehr deutliche Sprache, die jede Frau ohne Worte versteht.

Das Problem war in meinem Fall leider nur, dass ich Brüste in Form von kleinen Sexbomben hatte, mir allerdings so gar nicht mehr nach Sex war. Kuscheln und schmusen war toll, aber Sex, nee. Mr. Traum war natürlich nur mittelmäßig begeistert. Generell muss die Vorstellung für jeden Mann die Hölle sein: Die Frau ist wunderschön, aber er darf einfach nicht ran. Der Vergleich mit dem Esel, dem die Karotte vor die Nase gehalten wird, ohne dass er rankommt, ist in diesem Fall ziemlich treffend – so nah und doch so fern. Und diese Distanz galt es dann auch noch neun geschlagene Monate lang auszuhalten ...

Ab auf die Insel!

Ich hatte keine Lust, mich zu verbiegen und etwas nur dem Partner zuliebe zu tun. Voll abtörnend! Aber ein Folterknecht wollte ich ja auch nicht sein. Ein Frauenratgeber brachte die Rettung: Das Inselprinzip (so nannte ich es von nun an) bedeutete für uns Gestrandete die Lösung. Wie? Ganz einfach, die Partner verabreden sich hierbei einmal in der Woche zu einem Sex-Date. Ich dachte zunächst: „Was für ein Quatsch und total lächerlich noch dazu! Ich muss mich doch nicht mit meinem Partner verabreden, wir sehen uns doch sowieso jeden Tag!" Aber genau da lag ja die Herausforderung. Ich habe den Gedanken trotz aller Zweifel mitgenommen und er hat mich auch nicht mehr losgelassen. Eines Tages erwischte ich mich dann tatsächlich dabei, wie ich heimlich so einen Abend vorbereitete. Gut,

Die richtige Atmosphäre macht Lust auf mehr.

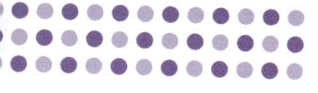 Sex-Stellungen mit gutem Bauchgefühl

Mit meinen Mädels konnte ich sehr offen sprechen. Auch über Sex. Unter Schwangeren haben wir uns natürlich bevorzugt darüber unterhalten, wie die schönste Nebensache der Welt in der Praxis aussieht. Machen wir uns nichts vor, manches fühlt sich mit Babybauch schon anders an und irgendwann wird die Kugel auch einfach zu groß, um jede Stellung genießen zu können. Die Zusammenfassung aller Unterhaltungen ergab folgendes Resümee: Mamis sollten wissen, dass der Beckenboden in der Schwangerschaft stärker durchblutet ist und die Genitalien anschwellen. Das kann das Empfinden steigern, was ja toll ist, aber manchmal geht die Steigerung bis zur Schmerzgrenze, was logischerweise nicht so toll ist. Zudem verwandelt sich gerade der Missionar nun schnell in eine Mission Impossible. Mehrheitlich für gut wurden hingegen die folgenden Stellungen befunden.

Löffeln Egal ob der Partner von hinten oder von vorn andockt – in der Seitenlage drückt nicht so viel von Papas Gewicht auf die Gebärmutter. Gerade in der klassischen Löffelchen-stellung (er liegt hinten) sind glücklicherweise keine tiefen Stöße möglich, die im späteren Stadium der Schwangerschaft unangenehm werden können.

Reiten Ist die Mami oben, bestimmt sie die Intensität und den Winkel des Eindringens. Der Partner kann dabei liegen, aber zum Beispiel auch auf einem Stuhl sitzen.

Verlagern Wenn der Partner vor dem Bett kniet, kann sich Mami entspannt auf den Rücken legen, die Füße aufstellen und mit dem Becken so weit vor zur Bettkante rutschen, dass er eindringen kann. So ist der Bauch garantiert nicht im Weg.

Knien Die Rückenlage ist für Mami nicht ausgeschlossen, wenn sie es sich auf mehreren Kissen bequem macht und der Partner sich beim Sex vor sie kniet. Oder beide kommen in den Vierfüßlerstand und testen den Doggy-Style.

Das Wichtigste ist, egal in welcher Position: Beide müssen sich dabei wohlfühlen, aber die Mami noch etwas mehr.

es war eine ziemlich einseitige Verabredung, indem ich ihn überraschte, aber ich wollte das Ganze erst einmal testen. Also machte ich mich richtig schön zurecht. Zu Hause war und ist bei mir sonst immer Haarknödel, Jogginglook und Gesicht mit ohne Schminke angesagt. An diesem Tag sollte das anders sein: Erst waren meine üblichen Pflegerituale dran, also Fingernägel lackieren und Co., dann kam Mr. Traums Lieblingsbodylotion zum Einsatz, die Haare wurden perfekt gestylt und ein tolles Make-up gab's auch noch. Und die Wohnung nicht zu vergessen: Ich legte kuschelige Musik auf, zündete Kerzen an – ja genau, ich zog das volle Kitschprogramm durch. Klingt komisch, aber fertig mit dem ganzen Romantikzauber war ich sogar selbst schon etwas mehr in Stimmung ... und nach dem Abend war Daddy happy und Mommy auch wieder auf den Geschmack gekommen. Kurz gesagt, das Inselprinzip funktioniert! Etwas bewusst zu tun, ist einfach doppelt so schön – das hatte ich schon beim Essen und allen anderen Neuerungen in meinem Leben festgestellt und das galt auch hier. Gut, wir haben es nicht jede Woche auf die Insel geschafft. Aber wenn ein Paar sexuell in der Dauerwarteschleife hängt, kann das wirklich eine Idee sein. Mir hat das Inseln zumindest geholfen und es macht uns bis heute Spaß. Und nur keine Sorge: Wenn in der Schwangerschaft alles okay ist, ist auch Sex völlig okay. Der weibliche Körper ist so gebaut, dass sich sein bestes Stück und Baby nicht berühren können, Verletzungen sind also ausgeschlossen und auch der Orgasmus ist nicht gefährlich fürs Kind. So denn ...

Passende Lösungen

Auf einer Insel reicht ja ein Bikini, fürs Insel-Date empfehle ich einen heißen BH. Auch wenn der etwas teurer ist, die Investition lohnt sich! Gerade wenn die Äpfel so schön knackig sind wie in der Schwangerschaft, dürfen sie in der passenden Auslage liegen. Schon der Kauf kann Mami positive Sex-Vibes verleihen, die beim Anziehen daheim ganz automatisch wieder aufflackern. Neben einer appetitlichen Optik ist aber auch der richtige Sitz entscheidend, da fragt frau am besten eine Frau, die sich damit auskennt. Ich kann nur weitergeben, dass der BH im letzten Verschlusshaken noch gut halten sollte, weil die Teile sich ja häufig noch weiten.

Wobei ich mir in der Schwangerschaft auch unter die Arme (und an alle weiteren strategisch wichtigen Stellen) greifen ließ, um für Mr. Traum attraktiv zu bleiben und mich in meiner Haut wohlzufühlen – zum Beispiel bei der Haarentfernung. Ganz ehrlich, mit wachsendem Bauch wird Mami so unbeweglich, da kommt sie mit dem Rasierer gar nicht mehr überall hin, wo sie hinwill oder -sollte. Darum habe ich mich damals zum Waxing getraut. Nicht zuletzt weil ich wusste, dass Schwangere schmerzunempfindlicher sind als sonst – danke, liebe Mutter Natur! So gab es keine Ausrede mehr, die Streifen-Nummer nicht zu testen. Ja, autsch, aber ja, geht. Nachdem das erste Mal geschafft war, wuchsen die Haare auch viel feiner nach als vorher, eine gute Belohnung. Alle weiteren Sitzungen wurden also immer harmloser. Und das Ergebnis hält so viel länger als nach dem Nassrasieren! Für werdende Mamis eine echte Erleichterung, das kann ich mal sagen.

Offene Worte

Für viele Hürden haben Mr. Traum und ich die passende Leiter gefunden, um gemeinsam hinüberzuklettern. Ich habe jedoch erst im Nachhinein erfahren, dass er einige Zweifel in Bezug auf unsere Zukunft für sich behielt. Zum Beispiel ging ihm im Kopf herum, ob die Geburt reibungslos über die Bühne gehen und unser Alltag zu dritt auch so harmonieren würde wie zu zweit und ob wir der Verantwortung überhaupt gewachsen wären. Darüber haben wir in der Tat erst gesprochen, als unsere Tochter schon auf der Welt war. Er wollte mich damit schonen, was ich sehr süß finde. Da sind wohl

die meisten Männer gleich, sie sind einfach die starke Schulter an der Seite der Frau. Mir hat zum Beispiel oft schon geholfen, wenn er sagte: „Egal was kommt, wir schaffen das schon." Ein simpler Satz, aber mit dem fühlte ich mich sofort von ihm verstanden und alles war gut. Dennoch würde ich heute sagen: „Reden ist das Allerwichtigste!" Und auch wenn es heißt „Ein Mann ein Wort, eine Frau ein Wörterbuch" – Männer dürfen und sollten ebenfalls über das sprechen, was sie bewegt, finde ich. Mal schwach zu sein, macht die Schulter doch noch viel stärker.

In der Schwangerschaft veränderte sich überraschenderweise nicht nur die Beziehung zu Mr. Traum, sondern auch die zu allen anderen Kerlen. Im Gespräch waren die Fronten gleich geklärt, der Typ wusste: Hier gibt es nichts zu erobern. Auf diese Weise entwickelten sich ganz andere Themen, wir unterhielten uns über ganz normale Dinge, ohne dass der Herr verkrampft unter Beweis stellen musste, dass er der beste Vater für meine Kinder sein könnte. Diese Aufgabe hatte ja ganz offensichtlich schon jemand anderes übernommen. Auch die Frauen begegneten mir viel freundlicher, ich war ja keine Konkurrenz mehr. So viel Fürsorge, wie mir in der Schwangerschaft entgegengebracht wurde, hatte ich bis dato nie erlebt. Schon gar nicht von fremden Menschen.

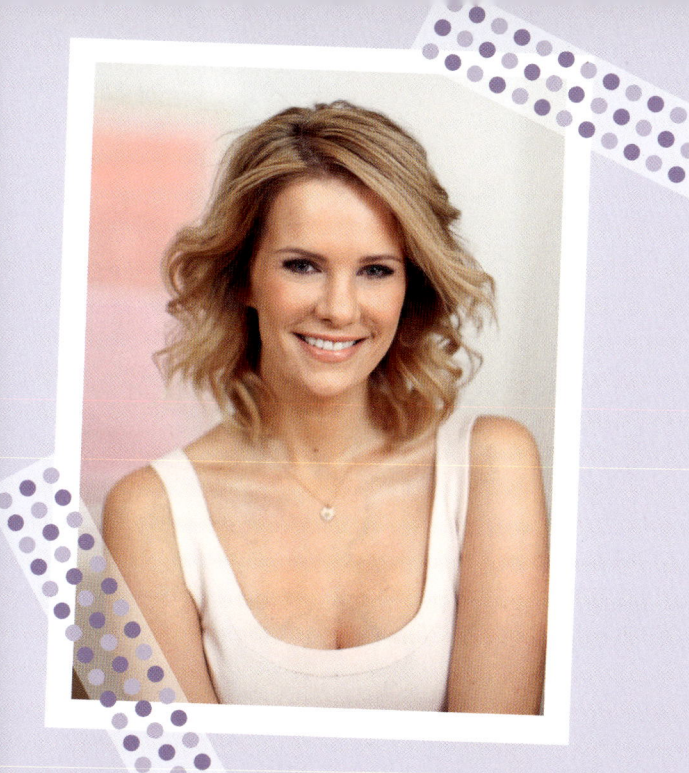

Feelgood-Goodies

1. Auch wenn es nach einer faulen Ausrede klingt:
Die Hormone können in der Schwangerschaft einen neuen Menschen aus der
Mami machen. Und das sollte der Papa wissen – und respektieren.

2. Bloß nicht den Freundeskreis vernachlässigen! Ein gutes Netzwerk ist wichtig,
egal ob es um eine geliehene Tüte Milch oder ein
„Ich will über etwas anderes sprechen"-Treffen geht.

3. Möglichst vielen Mädels von einer Babyparty erzählen. Eine wird dann sicher so ein
Event organisieren. Den Spaß sollte sich keine werdende Mami entgehen lassen!

4. Keine Angst vor einer Schwangerschaft in einer jungen Beziehung!
Der Respekt voreinander hilft über schwierige Situationen hinweg.

5. Sex-Flaute? Ab auf die Insel! Sprich, das Paar verabredet sich zu einem Date der ganz
privaten Art. Dieser Termin wird sicher selten abgesagt.

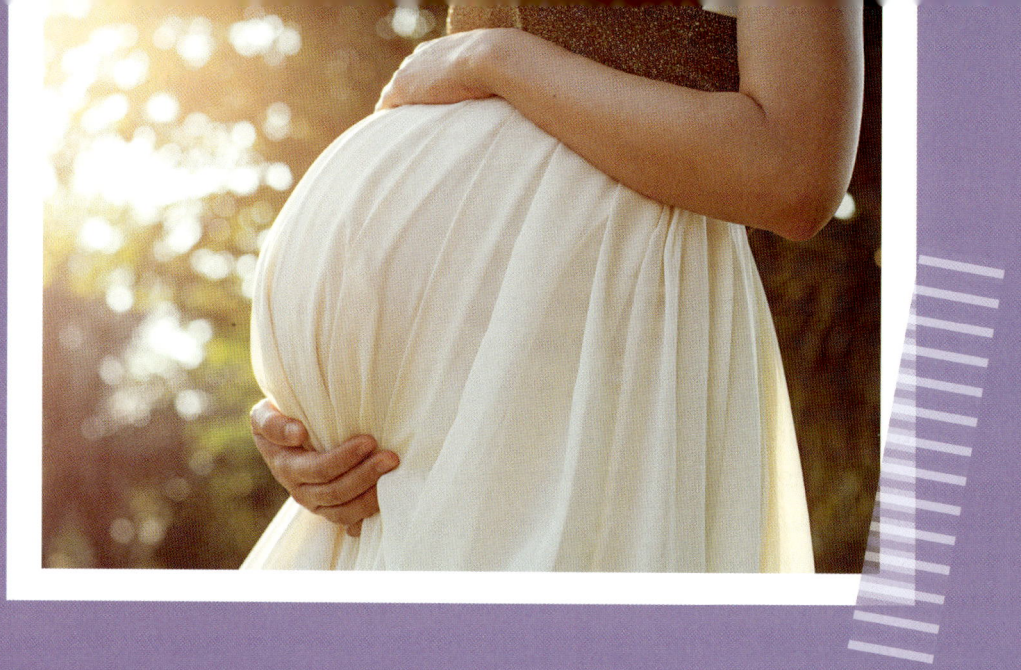

7. Schritt: Hübsche Ansichten für die hübsche Aussicht machen happy

Dem Kugelbauch Style verleihen

Was ziehe ich nur an? Diese Frage stellt sich sicherlich jede Frau,
vielleicht nicht jeden Morgen, aber mindestens jeden zweiten oder dritten.
Doch als Mami muss die Lösung unter erschwerten Bedingungen gefunden werden!
Auch wenn es im Krankenhaus vielleicht nicht in erster Linie um die Optik geht,
hinterlässt eine abreisebereite Tasche ein beruhigendes Gefühl.
Zudem soll Baby auch gut aussehen – darum gilt es bereits jetzt,
alle nötigen Accessoires zu besorgen. In Schön natürlich.

Do-it-yourself-Style

Im 5. Monat war es dann so weit, meine geliebten Jeans passten mir nicht mehr. Keine ging mehr zu, von einem Tag auf den anderen! Dass das irgendwann passieren würde, war mir schon klar, aber so plötzlich traf es mich völlig unvorbereitet. Also doch schnell einen Satz Schwangerschaftshosen anschaffen? Die Idee begeisterte mich wenig, ich überlegte vielmehr, wie ich die Distanz zwischen Knopfloch und Knopf am besten überbrücken könnte. Mir fiel ein Haargummi ins Auge. Not macht ja bekanntlich erfinderisch und so formte ich damit schwups eine Schlaufe ums Knopfloch (siehe Schaubild) und legte das freie Ende um den Knopf. Hielt super! So konnte ich meine Hosen zum Großteil bis zum Schwanger-

schaftsende tragen und gezwickt hat auch nichts. Übrigens lassen sich auch aus alten Strumpfhosen passende Bänder herstellen. Einfach ein fingerbreites Stück vom Bein ausschneiden und wie ein Haargummi benutzen. Die Dinger sind stabiler, als frau denkt! Na ja, und wenn gerade kein Band greifbar ist und Mami schnell losmuss, tut es sicher auch ein langer Pullover über dem offen gelassenen Knopf. In solchen Situationen kann sie schon einmal lernen, ein Auge zuzudrücken. Mit Kind wird das sicher noch ganz, ganz oft passieren.

Boyfriend-Shop

Aber nicht nur kleine Tricks können so manches Klamottenproblem lösen, auch Mr. Traum erwies sich als eine große Hilfe. Nein, ich meine nicht, dass er mir eine Komplettausstattung an Schwangerschaftsoutfits spendierte. Vielmehr durfte ich mich an seinem Kleiderschrank bedienen. Zum ersten Mal in meinem Leben konnte ich behaupten, eine echte Boyfriend-Jeans, ein echtes Boyfriend-Hemd und einen echten Boyfriend-Pulli zu besitzen. Ich schlief sogar in einer echten Boyfriend-Boxershorts, die ich bis heute nicht rausrücke. Sorry, Schatz! Ich muss schon sagen: Mr. Traums Hemden und Pullover standen mir damals ausgezeichnet. Und in Kombination mit einem Blazer sieht auch so eine Boyfriend-Hose

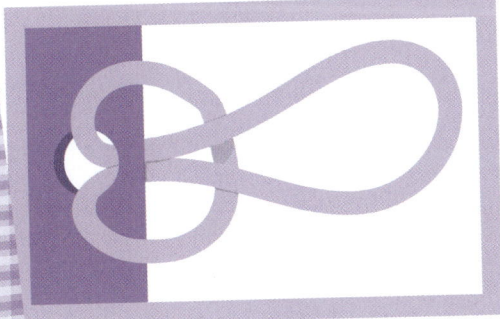

„Sie müssen nur den Nippel durch die Lasche ziehen ..." Nein, so kompliziert wie in Mike Krügers Song ist die Technik nicht. Einfach mit einem Haar- oder stabilen Gummiband eine Schlaufe um das Knopfloch der Hose binden und das freie Ende am Knopf fixieren.

echt cool aus. Dann noch Schuhe mit etwas Absatz dazu – fertig ist der Look!

Okay, nicht jede Mami kann mir in puncto Low-Budget-Styling nacheifern. Dazu muss die Größe des Freundes stimmen. Zur Not gibt es aber sicher eine Freundin, die auch schwanger ist oder gerade war und ihre Klamotten gern verleiht. Meine Schwangerschaftsjacke hatte ich beispielsweise von meiner Freundin Jana Ina bekommen. Ihr zweites Kind wurde nur zwei Monate vor meinem ersten geboren. Diese Jacke reichte ich dann an eine weitere Freundin weiter, so eine Kleiderallianz ist perfekt. Spart eine Menge Mühe – mit Babybauch shoppen ist nämlich nicht immer so supereasy – und eine Menge Mäuse.

Home-Flohmarkt

Ein großartiges Event war auch eine Kleidertauschbörse, die ich mit meinen Mädels (darunter waren sowohl Nicht- als auch Gerade- und Ex-Schwangere) veranstaltete. Wir trafen uns bei mir und jeder brachte seine ausrangierten Klamotten mit. Eben solche, die ohnehin früher oder später im Altkleidersack gelandet wären. Für uns war es unglaublich zu sehen, welche neuen alten Schätze für den einen oder anderen von uns dabei heraussprangen! Und lustig war das Treffen allemal, zwischendurch erinnerte mich das Ganze an Karneval. Ich

kann wirklich nur empfehlen, solche Abende regelmäßig zu planen. Auch jetzt veranstalte ich noch mindestens einmal im Jahr so einen privaten Kleiderkreisel. Zum einen ist man selbst den alten Krempel los, ergattert zum anderen aber garantiert auch viele neue Lieblingsstücke. Und günstig ist es obendrein! Wir tauschten entweder ein Teil gegen das andere oder steckten uns symbolisch einen kleinen Schein zu.

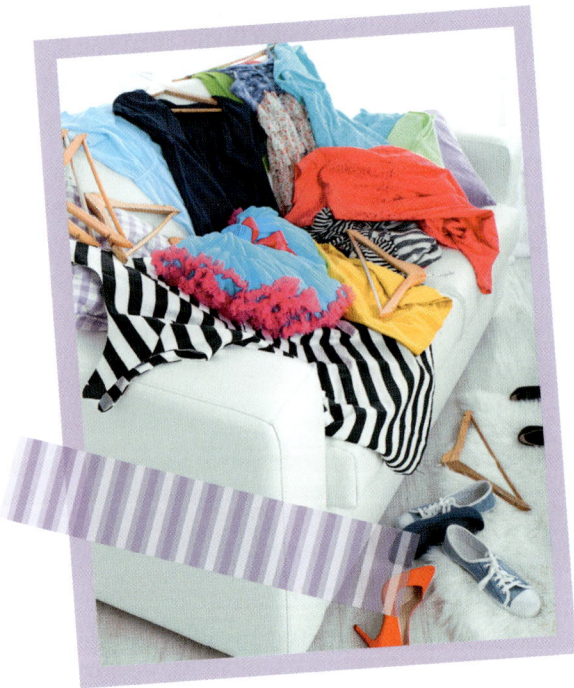

Ganz schön bunt – ein Miniflohmarkt zu Hause sorgt für maximale Ausbeute.

Mein Highlight war ein Rolling-Stones-Shirt, das ich in meiner Vorschwangerschaftsgröße ergatterte. Der einzige Unterschied zur früheren Optik: Über meinem prallen Bauch kam die bandtypische Zunge jetzt noch deutlicher zur Geltung. Die Mädels und ich befanden: schaut super aus! Ich hatte aber auch das Glück, dass mein Bauchnabel sich die ganze Schwangerschaft über nicht nach außen stülpte, das sieht immer nicht so schön aus, finde ich. Aber so trug ich die figurbetonten Sachen oft und begeistert, ich präsentierte meinen Babybauch ja so gern! Und der wuchs und wuchs. Gefühlt nahm ich in der Schwangerschaft so gut wie jedes der 18,5 Kilo am Bauch zu. Von hinten sah man gar nicht, dass ich ein Kind erwartete. Dafür wurde es vorne immer runder – ein typisches Zeichen für „Girl inside". Spitze Bäuche deuten eher auf einen Jungen hin, munkelt man.

Straffe Angelegenheit

Richtig lässig war auch eine Modenschau, bei der ich im 7. Monat noch über den Laufsteg „schweben" durfte. Und dieses Gefühl, einmal dabei meinen Bauch nicht einziehen zu müssen, göttlich! In der Zeit lieh ich mir nach einem Fashion-Shooting auch mal ein ganz tolles Abendkleid von Escada aus. Einen Tag später stand nämlich ein Event mit hochkarätigen Gästen an und dort wollte ich in nichts anderem als

in diesem Traum in meiner Lieblingsfarbe Tiffany-Türkis aufschlagen. Dieses Kleid war glücklicherweise so weit geschnitten, dass es mir sogar in Größe 36 passte. Zum einen war ich total stolz, dass ich mich mit meiner dicken Kugel noch da hineinquetschen konnte. Zum anderen hatte ich Angst, dass das Kleid aus allen Nähten platzte. Diese Sorge teilten offensichtlich auch viele andere Gäste auf der Veranstaltung, wie ich ihren besorgten Blicken entnahm ... Aber egal, es musste einfach dieses schöne Stück Stoff sein. Nur weil ich schwanger war, legte ich ja schließlich nicht meine Eitelkeit ab! Allerdings gebe ich zu, dass Schwangere ab und an unter kleinen Wahrnehmungsverschiebungen leiden. Ist ja auch logisch: Ab dem 6. Monat kommen die Pfunde und der Bauch quasi über Nacht, da kann es schon mal sein, dass die Mami mit ihrer Kleidergrößenschätzung etwas in Verzug ist.

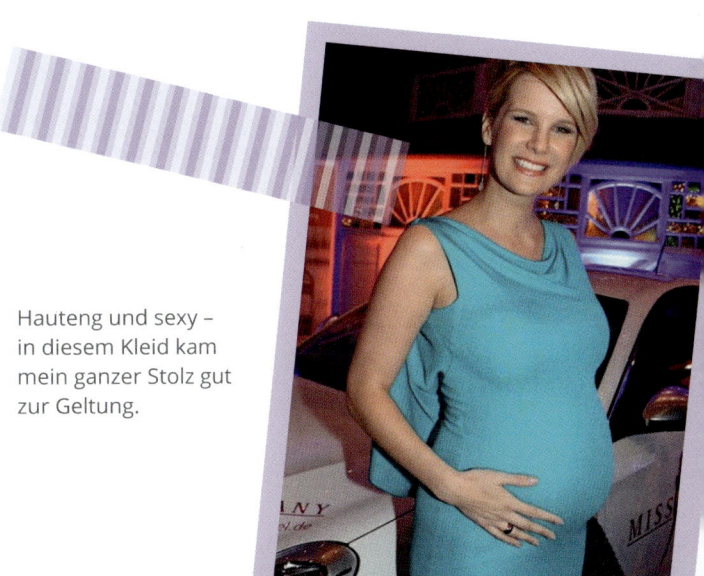

Hauteng und sexy – in diesem Kleid kam mein ganzer Stolz gut zur Geltung.

Öfter mal was Neues

Abseits von Bühnen und Teppichen ging's bei mir überaus kreativ zu. Mein erklärtes Ziel war, das Bäuchlein täglich trendy zu verpacken. Ich kombinierte weite Hemden oder Pullover mit unzähligen Accessoires und freute mich wie eine Schneekönigin, als ich in einem Modemagazin las, dass die sogenannte Joggingpant derzeit total angesagt ist. Diese Mischung aus Jogging- und Steghose ist wahnsinnig bequem und wächst unbemerkt mit. Mittlerweile sind die Stücke ein absolutes Must-have für jeden Kleiderschank, finde ich. Diese Vorstellung war früher kaum denkbar und wohl nur in der Hip-Hop-Szene gesellschaftsfähig. Ich legte mir also eine Joggpant mit Leoparden-

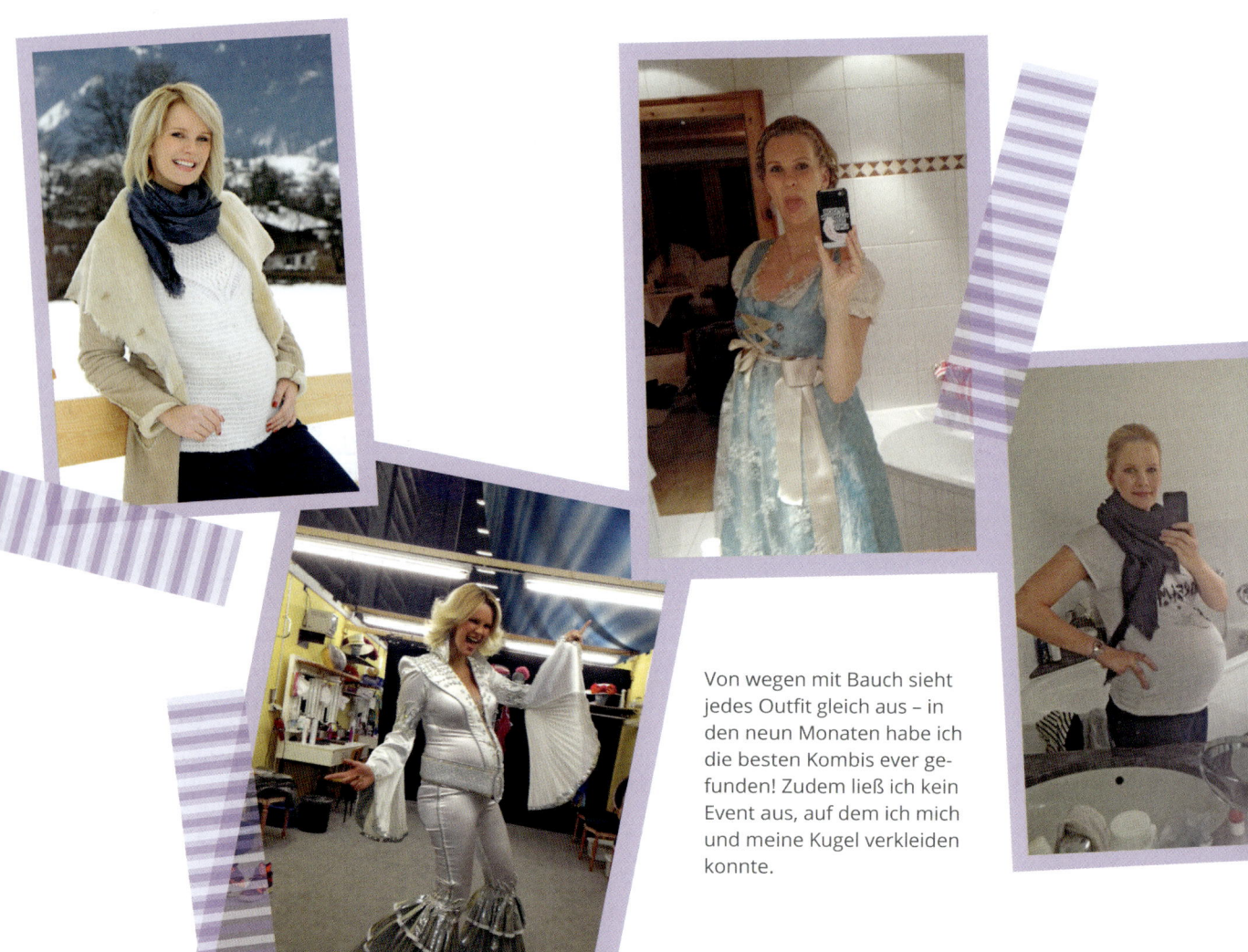

Von wegen mit Bauch sieht jedes Outfit gleich aus – in den neun Monaten habe ich die besten Kombis ever gefunden! Zudem ließ ich kein Event aus, auf dem ich mich und meine Kugel verkleiden konnte.

druck zu, die ich auch nicht mehr schwanger noch oft anzog. Zu derben Boots sieht die echt cool aus. Wenn es mal schicker sein sollte, trug ich einfach Pumps dazu … und nutzte so ziemlich jede Sitzgelegenheit, die sich mir an dem Tag bot. Auf hohen Absätzen steht es sich schwanger nämlich leider nicht besonders lange gut. Eigentlich mag ich die aber sehr gern, darum shoppte ich neun Monate lang keine Schuhe.

Die beste Alternative zur Joggerhose waren Stretchkleider aus Wolle, im Winter habe ich die immer wieder getragen. In Richtung Sommer waren es dann Hängerchen, die aber nicht aus der Mami-Abteilung stammten. Auch hier kam mein Weitblick ins Spiel: Heute trage ich diese Kleider mit einem Gürtel und kombiniere sie einfach anders. Egal ob schwanger oder nicht – zum Kleid passen Strumpfhosen und Leggings in allen Varianten. Auf diese Weise verwandelt sich ein luftiges Sommerkleidchen mit einer Jacke drüber zum tollen Winterlook. Stilmixe sind immer gut, finde ich, sie verleihen Mamis mit jeder Bauchgröße einen individuellen Style.

Worauf ich ebenfalls nicht verzichten konnte: Westen in allen Formen und Farben. Als Schwangere war mir immer zu warm. Ja, auch in der Winterzeit. Das liegt daran, dass viel mehr Blut durch den Körper strömt – deshalb waren dicke Jacken für mich subop-

timal. Zugegeben: Ich musste schon kreativ sein, um jeden Tag aufs Neue kleidungstechnisch gut wegzukommen. Aber auch hier war interessant, wie sich die Sicht auf meinen Kleiderschrank völlig veränderte. Und nicht nur auf meinen und Mr. Traums, ich stöberte auch bei meinen Freundinnen. Mit vorübergehend veränderter Figur und einem neuem Blick auf Kleidung kamen mir die ganzen Schränke quasi wie Klamottenläden vor.

Vernünftig shoppen

Natürlich konnte ich in der Schwangerschaft nicht komplett aufs Shoppen verzichten – Mädel halt. Aber ich nahm mir wenigstens vor, nur sinnvolle Teilchen in die Tüten zu packen. Was will ich denn nach neun Monaten mit dem ganzen Umstandszeug? Klar, ich hätte alles brav in eine Kiste packen, auf dem Dachboden verstauen und immer hoffen können, dass die Farben und Styles bei der nächsten Schwangerschaft immer noch in sind. Wahrscheinlich wär der ganze Kram aber am Ende eh in der Altkleidersammlung, auf dem Flohmarkt oder bei der nächsten schwangeren Freundin gelandet. Mein Shopping-Radar hatte aufgrund dieser Vernunftüberlegungen andere Ziele. Prio eins waren Accessoires, die meine eingeschränkte Kleiderauswahl immer in einen

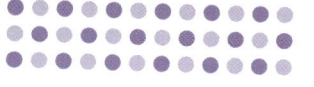
neuen Look verwandeln konnten. Solche Extras eben, die auch nach meiner Schwangerschaft einen festen Platz in meinem Kleiderschrank haben würden. Wir Frauen können doch alle von Handtaschen, Shoppingbags, Gürteln, Schals und Schuhen nicht genug bekommen, habe ich nicht recht? Mützen und Tücher hübschen schließlich jeden schlichten Pulli ohne viel Aufwand auf. Doch besonders beim Taschenkauf möchte ich werdende Mütter mahnen: Die dürfen natürlich stylisch sein, keine Frage. ABER die Mami sollte immer dran denken, dass in Kürze neben Schlüsselbund, Lippenstift, Rouge, Puder und der Geldbörse auch noch Windeln, Schnuller, Sabberlätzchen, Kekse, Feuchttücher und Co. einen Platz finden müssen.

Eine Sache konnte ich leider weder bei Mr. Traum noch bei meinen Freundinnen leihen: den BH. Vor der Schwangerschaft trug ich Größe 75 C, am Ende der neun Monate war es 85 D. Also nicht nur die Brüste wurden größer, auch der Unterbrustumfang wuchs mit. Zum Glück wurde ich in einem Fachgeschäft sehr gut beraten und kaufte meine neuen BHs so, dass ich sie auch nach dem Milcheinschuss noch tragen konnte. Diesen Tipp sollte jede Frau kennen, sonst ist die Freude über die Schwangerschafts-BHs nur von kurzer Dauer. Bei den Slips würde ich unbedingt darauf achten,

dass am Bauch nichts einschnürt. Da gibt es ja trotzdem hübsche Modelle mit Spitze und Co., gerade weil ein String einfach nicht zum Schwangersein passt. Den fand ich viel zu ungemütlich!

Ausnahmen bestätigen die Regel

Kurz vor Rosas Geburt habe ich mir übrigens doch noch eine Schwangerschaftsjeans zugelegt. Die alten Exemplare zogen am Po, sie waren einfach zu eng geschnitten, so insgesamt. Neben der einen Hose musste ich mir dann auch eine Winterjacke gönnen, die anderen Jacken bekam ich mit meiner Kugel schlicht nicht mehr zu. Und für die Weste wurde es trotz innerer Mami-Hitze doch irgendwann zu kalt. Gott sei Dank sind heute die Kartoffelsäcke, die Schwangeren noch vor nicht allzu langer Zeit angeboten wurden, Geschichte. Die armen Frauen mussten sich ja damals wohl oder übel mit furchtbar unförmigen Latzhosen und beuteligen Oberteilen durch die neun Monate quälen. Billig waren die aber sicher auch nicht, also doppelt schade ums Geld. Heute beherrscht Schwangerschaftskleidung ja einen ganzen Industriezweig – und das ist gut so. Attraktiv geht schließlich immer. Trotzdem sah ich es als waschechte Schwäbin nicht ein, richtig viel Geld dafür auszugeben.

Monis Energie-Offensive fürs Shoppen und Stylen

Vollkorn-Reisspaghetti mit Zucchini-Mandelcreme

Zutaten (für 2 Portionen)

250 g Vollkorn-Reisspaghetti • Salz • 2 rote Zwiebeln • 2 Knoblauchzehen
2 EL Olivenöl • 1 mittelgroße Zucchini • 60 g weißes Mandelmus
1 TL frisch gepresster Zitronensaft • 140 ml Mineralwasser • 1 Prise Himalayasalz
schwarzer Pfeffer aus der Mühle • 1 Handvoll Pinienkerne

So geht's

1. Die Vollkornspaghetti in reichlich gesalzenem Wasser ca. 12 Minuten al dente kochen.

2. In der Zwischenzeit die Zwiebeln und den Knoblauch schälen und fein hacken. Das Olivenöl in einer Pfanne erhitzen und die Zwiebelwürfel ca. 5 Minuten bei mittlerer Hitze darin andünsten.

3. Die Zucchini gründlich waschen, putzen und in kleine Viertel schneiden, dann mit dem Knoblauch zu den Zwiebeln geben und alles weitere 5–6 Minuten dünsten.

4. Für die Creme das Mandelmus mit dem Zitronensaft und dem Mineralwasser verrühren und zum Gemüse geben. Dort circa eine Minute aufkochen lassen. Mit dem Himalayasalz und frisch gemahlenem Pfeffer abschmecken.

5. Jetzt die Pinienkerne in einer Pfanne ohne Fett anrösten.

6. Die Spaghetti abgießen, abschrecken und mit der Zucchini-Mandelcreme auf dem Teller anrichten. Zum Schluss mit den gerösteten Pinienkernen bestreuen.

Mein Tipp

Wer's fruchtig-scharf mag, kann die Zucchini durch je eine kleine rote und gelbe Paprika ersetzen, die Mandelcreme mit Orangen- statt Zitronensaft abschmecken und mit Cayennepfeffer würzen. Von Moni getestet und ebenfalls für sehr gut befunden!

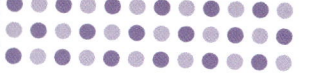

Trotz Bauch ein sexy Babe

Die Styling-Mühe lohnte sich. Eigentlich dachte ich, dass Schwangere weg vom Markt sind, doch da wurde ich ebenfalls eines Besseren belehrt. Männer finden schwangere Frauen durchaus attraktiv. Mit mir wurde sogar geflirtet – natürlich nicht so offensiv, aber dennoch waren manche Gespräche schon ziemlich flirty. Ja, ich gebe zu: Das tat meinem Ego sehr gut! Und es war eine weitere Motivation, optisch und natürlich auch gesundheitlich weiter auf mich zu achten.

Und das tat ich täglich: Ohne Rouge und Augenbrauenstift aufgelegt zu haben, ging und gehe ich niemals auf die Straße. Nicht einmal zum Bäcker. Der Grund ist sicher Eitelkeit, die aber auch auf der (übertriebenen) Fürsorge meiner Mitmenschen beruht. Ich schminke mich nämlich erst vor jedem Verlassen der Wohnung, seitdem ich in München lebe. Dort fragte mich jeder, den ich unterwegs traf, ob ich etwa krank sei. Daher schwor ich mir, nie wieder ungeschminkt vor die Tür zu treten. Denn die Antwort „Ne, nur nicht geschminkt" ist schon irgendwie doof.

Zum Glück brauchen Mamis kein besonderes Make-up, sie können alle Produkte weiterverwenden. Das freut nicht nur Mütter aus dem Schwabenland.

Der Kinderwagenkauf = Männersache

Bei allen Dingen, die ich für mich oder unser Baby kaufte, überließ Mr. Traum mir stets die Entscheidung. Aber bei einer Sache hatte er komplett das Ruder übernommen. Da legte er gesteigerten Wert auf Schnittigkeit, Eleganz und ein cooles Design. Nein, ich rede bei dieser Sache nicht von einem neuen Auto. Obwohl die Sache ebenfalls vier Räder hat. Es geht um den perfekten Kinderwagen. Der obendrein praktisch und gut in der Handhabung sein sollte. Die Ähnlichkeit zum Autokauf ist wirklich bezeichnend, denn ein guter Wendekreis beeinflusste die Kaufentscheidung ebenso wie die richtigen Reifen, eine bequeme und ergonomische Liegefläche sowie ein möglichst geringes Gewicht. Dass der Wagen nicht auch noch in drei Sekunden von 0 auf 100 beschleunigen können musste, wunderte mich fast. Ich war schon leicht amüsiert, wie sich ein Kinderwagen in einen Sportwagen verwandeln konnte, wenn der fachmännische Blick des Partners auf so viele Must-haves fällt. In dem Fall blieb mir also nichts anderes übrig, als bei der Optik das letzte Wort zu haben und die Prüfung der technischen Daten meinem Partner zu überlassen. Traurig war ich darüber nicht, im Gegenteil. Mein Kinderwagen lief und läuft bis heute wie eine Eins.

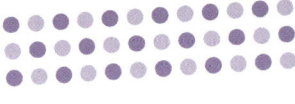

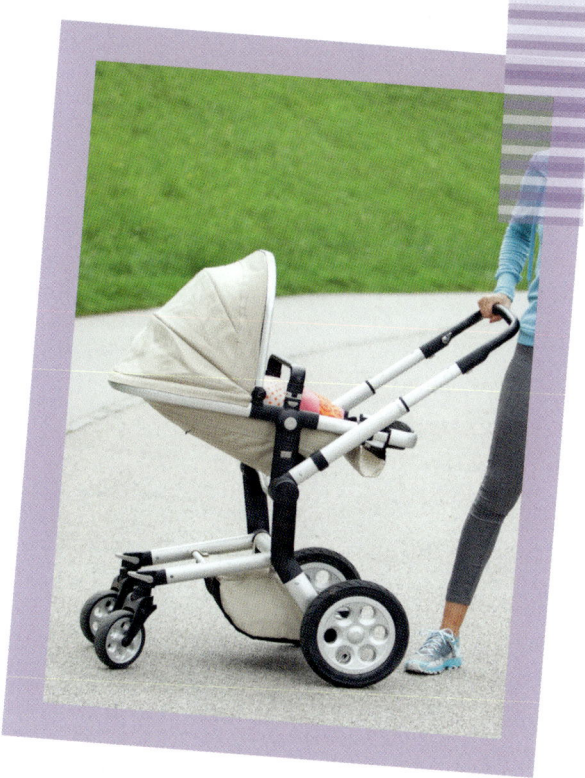

Der Porsche unter den Kinderwagen – mit diesem Modell wurde ein Traum von Mr. Traum verwirklicht.

Was ich auch Mr. Traums Hartnäckigkeit zu verdanken habe. Ausgesucht hatten wir das Objekt seiner – pardon – unserer Begierde zusammen. Aber bei der Abholung war ich allein und prompt habe ich etwas übersehen. Der Kinderwagen war mit einer falschen Bereifung ausgestattet! Zumindest waren es nicht die Räder, die sich mein Fahrzeugspezi ausgesucht hatte. Das erkannte er auf den ersten Blick, mir wäre das vielleicht in 100 Jahren nicht aufgefallen. Er wollte nicht diese schmalen silbernen Felgen, sondern die breitere Variante mit schwarzen Rädern. Mit einem breiten Grin-

sen fuhr ich also noch mal zu dem Laden und ließ mir die gewünschten Felgen aufziehen. Männer können so putzig sein …

Shoppinglisten mal anders

Natürlich kommt es im Krankenhaus nicht so darauf an, gut auszusehen. Dennoch schaut Mami blöd aus der Wäsche, wenn sie ein wichtiges Teil vergessen hat. Darum finde ich es gut, neben den stylischen Planungen auch praktische anzugehen. Und vielleicht braucht frau ja tatsächlich noch die ein oder andere Kleinigkeit, die auf der nächsten Einkaufstour (mit)besorgt werden sollte.

Zudem kann es nie schaden, sich auch mental vorzubereiten. In diesem Zusammenhang ist mir nämlich noch einiges eingefallen, was an dem großen Tag nicht fehlen sollte. An vieles hat man ja schon gedacht, aber mir geht es so: Was ich nicht gleich notiere, ist auch fix wieder weg …

Auch wenn der Geburtstermin noch lange hin zu sein scheint, sollte die Tasche fürs Krankenhaus mindestens vier bis sechs Wochen vorher gepackt bereitstehen. Ist die Fruchtblase erst mal geplatzt, hat sicher weder die Mami noch der Papi den Kopf dafür, an die Zahnbürste zu denken. Darum sollten für den Fall der Fälle folgende Dinge greifbar sein.

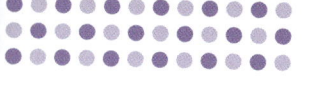

Mamis Tasche

- Mutterpass
- Krankenversicherungskarte
- Waschutensilien
- Kosmetika
- Haarbürste
- Zahnbürste
- Still-BH
- Stilleinlagen
- Bademantel
- Socken

- Einweisungsschein
- Geburtsplan (*siehe rechts)
- Unterwäsche (mindestens für zehn Tage, auch wenn nur drei angesetzt sind)
- Nachthemd oder T-Shirt zum Schlafen (mindestens sechs, Mamis schwitzen stark)
- Hausschuhe
- Persönliches: gute Musik, Handy, iPad, passende Ladekabel, Lieblingskissen

_____

_____

_____

_____

_____

(Platz für eigene Notizen)

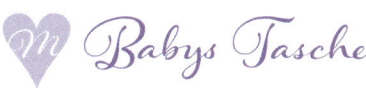

Babys Tasche

- Kleidung (Strampler, Jäckchen, Söckchen, Mütze, Höschen, Hemdchen)
- Babysitz

- Babydecke
- Windeln
- Baumwolltücher

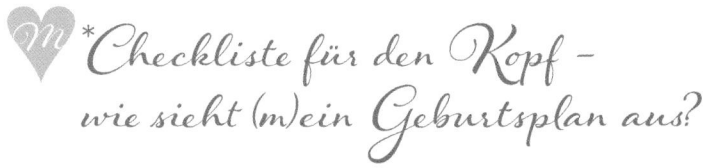

*Checkliste für den Kopf – wie sieht (m)ein Geburtsplan aus?

Bevor das Baby auf die Welt kommt, hilft es sehr, sich vorab in Ruhe darüber Gedanken zu machen, wie die Geburt ablaufen soll. Natürlich ist nicht alles bis ins letzte Detail planbar, aber so ein Schriftstück hilft auch dem Arzt und der Hebamme, Mamis Wünschen entgegenzukommen. Hier ein Beispiel, wie so ein Plan aussehen könnte.

Ich wünsche mir ...
• Musik mitbringen zu dürfen
• gedämpftes Licht
• während der Geburt eigene Kleidung zu tragen
• dass eine Begleitperson fotografieren und filmen darf
• so viel Ruhe und Privatsphäre wie möglich

Wenn es losgeht, möchte ich ...
• die Möglichkeit haben, wieder nach Hause zu gehen, wenn die Geburt noch nicht richtig angefangen hat
• dass mein Partner die ganze Zeit an meiner Seite ist
• dass nur mein betreuender Arzt, die Hebamme oder eine Krankenschwester dabei sind
• keinen Arzt im Praktikum, keine Medizinstudenten oder anderes Krankenhauspersonal dabeihaben
• die ganze Zeit meine Kontaktlinsen tragen (es sei denn, ich bekomme einen Kaiserschnitt)
• etwas essen und/oder trinken, wenn ich möchte
• herumlaufen und mich bewegen, wenn mir danach ist

So lange es mir und meinem Baby gut geht, möchte ich ...
• nur Intervall- und keine ständige CTG-Überwachung (nach Absprache mit dem Klinikpersonal und solange es keine Komplikationen gibt)
• die Geburt nach dem Zeitplan meines Körpers ablaufen lassen
• mich nach eigenem Ermessen bewegen können

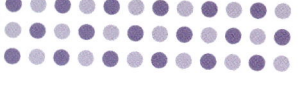

Wenn verfügbar, würde ich gerne testen ...

• einen Gebärhocker

• einen Geburtsstuhl

• eine Geburtswanne

• einen großen Gymnastikball

• den großen Ball in Kombination mit dem Seil (unterstützt die Beckenöffnung)

Wenn ich pressen soll, möchte ich ...

• es ganz nach meinem Instinkt machen

• eine Ansage bekommen, wann ich pressen soll und wie lange

Diese Geburtspositionen könnte ich mir vorstellen ...

• halb aufgerichtet

• auf der Seite liegend

• normal liegend

• stehend

• im Knien

• auf Händen und Füßen (Vierfüßlerstand)

Falls ich starke Schmerzen habe, möchte ich ...

• Akupressur bekommen

• Akupunktur erhalten

• ein Bad oder eine Dusche nehmen

• Atemtechniken einsetzen / Wehen veratmen

• jemanden, der mich in den Wehen anleitet

• eine Wärme- oder Kältetherapie

• eine Massage

• Medikamente

• den TENS-Stimulator (Transkutane elektrische Nervenstimulation)

• Homöopathie

• keine Schmerzmittel angeboten bekommen, ich melde mich, wenn ich feststelle, dass ich
  welche brauche

Kommt es zur natürlichen Geburt, wünsche ich mir ...

• einen Spiegel, um auch etwas sehen zu können
• den Kopf meines Babys zu berühren, wenn er sichtbar wird
• so viel Ruhe wie möglich
• lieber Schmerzen auszuhalten, als einen Dammschnitt zu bekommen
• dass mein Partner das Baby gleich nehmen kann

Nach der natürlichen Geburt möchte ich ...

• mein Baby sofort im Arm halten
• so schnell wie möglich stillen
• dass die Nabelschnur erst durchtrennt wird, wenn sie nicht mehr pulsiert
• dass mein Partner die Nabelschnur durchtrennt

Sollte ich einen Kaiserschnitt bekommen, möchte ich ...

• meinen Partner die ganze Zeit bei mir haben
• wenn möglich nur eine örtliche Betäubung
• wenn möglich eine Vollnarkose (über die Risiken wurde ich informiert)
• dass der Sichtschutz so niedrig ist, dass ich mein Baby sehen kann, wenn es herausgehoben wird
• dass mein Partner unser Kind so schnell wie möglich auf den Arm nehmen darf
• dass ich mein Baby so schnell wie möglich stillen kann

Nach der Kaiserschnittgeburt möchte ich ...

• bei allen Vorkehrungen rund um mein Kind dabei sein
• dass mein Partner die ganze Zeit bei unserem Kind ist, wenn ich das nicht kann
• mit meiner Familie in einem Raum allein sein
• ein Bett für meinen Partner, damit er bei uns bleiben kann

Ich möchte ...

• nur stillen
• stillen und Säuglingsnahrung kombinieren
• meinem Kind nur Säuglingsnahrung geben

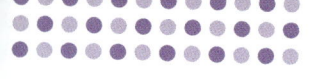

Folgendes darf mein Baby haben ...

• Säuglingsnahrung

• Zuckerwasser

• einen Schnuller

• Tee

• nichts Zusätzliches, zu keiner Zeit

Ich möchte mein Kind stillen oder füttern ...

• nach seinen Bedürfnissen

• nach Plan

Ich möchte ...

• 24-Stunden-Rooming-in (also im selben Zimmer wie das Baby sein)

• dass mein Baby nur bei mir ist, wenn ich wach bin

• dass mein Baby nur zum Stillen beziehungsweise Füttern zu mir gebracht wird

• dass meine anderen Kinder mich und das Baby so schnell wie möglich besuchen kommen

• so schnell wie möglich aus dem Krankenhaus entlassen werden

• spontan entscheiden, ob ich Besuch empfangen will oder mein Baby die ganze Zeit um mich haben – je nachdem, wie es mir nach der Geburt geht

_____

_____

_____

_____

_____

(Platz für eigene Notizen)

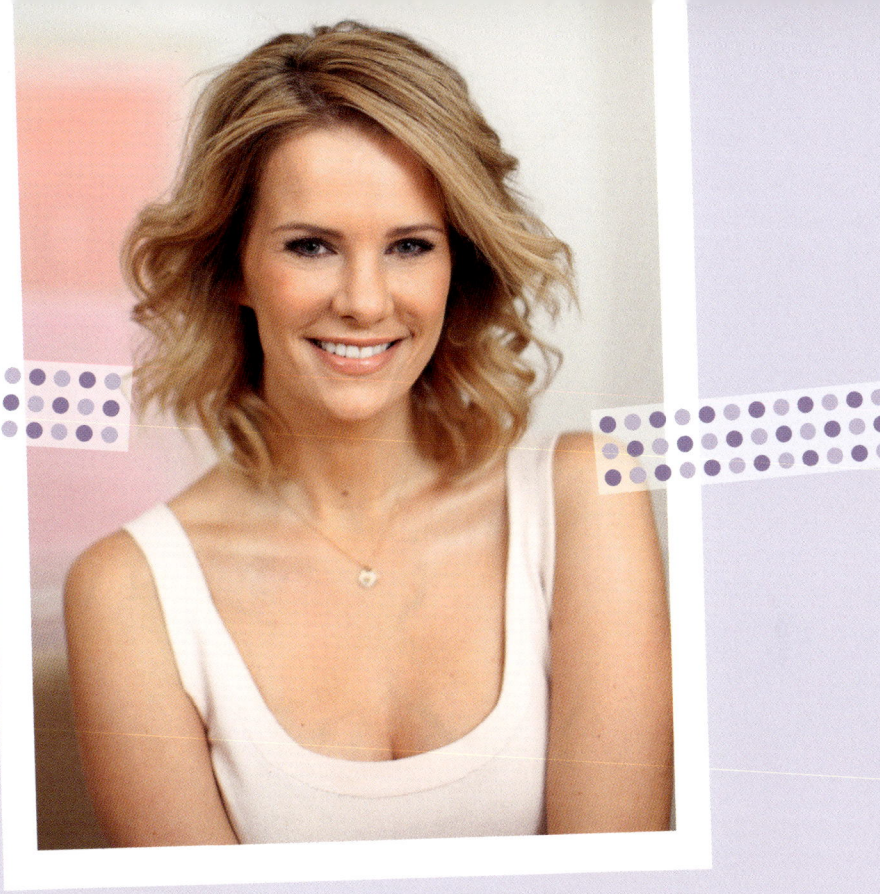

Feelgood-Goodies

1. Fremde Kleiderschränke sind die perfekte Fundgrube für modebewusste Bald-Mamis.
Wer bei Papa nicht erfolgreich ist, tauscht einfach mit der Freundin –
einen lustigen Mädelsnachmittag gibt's dann gratis dazu.

2. Klug geshoppt ist schon halb angezogen.
Praktische Accessoires bringen jedes Outfit zum Strahlen.

3. Der Kinderwagenkauf ist Männersache. Punkt.

4. Sind es noch vier bis sechs Wochen bis zum errechneten Geburtstermin,
sollte die Krankenhaustasche bereitstehen.

5. Ein Geburtsplan hilft, sich gedanklich auf die Entbindung vorzubereiten.

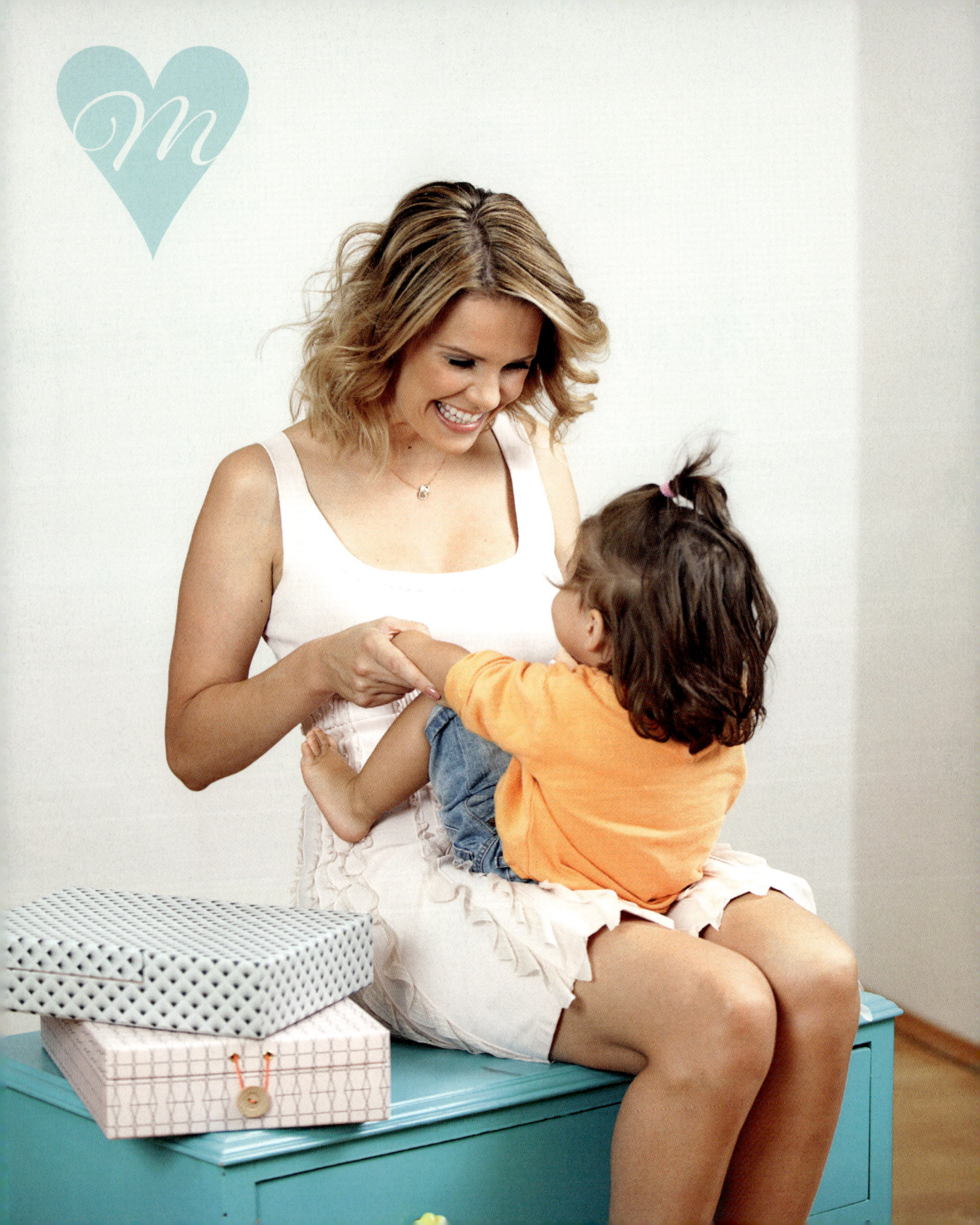

Phase C:

After Baby im Bauch

Das Warten hat ein Ende! Auf einen Schlag änderte sich das Leben komplett,
nichts war mehr so, wie es vorher war. Sogar die Uhren tickten anders.
Wie sich ein Dream-Team dennoch – oder gerade deswegen – in ein Traum-Trio
verwandelte und welche Überraschungen damit verbunden waren,
zeigen die nächsten Kapitel.

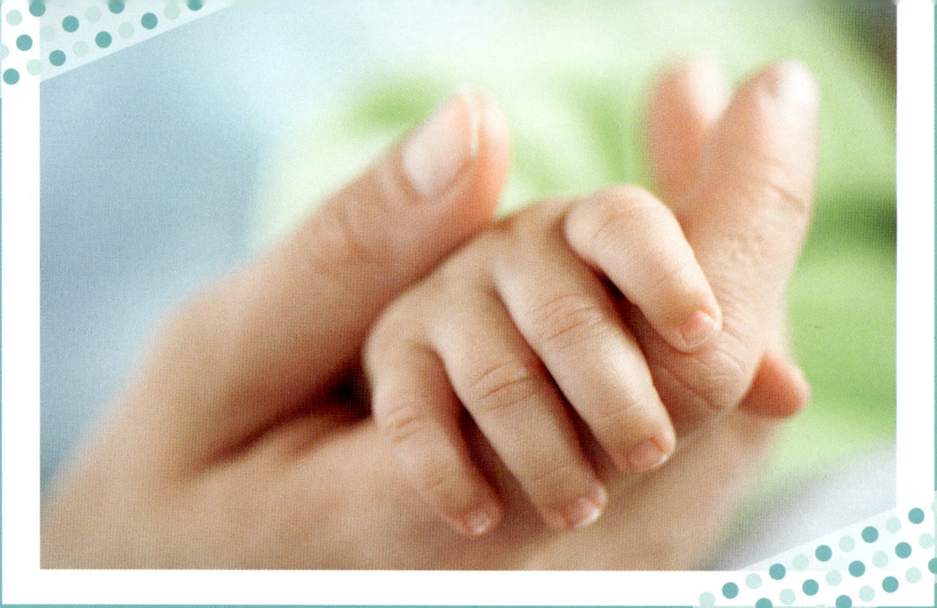

8. Schritt: Hallo Happy You!

Das kleine Wunder begreifen

Der errechnete Geburtstermin verstrich und es passierte – nichts.
Jeden zweiten Tag ging ich zum Arzt, jeden zweiten Tag bescheinigte der mir,
dass es Mami und Baby gut geht, und jeden zweiten Tag schickte er uns wieder nach Hause.
Diese Zeit des Wartens auf die Geburt war meine Gastrolle in dem Film
„Und täglich grüßt das Murmeltier".

Wo bleibt die kleine Maus?

„Ich wär dann auch so weit!" Das wäre meine Antwort gewesen, wenn mich einer gefragt hätte, aber mich fragte ja keiner. Stattdessen entwickelte ich kümmerliche Rituale, die sich tagtäglich nur im Umkreis unserer Wohnung und der Klinik abspielten (die Entfernung dazwischen betrug übrigens weniger als 800 Meter). So richtig viel unternehmen konnte ich ja leider nicht mehr. Beispielsweise bereitete ich mich jeden Morgen ausgiebig mit den Dingen vor, die ich sowieso schon diverse Male erledigt hatte. Dazu gehörten Mani- und Pediküre, Haarstyling und ein dezentes Make-up. Ich wollte auf keinen Fall leichenblass, mit ungewaschenen Haaren oder gar mit nicht rasierten Beinen und Achseln im Kreißsaal liegen.

Solche Beschäftigungsmaßnahmen mögen oberflächlich erscheinen, aber sie lenkten mich ab. Schließlich löst der Gedanke an die Geburt schon ein flaues Gefühl in der Magengegend aus – ich kenne keine Mami, die das Gegenteil behauptet. Anstatt mich in meine Angst zu steigern, suchte ich mir eben hübsche Alternativen. Ich habe es auch mit Lesen versucht. Langweilig. Mit Liegen und Dösen. Langweilig. Mit Spazierengehen. Langweilig! Beim besten Willen,

ich konnte mich nur schwer auf andere Dinge konzentrieren. Sogar meinen Facebook-Fans ging ich mit langweiligen Posts auf den Geist. Gut, was hatte ich auch erwartet, wenn ich mich selbst als trächtige Kuh bezeichnete? Die Kommentare bestätigten mir, dass ich schon bessere Botschaften verkündet hatte.

Zudem fragte mich wirklich jeder, wie es denn nun aussieht – sei es auf der besagten Internetplattform, per SMS oder am Telefon. Diese Frage ertrug ist täglich schlechter. Ich reagierte regelrecht gereizt, obwohl ich natürlich wusste, dass es alle nur gut meinten. Selbst meine Mutter, mit der ich täglich telefonierte, überspannte den Bogen mit ihren Ferndiagnosen. Ich war kurz vorm Durchdrehen!

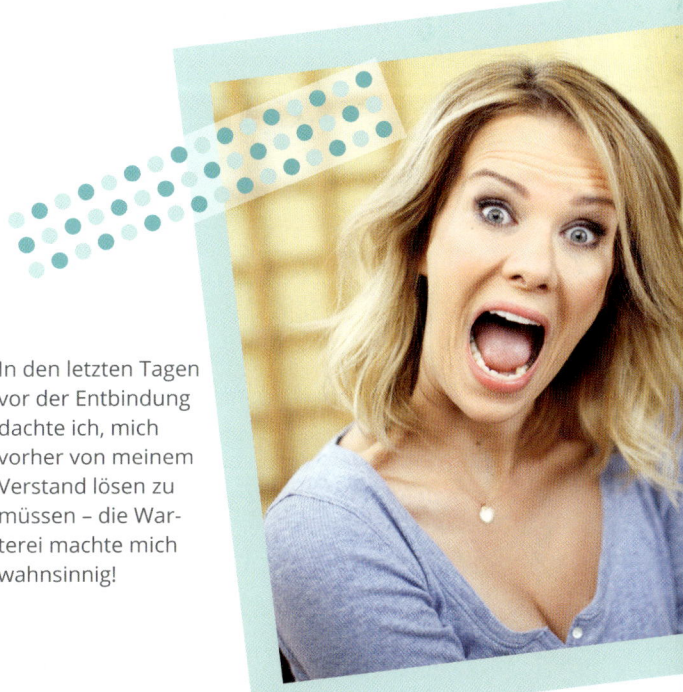

In den letzten Tagen vor der Entbindung dachte ich, mich vorher von meinem Verstand lösen zu müssen – die Warterei machte mich wahnsinnig!

Tiefe Trickkiste

Dabei hatte ich wirklich jeden Tipp, der mir zugetragen wurde oder den ich im Internet fand, ausprobiert. Ich aß scharfes Essen, trank mit Rizinusöl gemischte Getränke, stieg unendlich viele Treppenstufen auf und ab – nichts brachte etwas. Sex oder eine Miniflasche Rotwein führten ebenfalls nicht zum Erfolg. Auch mein Frauenarzt – wir waren mittlerweile beim Du – startete einen Versuch, vielmehr war es eigentlich eine List. Ahnungslos im Untersuchungsstuhl sitzend bekam ich einen Riegel Kinderschokolade. „Den habe ich mir ja wohl verdient", dachte ich noch und biss hinein. Quasi im gleichen Moment spürte ich ein deutliches Ziehen an der Gebärmutter. Der Doktor hatte einen Finger an den Gebärmutterhals gelegt und bewegte ihn hin und her. Was für ein Fuchs! Hätte er mir vorher davon erzählt, hätte ich mich sicherlich sehr stark verkrampft. Diese Methode nennt sich Eipollösung und ist eher nicht das, was man als angenehm bezeichnen würde. Sie würde aber häufig binnen 48 Stunden Wehen auslösen, sagte er dann quasi entschuldigend dazu. Ich war gespannt.

Bitte kein Late-Check-out!

Parallel zur Warterei wurde eine weitere Sorge mein täglicher Begleiter: Ich wollte nicht nachts von Schmerzen geweckt werden. Ein Frühstück sollte immerhin noch drin sein und dann konnte es von mir aus losgehen. Warum auch immer ich diesen Wunsch hatte, wahrscheinlich macht das Warten einen einfach etwas gaga im Kopf. Aber woran sollte ich auch sonst denken? Die große Krankenhaustasche war lange gepackt und das Kinderzimmer

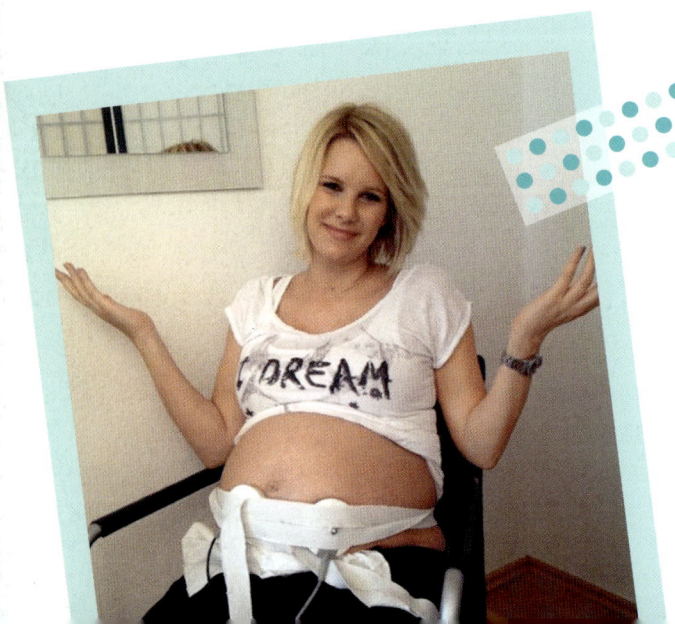

Mein inzwischen angestammter Platz am Wehenschreiber: Montag, Mittwoch, Freitag …

nett hergerichtet für mein Baby – das sich unendlich viel Zeit ließ, das Licht der Welt zu erblicken. „Dabei ist es doch so schön hier, warum hast du denn keine Lust, das alles zu sehen?", überlegte ich beim Anblick ihres kleinen Bettchens. Das hat die Natur wirklich wunderbar eingefädelt. Denn der Tag, an dem es der Mami reicht, kommt unweigerlich. Sie will und mag nicht mehr schwanger sein. Das Baby muss raus, sofort, egal, ob die Geburt wehtut oder nicht. Du kannst nicht mehr sitzen (ein einziges Mal hatte ich es noch mit einem Biergarten-Ausflug an den nahe gelegenen See im Umland versucht, aber diese Bänke sind nichts für Hochschwangere), kannst nicht liegen, kannst nicht wegfahren, kurz: Es nervt einfach nur noch.

Einleitung des Geschehens

Endlich! Zehn Tage nach dem eigentlichen Termin sollte ich zur Einleitung der Geburt ins Krankenhaus kommen. Sonst hätte es sein können, dass das Kind zu groß wird und/oder dass das Fruchtwasser nicht mehr reicht. Nie hatte ich einen Tag so herbeigesehnt wie diesen 9. Mai! Verdammt, hatte ich gute Laune! Mr. Traum und ich betraten die Klinik mit einem Gefühl der Erleichterung, endlich kam Bewegung in die Sache. Mein Muttermund war auch schon etwas

geöffnet, ein gutes Zeichen. Der Wehentropf konnte also kommen!

Kurze Zeit später lag ich also gemütlich auf meiner Geburtsinsel und wartete (dieses Mal in besserer Stimmung als sonst in Bezug aufs Warten) auf die erste Wehe. Ich war so gespannt auf dieses Gefühl! Meine Neugier war bis dahin wirklich stärker als die Angst vor dem Schmerz. Dann kam sie und ich war total positiv überrascht. Diese Wehen waren ja gar nicht so schlimm, sie fühlten sich an wie Bauchweh oder Periodenschmerzen. Mamis, was erzählt ihr denn alle? Für mich ließen sich diese Beschwerden aushalten und die Zeit vertrieb ich mir mit meinem Handy und surfte auf Facebook.

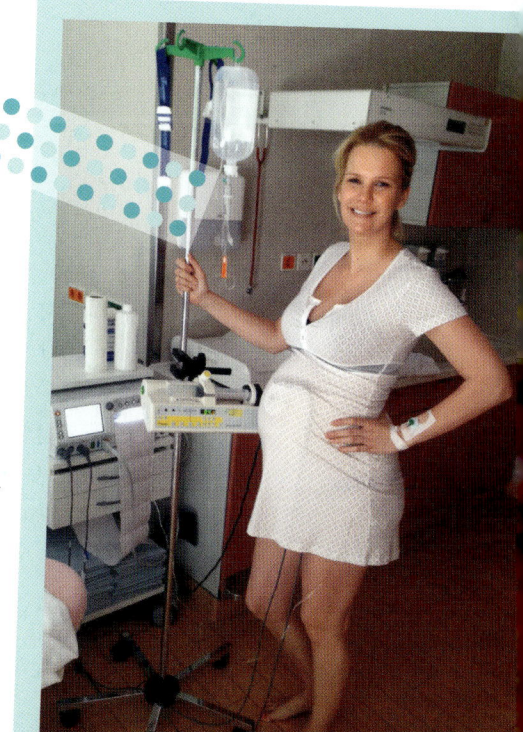

Im Krankenhaus angekommen hatte ich erst mal gut lachen. Das änderte sich leider schlagartig, als der Doc mir eine höhere Dosis Wehenmittel verordnete.

So weit war alles gut, das Wetter deutete großzügig an, dass es bald Sommer werden würde, ich stand kurz vorm Ziel – was wollte ich denn bitte mehr? So schlimm konnte es nicht werden, da war ich mir sicher. Kurze Zeit später tauchte eine Krankenschwester auf und fragte mich, ob ich eine PDA wolle. „Nö, ach was, alles easy, kein Problem", antwortete ich völlig gelassen. Mir ging es in dem Moment einfach verdammt gut.

Wogen der Entgeisterung

Die Ruhe vor dem Sturm kippte leider schneller, als mir lieb war. „Was liegst du da rum?", fragte mich mein gerade eingetroffener Frauenarzt, der gleichzeitig Belegarzt in der Klinik war (diese Kombination kann ich übrigens jeder Mami nur empfehlen). „Ich habe doch Wehen", entgegnete ich fast stolz. „Aufstehen!" – dieser Befehl galt mir. „Hat sie Wehenmittel bekommen?" – diese Frage galt der Hebamme. „Ja!", entgegnete diese. Der Arzt: „Sie verträgt mehr!" Die Hebamme: „Wirklich?" Der Arzt: „Ja, die sieht noch so entspannt aus!" Ich schaute wie beim Tennis ungläubig zwischen den beiden hin und her und ahnte, dass ich gleich ein Problem haben würde. Und es rollte, wie der Wehenschreiber zeigte, deutlich auf mich zu. Meine Augen klebten an diesem Gerät. OH MEIN GOTT! Ein gewaltiger Schmerz durchzuckte meinen Körper von Kopf bis Fuß, es gab keine Stelle, die nicht wehtat. Dieses Erlebnis war definitiv eine neue Erfahrung. In dieser Sekunde verstand ich bis ins letzte Detail, was richtiges Atmen bei der Geburt bedeutet.

Das Wort Wehen kommt von WEH

Bislang verhalf mir eine angepasste Atmung beim Pilates und Yoga zu einem wunderbar ausgeglichenen Gefühl. In den Wehen sollte mich das bewusste Luftholen vor Schmerzen retten – und tatsächlich, ich atmete sie einfach weg! Zugegeben, mir half es auch, dass Mr. Traum bald ebenfalls Schmerzen hatte. Und zwar in seinem Oberarm, in den ich biss, den ich kratze und kniff. Die Spuren waren noch lange zu sehen. Naja, wie sagt man so schön: Geteiltes Leid ist halbes Leid. Warum sollte es ihm besser gehen als mir? Puh, ich fühlte mich immer mehr wie in einem Film, dessen Drehbuch ich kannte, in dem ich aber plötzlich die Hauptrolle spielen musste. Schließlich fragte ich die Hebamme: „Wann kommt der Arzt mit der PDA?" Die entgegnete: „Sie wollten doch keine!" „Das habe ich nie gesagt!", schrie ich und erfuhr, dass der Anästhesist gerade im OP war, aber gleich bei mir sein würde. Und dann hatte sich der Regisseur eine neue Wendung überlegt, die ich bislang in noch keinem Movie gesehen hatte: Ich musste auf die Toilette! Mir blieb aber auch nichts erspart. Pipi machen mit einer Wehe, das ist auch ein Erlebnis, das ich fast mit einer Prüfung aus dem Dschungelcamp vergleichen würde. AUA. Highlight dieser besonderen Situation war, dass in den paar Minuten meine Fruchtblase geplatzt sein musste. Ohne dass ich es gemerkt hatte! Im Nachhinein betrachtet eine ziemlich saubere Sache. Viel besser als bei „Sex in the City", als die hochschwangere Darstellerin Charlotte Mr. Big in einem Restaurant beschimpfte und dabei einen ordentlichen Schwall hinterließ. Und ich meine keinen Wortschwall ... Ja, ich kann jedem Erlebnis etwas Positives abgewinnen. Manchmal dauert es nur, bis mir das auch bewusst wird.

Nach dem Toilettengang war ich total erschöpft und musste mich hinlegen. Zum Glück kam dann auch meine PDA und ich durfte gleich bleiben, wo ich war. Ich wartete auf die Wirkung der Betäubung. Und wartete – oh nein, nicht schon wieder warten! Der blöde Schmerz war weiterhin da, ich konnte es mir gar nicht erklären. Kurzerhand übernahm die Krankenschwester dann die Dosierung für mich. Damit keine Panik in mir hochstieg, beruhigte ich mich die ganze Zeit mit dem Gedanken, dass die Geburt nun unmittelbar bevorstand und in der nächsten Stunde meine Tochter endlich da sein würde. Immerhin war ich schon zwei Stunden im Krankenhaus. Mein Arzt wurde geholt und dann ging alles ganz schnell. „Pressen, pressen, pressen!", wie ein Hammer schlugen die immer gleichen Worte des Mediziners auf mich ein. An dieser Stelle erinnerte ich mich kurz an meinen Geburtsvorbereitungs-Crashkurs, den ich im 8. Monat noch schnell belegt hatte. Dort sagte mir die tiefenentspannte Hebamme: „Bei der Geburt haben Sie alle Zeit der Welt. Sie können in Ruhe ausprobieren, welche Position Ihnen beim Pressen am angenehmsten erscheint." HAHAHA! Ich hatte nicht eine Sekunde, um zu überlegen, ob ich die Stellung tauschen wollte, und ich wurde auch keineswegs dazu aufgefordert, irgendeine vermeintlich bequemere zu testen. Denn Rosas Geburt ging unglaublich schnell! Gerade hatte ich mich an den Schmerz und den Rhythmus beim Pressen gewöhnt, da vernahm ich ein energisches „Nicht mehr pressen, auf keinen Fall pressen!". Völlig verdutzt schaute ich den Arzt an. Was sollte das denn jetzt? Der Mann wusste auch nicht, was er wollte. Okay, also atmete ich nur noch heftig und beendete das Pressen. Und dann war sie nach gerade mal dreieinhalb Stunden da – meine, unsere Rosa! Um genau 14.28 Uhr verkündete die Kleine mit einem lieblichen Schreien ihre Ankunft. Und schon in dem Moment dachte ich: „Ich würde es jederzeit wieder tun!"

Und die Welt wurde Rosa

Mr. Traum durfte die Nabelschnur durchtrennen und sagte mir im Nachhinein, dass ihn dieser Moment so stolz gemacht hätte wie damals die Deutsche Meisterschaft, die er mit seinem Inlinehockey-Team gewann – aber potenziert mit der Zahl 100. Männer haben schon komische Vergleiche. Gleich im Anschluss wurde mir Rosa auf den Bauch gelegt. Sie war gar nicht so voller Käseschmiere, wie ich es vermutet hatte. Ganz im Gegenteil, sie sah fast wie bereits gewaschen aus. Schwer beeindruckt war neben uns auch mein Vater, Rosas Opa, der mir später erzählte, dass er großen Respekt davor hatte, wie easy ich die Geburt weggesteckt hätte. So stolz hatte ich ihn bislang wohl nur einmal gemacht – als ich auf dem Cannstatter Wasen mit einem Schlag das Bierfass angestochen hatte. Und wie oft hatte ich mir die ersten Minuten nach der Geburt ausgemalt! Ich stellte mir vor, dass Rosa aussieht wie ich, blaue Augen hat und wenn überhaupt ein paar Haare, dann sicher blonde. Oder sie würde Mr. Traum ähneln. Und dann sah ich meine kleine Prinzessin zum ersten Mal und war zugegebenermaßen etwas irritiert. Mein Kind hatte pechschwarze Haare und schaute aus wie ein kleiner Eskimo! Bitte nicht falsch verstehen, ich fand sie so unendlich süß, aber doch war sie ganz anders, als ich sie mir in meinen kühnsten Träumen vorgestellt hatte. Wo kamen denn diese ganzen schwarzen Haare her?

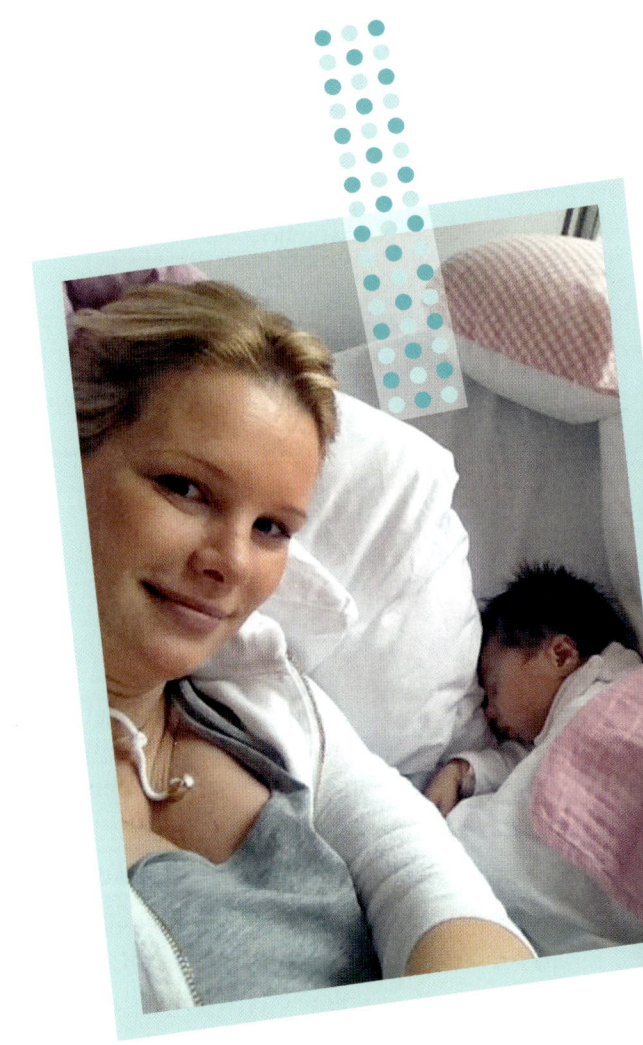

Schneewittchen ist da! Wenn dieser Blick nicht sagt, wie glücklich mich dieser Moment machte.

Still-Leben

Seit dem Augenblick der Geburt hatte ich immer ein Auge auf Rosa, sie war die ganze Zeit bei mir, ein unbeschreibliches Gefühl! Das muss man sich mal vorstellen: Da wartest du so lange auf diesen Moment und dann liegt da das kleine Würmchen auf dir – ich hätte vor Glück platzen können! Ja, es ist ein Wunder. Jetzt war auch ich in dem Klub der Eltern angekommen und ich liebte diese Mitgliedschaft vom ersten Moment an. Erleben zu dürfen, dass das eigene Kind sich an deinen Körper schmiegt, ist unbezahlbar und unvorstellbar für alle, die dieses Miteinander noch nicht erleben durften. Ich hatte glücklicherweise direkt einen guten Milcheinschuss und daher lautete mein nächster Tagesordnungspunkt: Ich stille zum ersten Mal mein Baby.

Natürlich half mir die Hebamme, bei meiner Premiere die richtige Stillposition zu finden. Ich versuchte es mir so bequem zu machen, wie es kurz nach der Geburt nur geht, und legte Rosa parallel zu meinem Körper an meine Seite. Ich musste ja darauf achten, dass sie direkt andocken konnte, und zudem sollte sich ihr kleines zartes Köpfchen nicht zur Seite drehen. Was soll ich sagen: Es lief, im wahrsten Sinne des Wortes. Rosa saugte schnell drauflos und hatte gleich einen ordentlichen Zug drauf. Ab und zu wurde der so intensiv, dass es schon etwas wehtat, aber trotzdem war es ein wunderschönes Gefühl. Und ich schon wieder um eine Erfahrung reicher – wie schon so oft in den vergangenen neun Monaten meines Babyabenteuers.

Die Hilfe meiner Hebamme war aber anfangs schon ein Segen. Sie hat mir sehr viele Ängste und Unsicherheiten genommen und mir vor allem immer wieder versichert, dass ich das alles ganz toll und richtig mache. Klar wusste ich, dass sie die gleichen Sätze zu jeder Mami sagt, aber trotzdem haben ihre Worte gutgetan. Und ihre Praxis-Tipps waren super, der hier besonders: Papi nicht beim Wickeln zuschauen, keine Zwischenrufe und bitte nicht die „Und, klappt's?"-Frage stellen! Kräftig loben reicht völlig ...

Alles in allem war ich aber recht schnell im Rosa-Thema und stellte mich gar nicht so schlecht an. Ein Glück, allein beim Stillen kann ja vieles schiefgehen: Baby trinkt nicht richtig, Milchstau und so weiter. Ich hatte auch immer wieder Berichte gelesen, in denen von großen Schmerzen und wunden Brustwarzen die Rede war. Da kann ich leider mithalten, ich hatte in den ersten 14 Tagen auch Probleme mit wunden, teilweise sogar offenen Stellen. Davon war die rechte Brust stärker betroffen als die linke – und natürlich mochte Rosa die

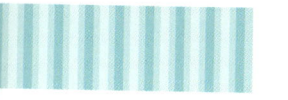

rechte aus irgendeinem Grund lieber. Das Problem habe ich aber mit Heilwolle und einer speziellen Brustwarzensalbe aus der Apotheke wieder in den Griff bekommen. Hier sollte frau nicht zögern, Hebamme und Frauenarzt zurate zu ziehen. Gleiches gilt auch für die Einnahme von Medikamenten in der Stillzeit.

Was die richtige Stillposition angeht, hilft jedoch oft schon das Bauchgefühl. Liegt Baby nicht optimal, dann merkt Mami das in der Regel sofort. Eine Anleitung fürs korrekte Stillen gab es für mich jedenfalls nicht. Darum bitte nicht verrückt machen lassen, liebe Bald-Mamis!

Insgesamt stillte ich sechs Monate lang und genoss diese praktische Angelegenheit in vollen Zügen, das Essen fürs Kind war schließlich immer mit dabei. Das Einzige, was ich nicht vermisse, ist die Milchpumpe. Mit dem Ding kam ich mir vor wie eine Kuh an der Melkstation, schlimm! Praktisch war die Pumpe auf der anderen Seite schon. Sie ermöglichte mir eine gewisse Freiheit, die nicht von den Ängsten getrübt wurde, dass mir die Brüste auf einem Event explodieren oder dass Papa das „Futter" fürs Baby ausgeht. Wenn ich mir überlege, was ich heute alles mit mir rumschleppen muss, damit es Rosa gut geht: Fläschchen, genügend Wasser, Babybrei und kleine Snacks für zwischendurch ...

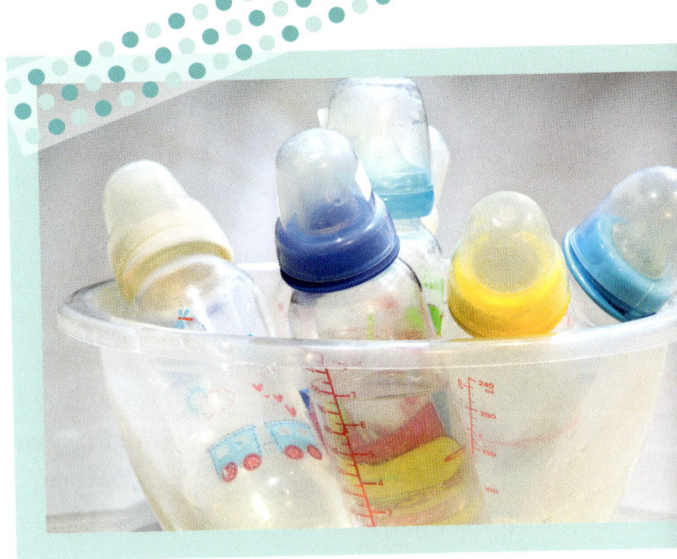

Sobald Baby mehr als nur die Muttermilch zu sich nimmt, muss Mami auch mehr mitnehmen – darum lieber viele Fläschchen kaufen, damit immer eines griffbereit ist, wenn's losgehen soll.

In Bezug aufs Stillen bin ich schnell wieder bei meinem Lieblingsthema angelangt, dem Darm. Gerade in der Stillzeit ist es als Mami unglaublich wichtig, auf die Darmgesundheit zu achten und nicht übersäuert zu sein. Die Muttermilch versorgt das Kind nicht nur mit der nötigen Energie fürs Wachsen, sondern trägt auch zur Ausbildung einer gesunden Darmflora und damit zur Stärkung des Immunsystems bei. Sprich, jetzt wird der Grundstein für Babys Zukunft gelegt, darum sollten stillende Mütter noch mehr auf sich und ihre Ernährung achten.

Was dir keiner erzählt

Die erste Nacht nach der Geburt verbrachte ich mit einem hinten offenen Nachthemd.

Stillprobleme äußern sich alles andere als leise

Problem	Lösung
Wunde Brustwarzen	Der Gang zur Apotheke. Hier bekommt Mami Heilwolle und Brustwarzensalbe.
Zu viel Milch	Ist das Angebot größer als die Nachfrage, muss Mami wohl oder übel abpumpen und Vorräte im Kühlschrank (drei bis maximal fünf Tage haltbar) oder Gefrierschrank (bis zu sechs Monate haltbar) anlegen.
Zu wenig Milch	Trinken, trinken, trinken – am besten Stilltee, Malzbier und/oder ein alkoholfreies Weizen. Der Genuss bringt die Milchproduktion wieder in Schwung.
Kind zahnt und beißt	Hier kann ich nur aus eigener Erfahrung berichten: Ich rief einmal ganz laut „Autsch" und danach hat Rosa nie wieder gebissen.

So halb nackt ging ich dann auch zur Krankenschwester und fragte sie, ob dieses Glucksen bei dem Baby normal ist. Meine Eitelkeit musste ich wohl vor dem Kreißsaal gelassen haben. Wahrscheinlich war das auch gut so, denn als frischgebackene Mami kommen weitere Erniedrigungen auf dich zu. Beispielsweise bekam ich nach der Geburt Wochenfluss-Binden verpasst, die aussahen wie gepolsterte Skier. Das hatte mir vorher niemand erzählt. Die Dinger hingen zwischen meinen Beinen wie eine halbe Windel für Babyelefanten.

Ganze drei Wochen musste ich diese wattierte Schmach über mich ergehen lassen. Dann war sie zwar noch nicht vorbei, jedoch konnte ich die restlichen fünf Wochen auf eine kleinere Bindenversion zurückgreifen. Mit Verlaub, die war immer noch so riesig, dass ich auch weiterhin mit einem alles andere als eleganten Cowboygang durchs Leben watschelte. Ein Tampon wäre nie in der Lage gewesen, das alles aufzufangen, und bei einer natürlichen Geburt ist Mami danach schon ziemlich wund.

Die Uhren ticken anders

Drei Tage später verließ ich mit meinem kleinen Schneewittchen das Krankenhaus. Die erste Zeit in den eigenen vier Wänden verbrachte ich damit, meinen Engel anzuschauen. Sie sah so süß aus! Ich musste sie einfach ständig knutschen. Einige Male ertappte ich mich auch dabei, dass ich lauschte, ob sie noch atmet. Aber das machen wohl viele Mütter, wie ich später immer wieder hörte. Auch wenn Mr. Traum es mir angeboten hatte, ich fand es unnötig, dass er sich freinahm. Meistens war er eh gegen 17 Uhr zurück und ich wollte mich erst einmal in aller Ruhe mit meinem kleinen Schatz einleben. Darum lud ich anfangs auch kaum Leute ein und lebte eine Art Käseglocken-Dasein. Das war mir damals aber gar nicht bewusst, weil ich nur Rosa im Kopf hatte.

Was ich hingegen schnell merkte: Meine letzten Monate für mich und mit Mr. Traum so gut genutzt zu haben, wie es nur eben mit Kugelbauch ging, war genau die richtige Entscheidung gewesen. Denn mit Rosa war

vom ersten Tag an nichts mehr so wie früher! Es änderte sich alles! Meine Uhr tickte nicht mehr von zwölf bis zwölf, meine Uhr tickte Rosa. Ich stellte ziemlich schnell fest, dass ich meine Routinen über Bord werfen musste, um sie der Kleinen unterzuordnen. Um genau zu sein, ihren Grundbedürfnissen – wie kurz schlafen, trinken, Bäuerchen machen, wippen, Häufchen machen, schlafen, trinken und so weiter und so weiter. Zugegeben, auch mir standen die Haare bisweilen zu Berge.

Auf der anderen Seite stellte ich fest: So ein kleines Wesen ist in den ersten Monaten doch wirklich quadratisch, praktisch und gut. Die Aufgabenstellungen waren schließlich klar definiert und eigentlich überall gut umsetzbar. Stillen ist schon eine tolle Einrichtung der Natur. Die Windeln zu wechseln war auch kein Thema, wenn man sich an eine gut ausgerüstete Babytasche gewöhnt hatte – und Rosa schlief wunderbar in ihrem Kinderwagen. Unterwegs schaukelt die Karre ja sowieso am besten.

Logisch, es gab schon Herausforderungen, zum Beispiel sich mittags zu einer festen Zeit mit Freundinnen zu verabreden. Allerdings kamen meine Mädels zum Glück mit kleinen Zeitverschiebungen klar. Wollten wir uns um zwölf Uhr treffen, konnte ich die Uhr danach stellen, dass Rosa garantiert zehn Minuten vorher in die Windel gemacht hatte. Dann ging es eben erst zehn Minuten später los. Mal eben husch-husch etwas nebenbei zu erledigen, war unmöglich. Alles, aber auch wirklich alles dauerte doppelt so lange. Selbst den Müll runterzubringen war nicht mehr eine Sache von Minuten, nein, das Baby musste ja schließlich mit und bis sie so weit war, verging schon mal eine Viertelstunde. Alles nicht tragisch, aber muss man wissen.

Schlaf wird ja auch überbewertet

Nachts nicht mehr durchzuschlafen war allerdings – wie wohl bei allen jungen Eltern – die größte Challenge. Ich brauchte meinen Schlaf, aber als mobile Trinkstation musste ich ja nun leider zwangsläufig alleine ran. Anfangs wollte Rosa alle vier Stunden futtern, das dauerte immer so circa 20 Minuten, zehn Minuten pro Seite. Völlig normal, wie ich in mehreren Mami-Internetforen beruhigt nachlesen konnte. Das war ja auch gar nicht das Schlimme. Ich wurde aber leider nicht nur wach, wenn das Baby gestillt werden wollte, sondern zuckte bei jedem noch so kleinen Geräusch zusammen. Blöd. Im Grunde schlief Rosa jedoch ab dem dritten Monat durch. Also nicht durch im Sinne von durch, ab und zu rührte und rührt sie sich schon in der Nacht, doch das ist für mich wirklich kein Drama. Inzwischen lege ich sie abends um 20 Uhr ins Bettchen und

das erste Mucken kommt meistens schon kurz vor Mitternacht, da bin ich eh noch wach. Wenn sie sich dann tatsächlich noch mal nachts meldet – und das ist bis heute so – teilen Mr. Traum und ich uns den Job. Die Schlaflosigkeit hält sich nun also in Grenzen, an diese kleinen Nachtruhestörungen gewöhnt man sich ganz schnell. Zu Beginn wünschte ich mir jedoch nichts sehnlicher, als eine Nacht durchzuschlafen. So änderten sich die Zeiten: Früher träumte ich von tollen Handtaschen, dann vom Durchschlafen.

Neues Zeitmanagement

Trotz dieser kleinen und mittleren Hürden wollte ich weder im Chaos noch im Baby-Idyll versinken und nutzte die Time Slots, die mir Rosa gab, um meinen Alltag weiter zu bewältigen. Und um die Moni in der Mami nicht völlig zu vergessen. So legte ich meine Gesichtsmaske einfach beim Stillen auf und machte erste Sportübungen neben Rosas Bettchen, wenn sie schlief. Oder ich walkte mit ihr zügig durch den Park, um meine Babypfunde wieder loszuwerden. Frische Luft ist zudem großartig gegen Müdigkeit. Mr. Traum nahm mir derweil viele alltägliche Aufgaben ab: schnell in den Supermarkt, schnell zur Bank, schnell wohin auch immer. Und Essen für viel beschäftigte Mamis gab's auch (immer öfter).

Mr. Traum tischt auf

Feldsalat mit Hähnchenbrust und Kürbiskernnote

Zutaten (für 2 Portionen)

100 g Feldsalat • ¼ Salatgurke • 2 Tomaten • 1 kleine rote Zwiebel

300 g Hähnchenbrustfilet • 1 EL Olivenöl • 1 Handvoll Kürbiskerne

1 TL Kürbiskernöl • 2 EL Sylter Salatsoße

So geht's

1. Den Feldsalat gründlich waschen und gut trocken schleudern. Gurke und Tomaten waschen, die Gurke in dünne Scheiben schneiden, die Tomaten in Spalten. Zwiebel schälen und klein würfeln.
2. Die Hähnchenbrust unter kaltem Wasser abwaschen und trocken tupfen. Olivenöl in einer Pfanne erhitzen und das Fleisch darin goldbraun anbraten, dann beiseitestellen.
3. Kürbiskerne in einer Pfanne ohne Fett oder im Backofen rösten. Das Kürbiskernöl mit der Sylter Salatsoße verrühren.
4. Salat in einer Schüssel mit den Kürbiskernen und dem Dressing mischen. Zum Anrichten die Hähnchenbrust aufschneiden und auf die beiden Portionen verteilen.

Mein Tipp

Mr. Traums Kreation schmeckt auch veggie grandios – mit scharf angebratenen Tofustreifen. Naturtofu gibt's in fast jedem Supermarkt eures Vertrauens.

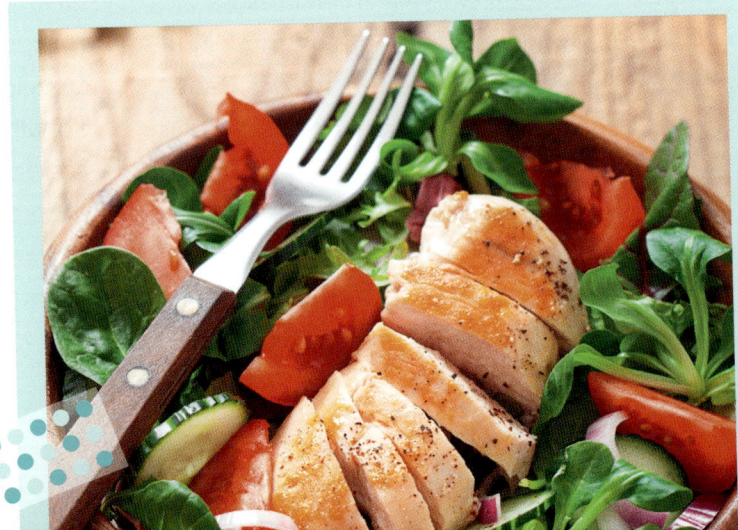

So dankbar ich auch für Mr. Traums Einsatz war und so sehr mich jede Minute mit meiner Rosa glücklich machte, ich wollte nicht in eine Isolationshaft mit ihr geraten. Ich nahm die Herausforderung an und sagte mir: Rosa lebt mit uns und nicht wir leben mit Rosa. Nach den ersten Wochen latenter Strukturlosigkeit fing ich also an, das zu tun, was ich auch vorher getan hatte. Mr. Traum und ich unternahmen am Wochenende Ausflüge, wir gingen in den Biergarten und besuchten Freunde. In den meisten Fällen klappte alles hervorragend. Rosa war happy, wenn wir happy waren.

Warten kann warten

Freundinnen von mir waren da weniger entspannt und machten sich vor allem den ganzen Tag Sorgen ums Kind. Eigentlich waren sie nur noch damit beschäftigt, darauf zu warten, was das Baby als Nächstes machen würde. Sie warteten, bis wieder Zeit zum Stillen war, warteten aufs nächste Bäuerchen, warteten, bis es wieder Windeln zu wechseln gab, warteten, bis das Baby wieder aufwacht oder schreit oder sich wieder beruhigt – warten, warten, warten … Beim Gedanken daran werde ich schon völlig hektisch. Dass so eine Sklaverei irgendwann zur totalen Erschöpfung führt, kann ich gut verstehen. Ich bin sicherlich nicht die

Mutter aller Mütter, aber mir hat es trotzdem geholfen, meine Ängste ein bisschen Ängste sein zu lassen und auf meine Instinkte zu vertrauen. Nach drei Monaten waren Rosa, Mr. Traum und ich bestens eingespielt und konnten unsere neue Dreisamkeit total genießen. Wartefrei.

Zu Wasser und zu Land

Um auch im Austausch mit anderen Eltern zu sein, meldete ich Rosa mit drei Monaten bei einer sogenannten PEKiP-Gruppe an. Dass es dieses Prager Eltern-Kind-Programm überhaupt gibt, erfuhr ich aus einer Zeitschrift, die beim Frauenarzt auslag. Eigentlich muss man sich in solchen Gruppen lange im Voraus um einen Platz bemühen, weil immer nur acht bis zwölf Kinder, die im gleichen Zeitraum geboren wurden, zugelassen sind. Aber ich hatte Glück, da zufällig kurzfristig jemand absprang. Und dieser wöchentliche Termin war mir heilig. Kein Jobangebot und keine sonstige Verpflichtung konnten mich von diesem Treffen, das stets von einem Pädagogen begleitet wurde, abhalten. Es tat gut, sich mit ihm und den anderen jungen Eltern über die Dinge zu unterhalten, die einen gerade beschäftigen. Zum Beispiel schlief Rosa nicht so gut, als sich die ersten Zähnchen ankündigten. Auf einen Tipp hin stellte ich ihr Bett in ein anderes Zimmer und es funktionierte sofort besser mit der Schlaferei. Zudem bekam ich den Rat, Dinkelzwieback mit heißem Wasser zu vermischen – ein gesundes Frühstück fürs Baby, wenn es mal schnell gehen muss. Rosa amüsierte sich auf jeden Fall prächtig in der Gruppe. Sie fand die anderen Kinder toll und durfte ohne nervige Windeln oder Kleidung umherrobben. Die Treffen finden in einem beheizten Raum statt, die Kids sind nackt. Dann wird mit Tüchern gespielt, etwas gesungen oder einfach zusammen mit den anderen Babys die Spielzeugkiste ausgeräumt. Die Ziele sind laut Programm sowohl die Entwicklung des Kindes als auch die Verbindung zwischen Kind und Eltern zu fördern. Das Konzept klingt für Nicht-Eltern vielleicht etwas befremdlich – auch für mich war es am Anfang ein Experiment – aber ich freute mich später schon am Samstag auf den nächsten Montag.

Als meine Prinzessin dann ein halbes Jahr alt war, ging ich mit ihr auch zum Baby-schwimmen. Ich war dort voll in meinem Element! Noch mehr als Rosa begeisterte es mich, im Kreis durchs Wasser zu hüpfen und Lieder zu singen. Was nicht heißen soll, dass Rosa keinen Spaß hatte. Sie war nach der halben Stunde nur immer so erledigt, dass sie erst mal ein längeres Schläfchen einlegte. Woran ich mich im Zusammen-hang mit dem Kurs aber auch sofort erin-nere, das sind die abcheckenden Blicke der anderen Mütter. Sobald man sich darüber ausgetauscht hatte, wie alt das eigene Kind war, wanderten die Augen des Gegenübers prüfend auf die Bauchmitte: Sah die denn auch dem Babyalter entsprechend aus? ... Frauen!

Kochen für Anfänger

Was mich später fast ebenso begeisterte wie Rosa das Ergebnis: Babybreikochen. Ihr erster Brei kam nämlich aus dem Glas und sie wollte diese Karotten partout nicht essen. Also versuchte ich es mit der selbst gekochten Variante. Dazu gab ich einfach Karotten für 15 Minuten in einen Dampf-garer mit Beikost-Öl. Dieses Gericht war der Volltreffer! Darum kochte ich von da an fast alles für sie selbst. Ihre Lieblingskombi war Kartoffel-Tomate-Zucchini, damit kann

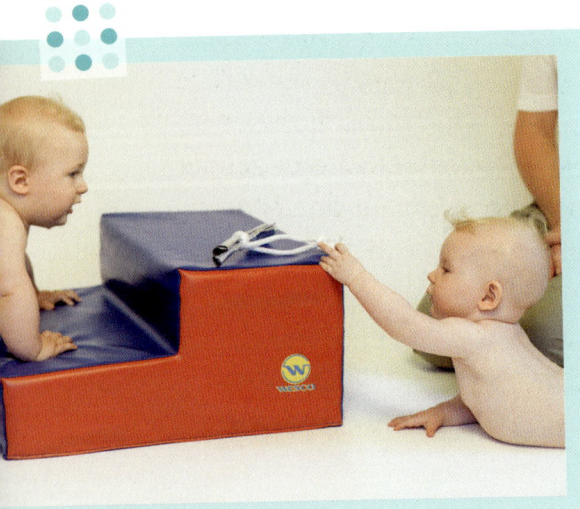

Hier wird man spie-lend groß.

ich auch heute noch punkten. Je älter sie wurde, desto öfter habe ich auch Buchweizen, Reis, Quinoa, Hirse oder Nudeln hinzugefügt. Wenn es Fleisch gab, dann war es Hühnchen oder Rind, aber Geflügel schmeckt ihr besser. Ist Rosa erkältet, liebt sie ihre Hühnersuppe mit ganz viel Nudeln und Karotten. Ab dem ersten Lebensjahr aß sie unser Essen mit und das hat vieles einfacher gemacht. Bevor ich alles für uns würze, zwacke ich einfach ihre Portion ab.

Shit happens

So sehr ich die Zeit mit Rosa genoss, einige Punkte kann allerdings auch ich nicht schönreden: Wäsche, Chaos, Dreck und noch mehr schmutziges Geschirr. Was so ein einzelnes Kind sabbern, matschen und schmieren kann, das schafft noch nicht mal ein ausgewachsenes Rudel Deutscher Doggen. Mir blieb einfach nichts anderes übrig, als zu akzeptieren, dass es überall ein bisschen mehr klebte und krümelte. Und zwar an allen Fronten: im Auto, in meiner Handtasche, in der Wohnung oder eben auf meinen Klamotten.

Anfangs hätte ich quasi stündlich unter die Dusche gehen können. Entweder lief der Busen gerade aus, das Kind hatte von oben bis unten in die Windel gemacht oder den Brei über die Klamotten gespuckt – ich fühlte mich wie in dem Film „Feuchtgebiete", nur auf einer ganz anderen Ebene. Irgendetwas siffte und pappte immer.

Auch sagt einem ja vorher niemand, wie schön es ist, wenn das Baby ausgehbereit angezogen ist. Und Mami sich auch fertig gemacht hat und eigentlich loswill, ihr aber plötzlich ein ganz besonderer Duft um die Nase weht. Und schon in der Sekunde weiß sie, das ist was Großes, was ganz Großes. Dann heißt es also Kommando wieder zurück und das Kleine aus den Sachen pellen. Und mit jeder abgelegten Schicht wird der Geruch intensiver und ein grünlich schmieriges Etwas klebt am Babypopo. Ich sage nur: „Viel Spaß beim Wischen und ein Hoch auf die Mutter-Kind-Bindung!"

Mami-Time-out

Baby, Baby, Baby – unsere Gesprächsthemen waren zunächst sehr Rosa. Das muss und soll auch so sein, aber Freunde ohne Kinder interessiert die Materie nur mäßig. Sie verstehen nicht, wie man in so kurzer Zeit zu einem Muttertier mutieren konnte. Ab und zu wollten nicht nur sie, sondern auch ich die alte Moni zurück. Darum verabredete ich mich bewusst mit meinen kinderlosen Freundinnen, um auch mal für ein paar Stunden auf andere Gedanken zu kommen. Es ging ja nicht darum, die Nacht zum Tag zu machen. Als junge Mutter geht das auch überhaupt nicht, ganz im Gegenteil – es ist ja schon eine Challenge, die müden Knochen vom Sofa zu bewegen. Sobald aber bei mir der innere Schweinehund einmal überwunden war und ich mich im Bad zurechtmachte, kam die Lust von ganz allein. Und bis heute habe ich eigentlich noch keinen Abend bereut.

Auszeiten sind vor allem so wahnsinnig wichtig, weil man sonst zu verblöden droht. Den ganzen Tag verbringt man schließlich mit dem niedlichsten Wesen auf der ganzen Welt, das allerdings (momentan) nur in der Lage ist, Glücksgeräusche, Gebrabbel, Schreie und schräge Töne von sich zu geben. Sehr stimulierend für den Geist ist so ein Kommunikationspartner nicht. Das Hirn braucht einfach mal eine Auszeit von der Auszeit. Gespräche mit Freunden sind da für mich die beste Medizin.

Papa-Time-in

Ich gehöre sicher nicht zu den Mamis, die sich Sorgen machen, wenn der Papa mal allein aufs Baby aufpasst. Ganz ehrlich: Dann ist der Strampler eben falschrum angezogen – so what? Der Wille zählt und solange das Kind nicht weint, ist doch alles gut. Entspannte Mütter sind glückliche Mütter! Zu meinem Glück gehört unter anderem Mr. Traums Kreativität. Er hatte einfach nicht verstanden, wie man (besser gesagt frau) ohne Plan die richtige Wassertemperatur für die Zubereitung von Babymilch ermittelt. Darum entwickelte er dazu kurzerhand selbst eine Formel – um genau zu sein – eine Wassermatrix. Jedes Elternpaar, dem wir diese Matrix geschickt haben, war begeistert. Dieses schreckliche Ratespiel, ob die Milch nun zu heiß ist oder nicht, entfällt damit komplett.

Wassermenge Gesamt (ml)	Wassermenge kochendes Wasser (ml)	Wassermenge Zimmertemperatur (ml)	Messlöffel Milchpulver	Trinkfertige Nahrung (ml)
60	15	45	2	70
90	22	68	3	100
120	30	90	4	130
150	37	113	5	170
180	45	135	6	200
210	52	158	7	230

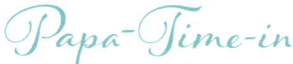

Die richtige Kombination aus kochendem Wasser und solchem mit Zimmertemperatur ergibt stets die perfekte Trinktemperatur fürs Baby – diese Matrix hat Mr. Traum selbst entwickelt! Berechnung ohne Berücksichtigung der Pulvertemperatur, die das Ergebnis der Wassertemperatur um circa zehn Prozent Abweichung nach unten beeinflusst.

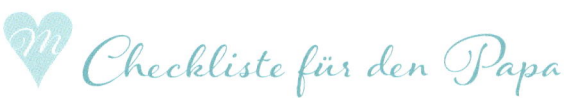

Checkliste für den Papa

... macht sich wunderbar am Kühlschrank oder an der Wohnungstür (von innen!)

Die wichtigsten Begleiter auf der Papa-Baby-Tour

- Schnuller
- Flasche
- Wechselwäsche
- Pampers
- Kuscheltier

- Jacke
- Mütze
- Decke
- Milch/Gläschen
- ggf. Medizin

(Platz für eigene Notizen)

Feelgood-Goodies

1. Beauty-Rituale lenken Mami hübsch von der Angst vor der bevorstehenden Geburt ab.

2. „Hechelkurse" wirken immer albern, richtiges Atmen hilft aber beim Aushalten der Wehenschmerzen. Wirklich.

3. Je selbstverständlicher das Baby in den Alltag eingebunden wird, desto entspannter die Lage. Die erste Zeit zu Hause darf aber ohne schlechtes Gewissen der kleinen Familie gehören.

4. Eine Krabbelgruppe klingt zwar verstaubt, ist aber unheimlich hilfreich – auch, um mehr Gelassenheit im Umgang mit dem Kind zu lernen.

5. Auch der Papa gibt sein Bestes. Selbst wenn der Body mal nicht so sitzt, als wenn Mami ihn angezogen hätte. Okay, Mami?

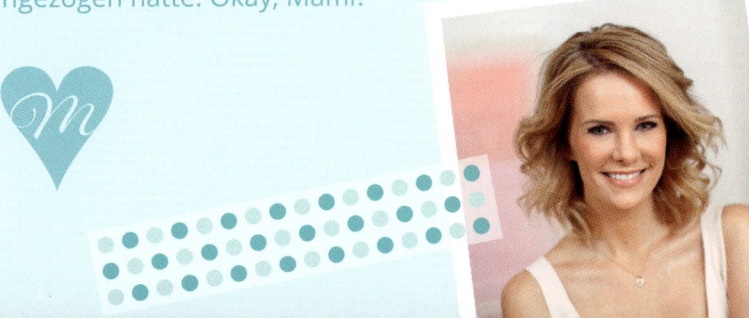

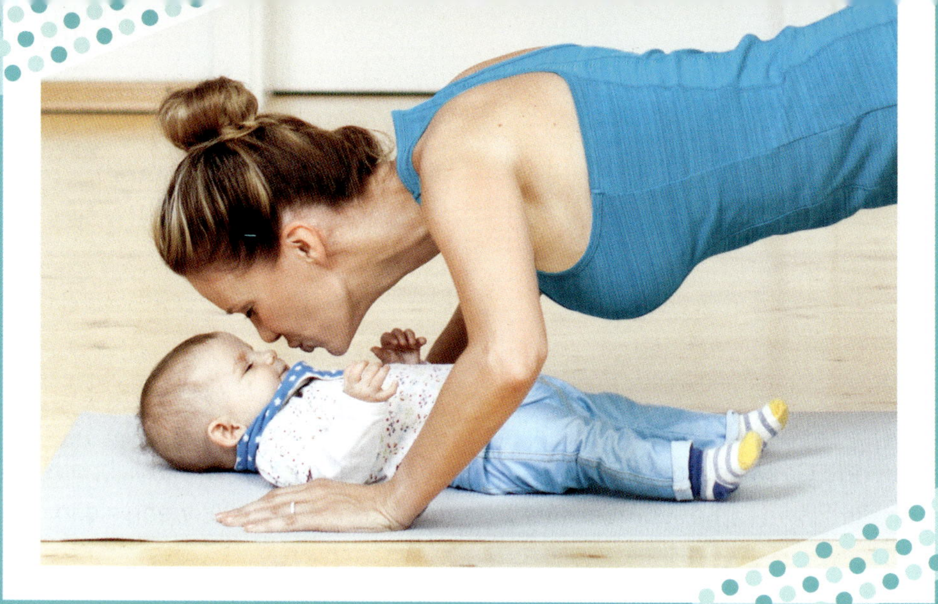

9. Schritt: Back to happy Bauchgefühl

Die alte Form auf einem neuen Weg erreichen

Ja, und irgendwann tauchte er auf, der ruhige Moment zwischen den ganzen aufregenden „Baby ist da"-Eindrücken. Ein Moment, in dem ich mich an meinen Vorsatz zu Beginn der Schwangerschaft erinnerte: Für mich und Mr. Traum in Form zu bleiben. Meinen Körper nicht zu vernachlässigen, auch wenn es sicher nicht um Blitz-Verwandlungen geht. Darum hatte ich mich schon vor der Geburt schlaugemacht, was ich von Anfang an tun kann, um ohne sichtbar unschöne Erinnerungen an die letzten neun Monate davonzukommen.

Lückenbüßer

Egal wen ich fragte, von Google bis zur Geburtshelferin, eine Antwort kam immer sofort: Bloß nichts überstürzen! Durch die Schwangerschaft und die dadurch immer größer werdende Gebärmutter schieben sich nämlich die geraden Bauchmuskeln auseinander und dazwischen entsteht ein senkrechter Spalt. In der Fachwelt heißt diese Verschiebung (die unterschiedlich stark ausgeprägt sein kann) Rektusdiastase. Bevor die Lücke nicht wieder unbedenklich klein geworden ist – unbedingt vom Profi alias Frauenarzt oder Hebamme bestätigen lassen! – stehen Übungen wie Crunches nicht zur Diskussion.

„Wie, muss ich mich als frischgebackene Mami meinem schwabbeligen Schicksal ergeben, rumliegen und abwarten?", fragte ich mich damals erbost. Nein, zum Glück nicht. Abgesehen von den besagten Bauchübungen ist Bewegung ja keineswegs verboten, sondern sogar erwünscht – solange sie den Beckenboden nicht belastet. Die Kräftigung des Beckenbodens hat nach der Geburt nämlich oberste Prio. Und damit kann frau schon im Wochenbett beginnen. Ganz vorsichtig natürlich. Und mal ehrlich, die Zeit ist da. Der Zwerg pennt am Anfang viel und lang sollten die Einheiten eh nicht sein. Ich habe mir von Mr. Traum am zweiten Tag meine Yogamatte ins Krankenhaus bringen lassen. Auf festem Untergrund fielen mir die Bewegungen leichter als im Bett.

Klar, ein unbemerkt ins Zimmer getretener Besucher könnte komisch gucken. Aber wie sagt man so schön: Was muss, das muss. Das Wichtigste ist schließlich, dass Mami nicht komisch guckt, wenn sie in den Spiegel schaut. Ein zufriedenes Lächeln ist sicher jedem lieber.

Übrigens macht es unheimlich viel aus, ob die Neu-Mami mit hängenden Schultern und vorgeneigtem Kopf durch die Gegend schleicht – schließlich ist ja alles so schrecklich, der Bauch, das Bindegewebe und überhaupt – oder mit stolzer Brust erhobenen Hauptes auftritt. So eine Leistung, wie gerade hinter ihr liegt, berechtigt ja wohl, unheimlich stolz auf sich selbst zu sein! Was ich sagen möchte: Unsere Außenwirkung beeinflussen wir selbst. In jeder Lebensphase. Welcher Mann schaut auf die Körpermitte, wenn die Augen der Liebsten funkeln – und die Brüste bislang unbekanntes Mega-Format haben? Also, entspannt euch, liebe Mamis! Die folgenden Übungen sollen dazu beitragen, mir haben sie jedes Mal geholfen runterzukommen und mich wieder gut zu fühlen. Noch ein Tipp vorab: Trainiert lieber nach dem Stillen, die Brüste sind dann nicht so schwer und die Bewegungen fallen leichter.

0 bis 8 Wochen nach der Geburt: Workout für den sanften Einstieg

Die folgenden sechs Übungen sind nicht als zusammenhängendes Workout gedacht. Vielmehr geht es darum, immer mal wieder eine Bewegung in den Tag einzubauen. Und das so oft wie möglich. Keine Sorge, es geht nicht um wildes Umherspringen. Dafür sind schon allein die Brüste viel zu empfindlich. Und Mamis Seele auch. Natürlich mag sie das Küken nicht aus den Augen lassen. Ich wollte zu dem Zeitpunkt auch nirgendwo hingehen, ich musste mich ja erst einmal an die neue Situation gewöhnen. Darum breitete ich meine Matte einfach neben Rosas Kinderbett aus. So blieb meine Tochter immer in Blick- und Hörnähe, ich konnte aber trotzdem trainieren. Eine bequeme Lösung, und so darf auch die „Sportkleidung" sein – den alten Jogger oder Pyjama sieht ja niemand. Und Mami kann sich darin frei bewegen. Achtung: Nach einem Kaiserschnitt sieht die Welt etwas anders aus. Bitte unbedingt mit einem Arzt abklären, ab wann auch nur kleine Bewegungen erlaubt sind! Nicht ungeduldig sein, liebe Mami. Deine Gesundheit ist wichtiger, da gibt es jetzt jemanden, der dich braucht. Und zwar mindestens die nächsten 18 Jahre.

Tief-Atmung

1. Auf den Rücken legen und die Beine lang ausstrecken. Die Füße ruhig nach außen fallen lassen. Die Hände locker oberhalb des Bauchnabels auf den Bauch legen.

2. Bewusst tief einatmen, bis sich der Bauch unter den Handflächen wölbt. Langsam wieder ausatmen, sodass sich die Hände spürbar absenken. 10- bis 15-mal wiederholen.

Benefit Belebt das Gespür für den eigenen Körper, gibt ein Gefühl für die bewusste Atmung.

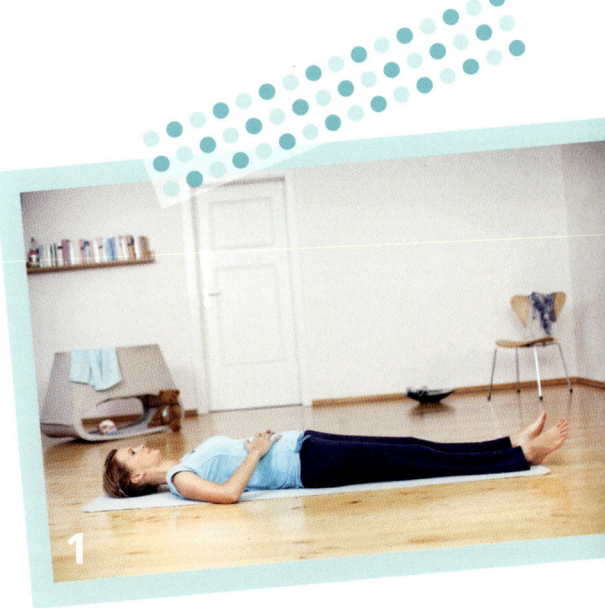

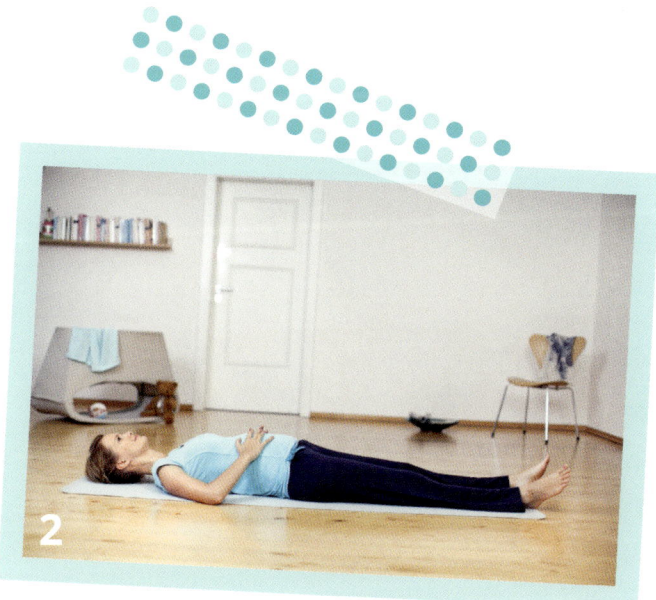

Ein schöner Spruch, den ich letztens hörte: „Heutzutage zahlen wir Geld dafür, dass uns jemand sagt, wie wir atmen müssen." Dieser Rat hier ist for free!

Gänseblümchen-Fang

In Rückenlage die Füße bequem aufstellen. Die Arme liegen lang neben dem Körper.
Jetzt den Beckenboden an- und entspannen, als wenn er Gänseblümchen pflücken müsste.
12- bis 15-mal wiederholen.

Benefit Sanfte Kräftigung des Beckenbodens.

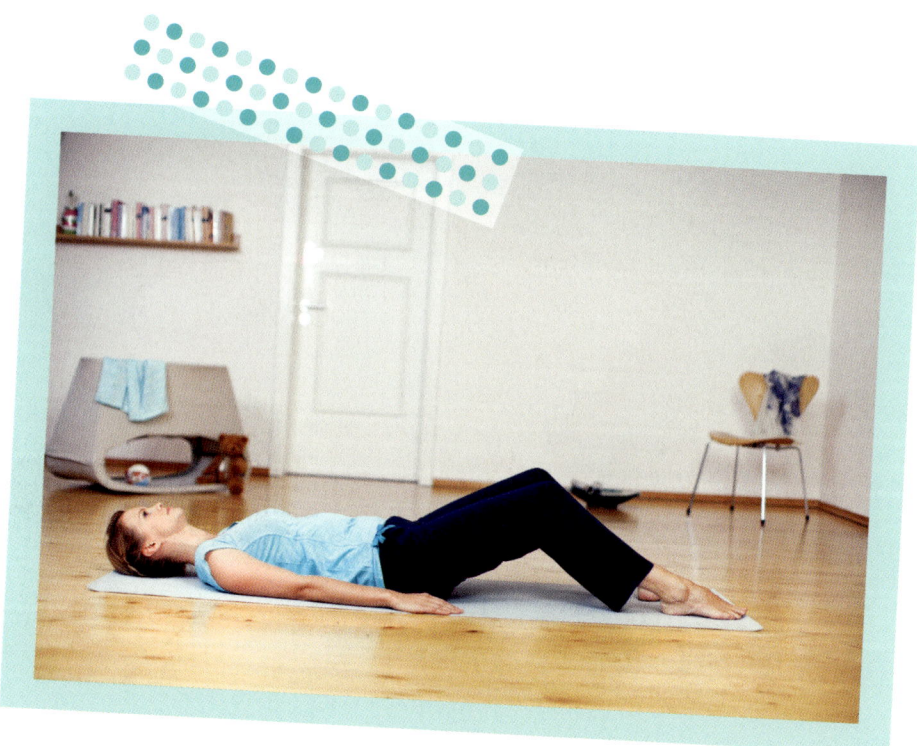

Diese Übung funktioniert immer und überall, auch im Stehen und Sitzen. Also bitte JETZT ausführen!

Kreis-Dreher

In Rückenlage den linken Fuß bequem aufstellen.
Das rechte Bein ausstrecken und in der Luft halten.
Der untere Rücken bleibt dabei auf dem Boden. Die
Arme liegen lang neben dem Körper.
Jetzt mit dem rechten Fuß ganz vorsichtig kleine
Kreise in die Luft schreiben.
Einige Atemzüge lang wiederholen, dann mit dem
anderen Fuß ausführen.

Benefit Beckenbodentraining light.

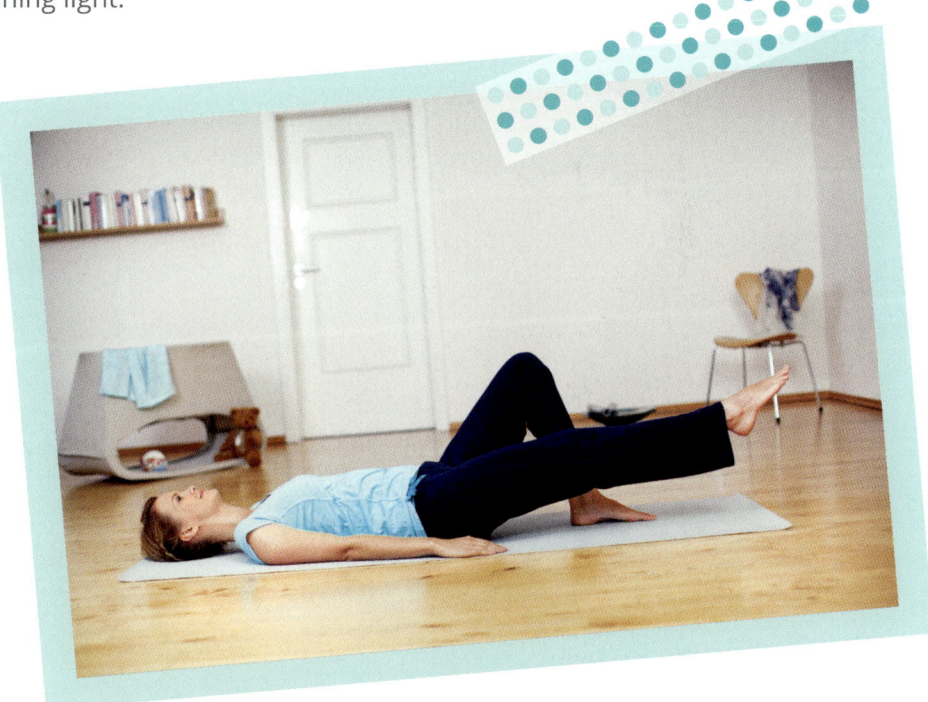

Ich habe mit dieser Übung einen Tag nach Rosas Geburt begonnen. Bitte nicht übertreiben, auch wenn gefühlt
mehr Wiederholungen möglich wären.

Mini-Beckenheber

1. In Rückenlage die Füße bequem aufstellen. Die
Arme liegen lang neben dem Körper.

2. Ganz behutsam das Becken etwas anheben.
Dazu den Po anspannen. Die Position kurz
halten, dann wieder ablegen.
8- bis 10-mal wiederholen.

Benefit Fordert den Beckenboden.

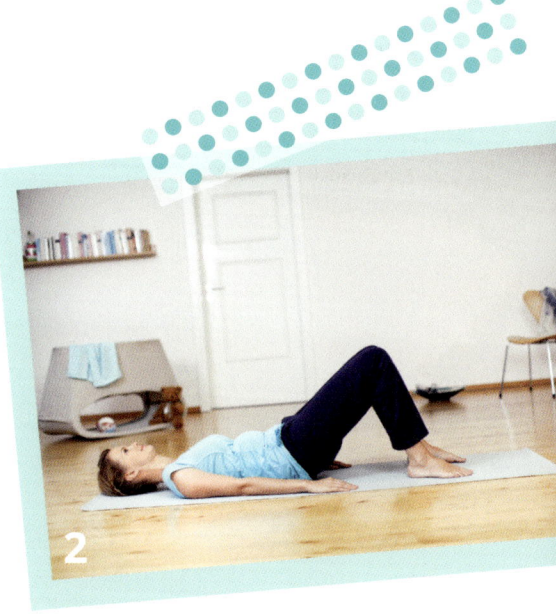

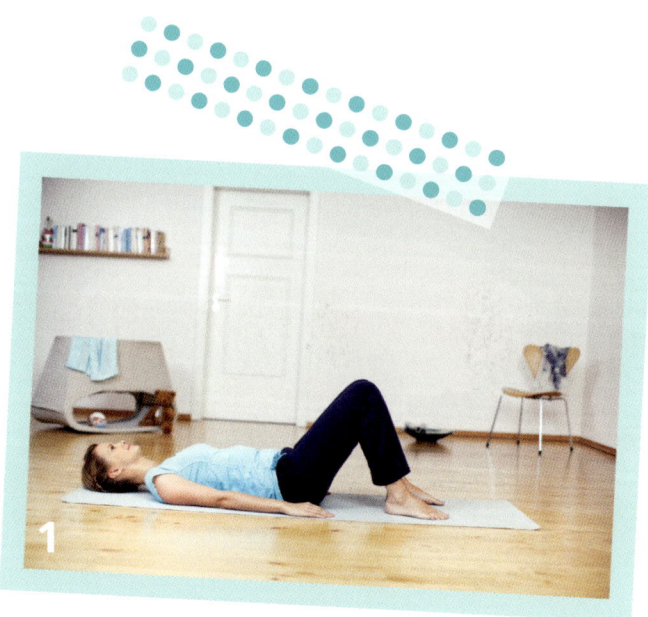

Keine Sorge, das feste Pressen ist vorbei. Hier darf die Bewegung ganz sanft sein.

Klein-Brücke

In Rückenlage die Füße bequem aufstellen. Die Arme liegen lang neben dem Körper. Druck auf die Fußsohlen ausüben, den Po anspannen und das Becken sowie den unteren Rücken anheben. Sofort wieder absenken, aber den Po dabei möglichst nicht ablegen.
4- bis 6-mal wiederholen.

Benefit Gibt Po und Beckenboden ihre alte Stärke zurück.

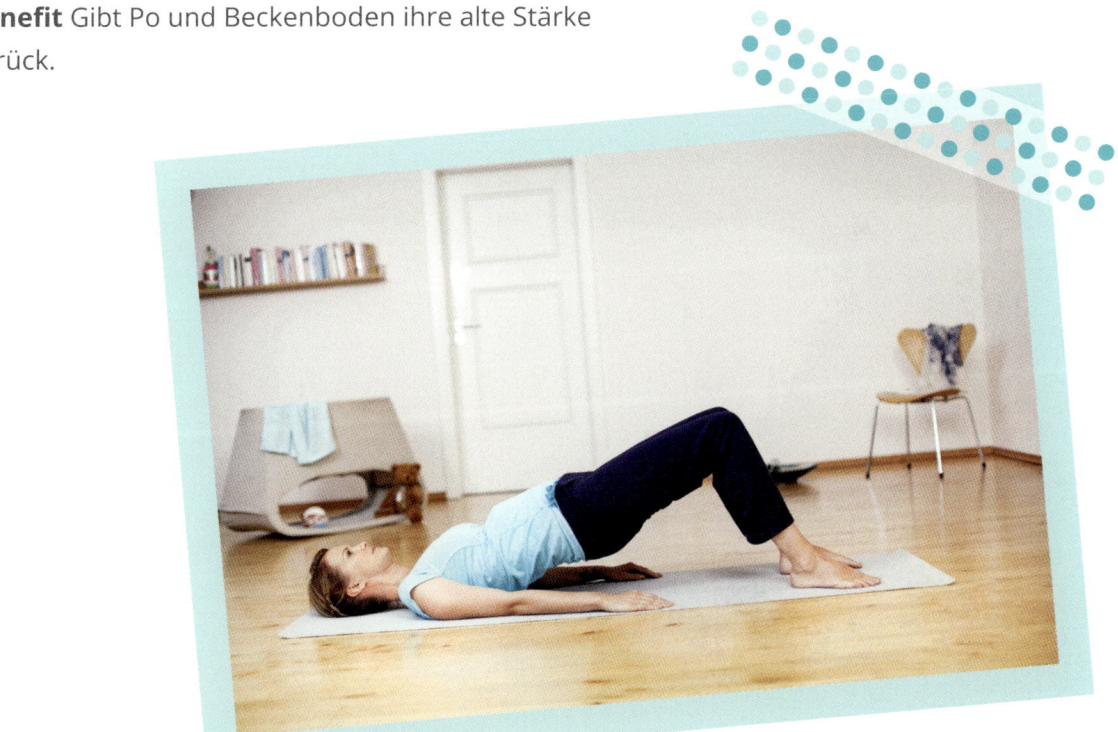

Auch wenige Zentimeter Bodenabstand genügen.

Kind-Haltung

Hinknien. Den Oberkörper auf den Oberschenkeln ablegen. Die Arme lang nach vorne ausstrecken. Der Kopf ist zwischen den Armen. Die Augen schließen und den Po in Richtung Fersen schieben. Die Position etwa 1 Minute lang halten.

Benefit Beruhigt und lockert die Rückenmuskeln.

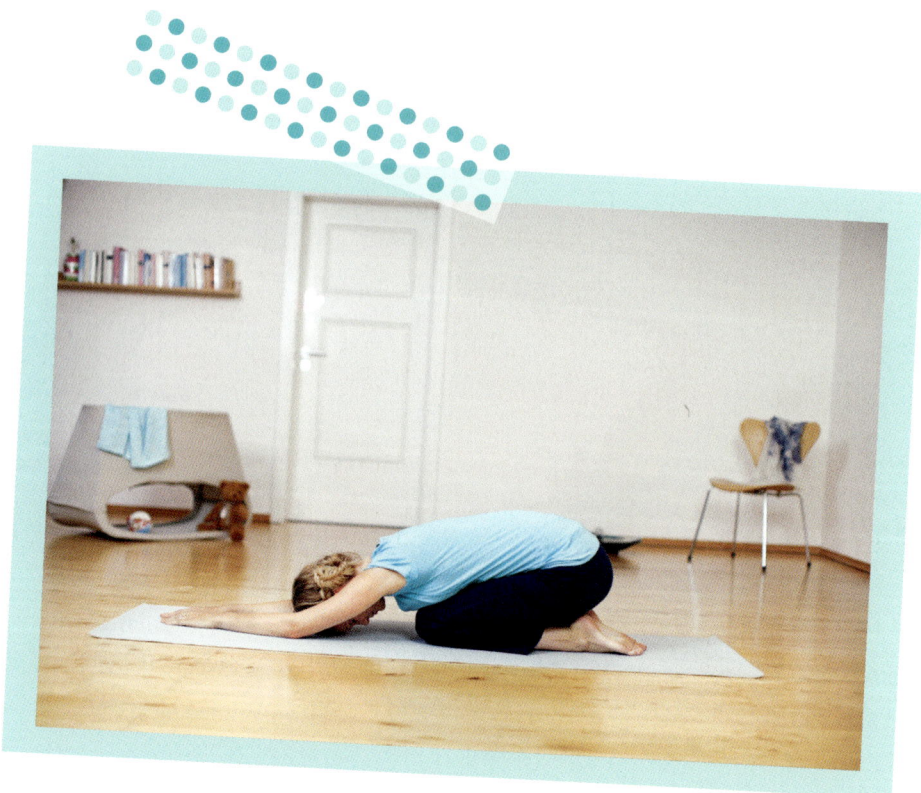

Ein Minimoment nur für mich!

8 bis 12 Wochen nach der Geburt: Action mit Baby

Der Spalt zwischen den Bauchmuskeln ist geschrumpft und der Beckenboden stärker? Und die Motivation, wieder in die feste Vorher-Form zu kommen, wächst wie das Baby in Riesenschritten – richtig? Super! Das Workout auf den Seiten 186 bis 191 lässt sich nämlich ganz einfach zusammen mit dem oder der Kleinen ausführen. Der Zwerg wird sozusagen zum süßen Trainingspartner – noch schnuckeliger als der schärfste Coach, den Mami je gesehen hat. Die dazugehörigen sechs Übungen sind auf die Kräftigung von Mamis großen Muskelgruppen ausgelegt. Bedeutet: Zum einen straffen sich diese Partien, zum anderen erhöht sich der Kalorienverbrauch, denn Muskeln verbrennen mehr Energie als Körperfett. 100 Minuskalorien pro Kilo Muskeln sind da pro Tag drin.

Alternativ geht es auch gern an die frische Luft (wie auf den Seiten 192 bis 199). Den Kinderwagen zu schieben schiebt auch Mamis Ausdauer an – wenn sie ab und zu einen Zahn zulegt. Obendrein kann der Spaziergang alles andere als ein Spaziergang für die Muskeln sein, die lassen sich nämlich wunderbar im Vorbeigehen trainieren. Und da soll noch eine Neu-Mama sagen, sie findet keine Zeit, um Sport zu treiben. Vielleicht haben auch ein paar Freundinnen Lust, dabei zu sein. In der Gruppe fühlt es sich weniger komisch an, hintern Buggy zu turnen.

Mein Tipp Bauchspannung ist das A und O bei der Ausführung. Ich trage dabei gern ein eng sitzendes Fitnessoutfit, weil es mich gleich in die passende Stimmung versetzt. Ziel ist es, die Übungen hintereinander auszuführen und das möglichst dreimal die Woche. Idealerweise führt die Mami die Indoor-Action an dem einem, die Outdoor-Alternative an dem anderen Tag aus.

Lustiger Lift

1. Das Baby unter den Armen greifen und auf Kopf-höhe vor dem Körper halten. Die Ellbogen zeigen nach unten. Eine Schrittstellung einnehmen, der linke Fuß ist vorn. Hinteres Knie absenken, vorderes Bein beugen.
2. Die Beine strecken und den Körper aufrichten, dabei das Baby nach oben heben, bis die Oberarme parallel zum Boden sind. Die Schultern bleiben dabei tief.
   Den Ablauf 6- bis 10-mal pro Seite wiederholen.

Benefit Kräftigt die Beine, den Po und die Schultern der Mami.

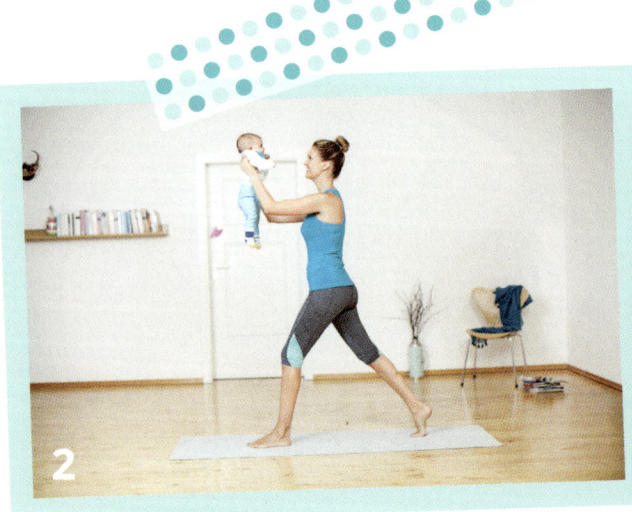

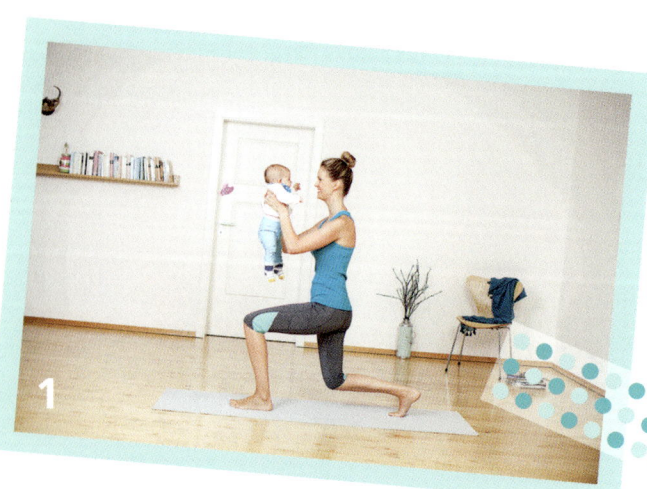

Ein garantierter Spaß!

Starker Aufstand

1. Sitzt das Baby im Kindersitz, in weitem Grätsch-stand davor aufstellen. Bauch anspannen, Beine tief beugen und den Sitz mit geradem Rücken anheben.
2. Die Beine strecken (der Po bleibt dabei ange-spannt) und den Körper aufrichten. Den Sitz auf Hüfthöhe halten, ohne die Schultern nach oben zu ziehen. Beine wieder beugen, den Sitz jedoch nicht abstellen.
8- bis 10-mal wiederholen.

Benefit Stärkt Mamis Beine, Arme und die Schultern.

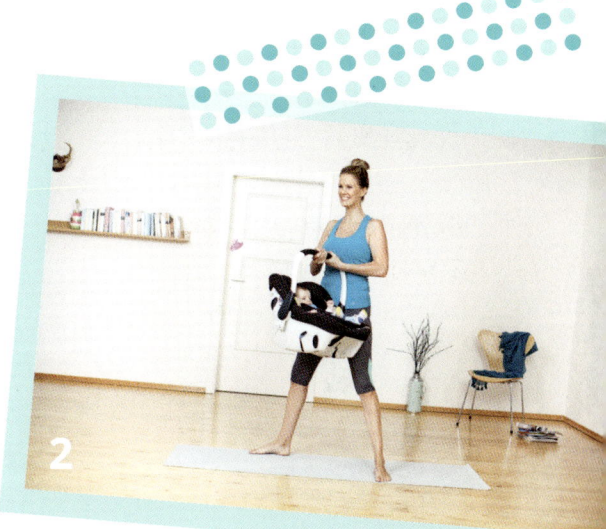

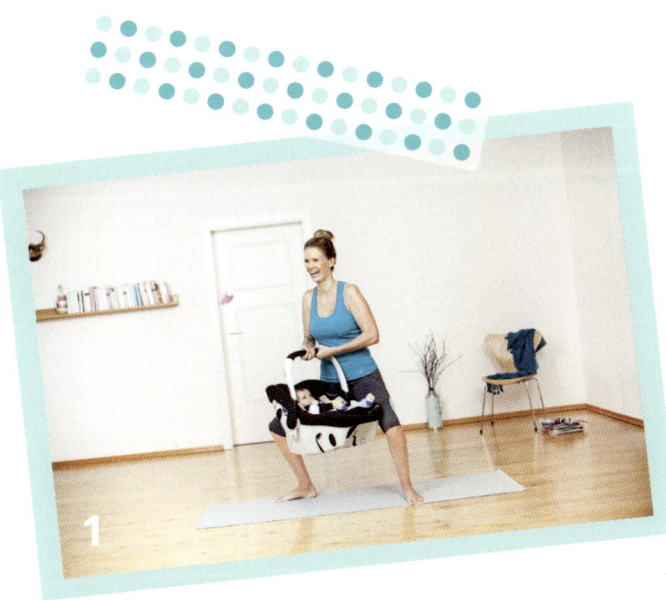

Ohne großes Lächeln läuft diese Übung bei uns nie ab!

Baby-Biege

1. Weiter Grätschstand. Die Zehen zeigen nach außen. Das Baby vor dem Bauch mit beiden Unterarmen fest umgreifen.
2. Die Beine stark beugen, die Knie bleiben dabei über den Fußspitzen und fallen nicht nach innen. Am tiefsten Punkt kurz halten, dann die Beine wieder strecken. Der Oberkörper bleibt gerade, die Schultern tief.
   Übung 12- bis 15-mal wiederholen.

Benefit Freude über straffe Oberschenkel und einen knackigen Po.

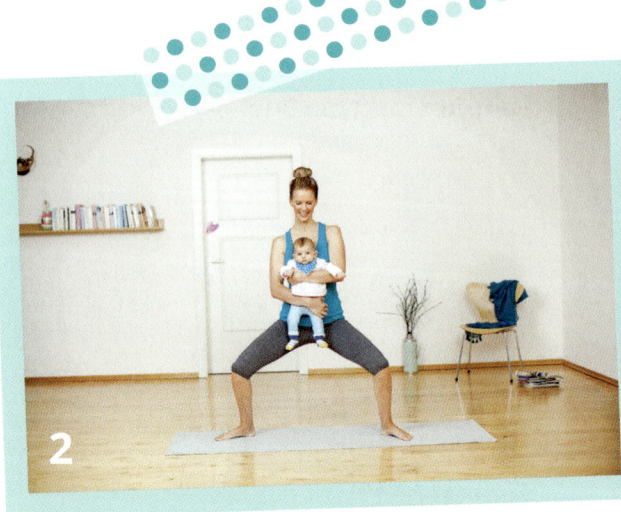

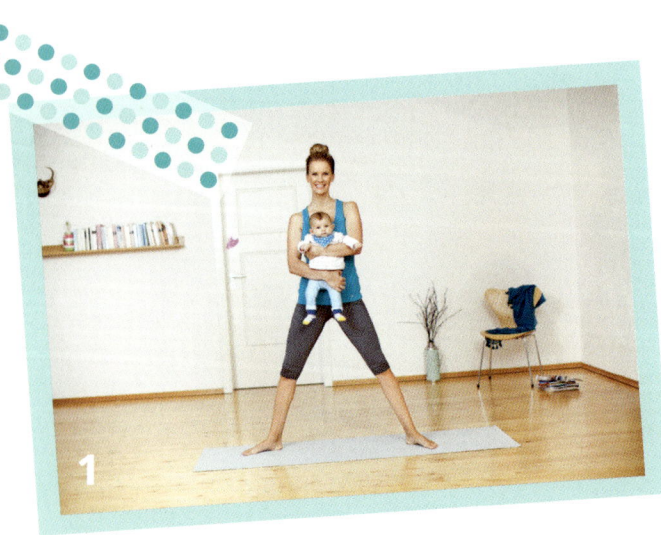

So eine süße Trainingspartnerin – oft hängen wir noch ein kleines Tänzchen dran, die Position bietet sich einfach an.

Bussi-Beuge

1. Hinknien, das Baby rücklings auf die Trainings-matte legen und die Hände neben ihm aufstüt-zen. Die Oberschenkel leicht nach vorn schieben, sodass eine Liegestützposition auf den Knien entsteht. Bauch anspannen.

2. Arme beugen und den Oberkörper so weit absenken, bis das Baby ein Bussi bekommen kann. Arme wieder strecken und den Oberkörper anheben.
   6 bis 8 Wiederholungen sind ideal.

Benefit Strafft die Brustpartie und die Arme.

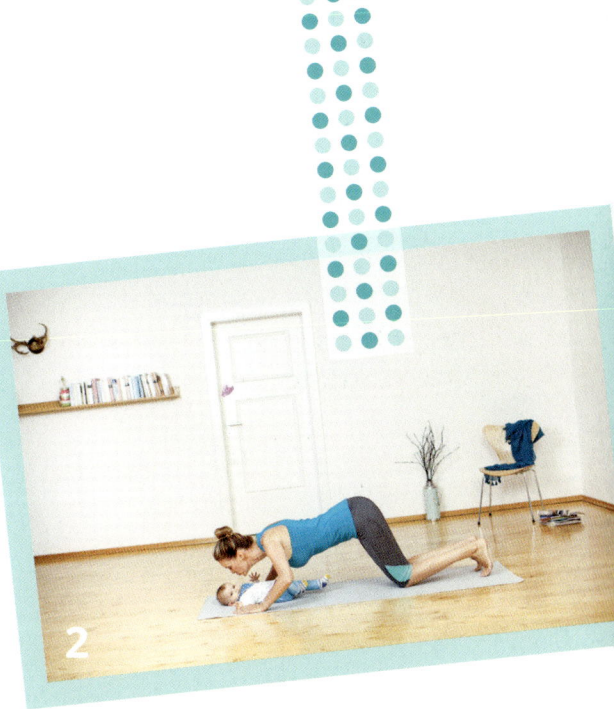

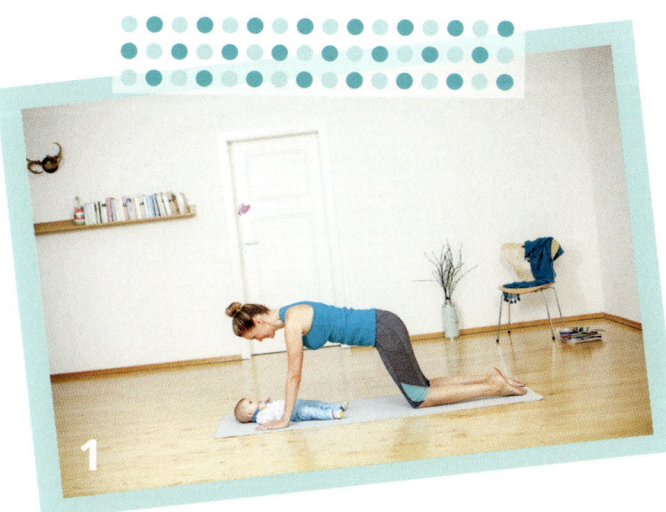

Die schönste Übung aller Zeiten! Auch weil sie Mami schön straff macht – yeah!

Hübscher Hochsitz

1. Auf den Rücken legen, die Füße bequem aufstellen. Das Baby auf den unteren Bauch setzen und mit beiden Händen seitlich halten.
2. Po anspannen und das Becken so weit anheben, bis der Oberkörper eine Linie mit den Oberschenkeln bildet. Den Po wieder absenken, aber nicht ablegen.
   12- bis 15-mal wiederholen.

Benefit Macht aus Birnen- Apfel-Pos.

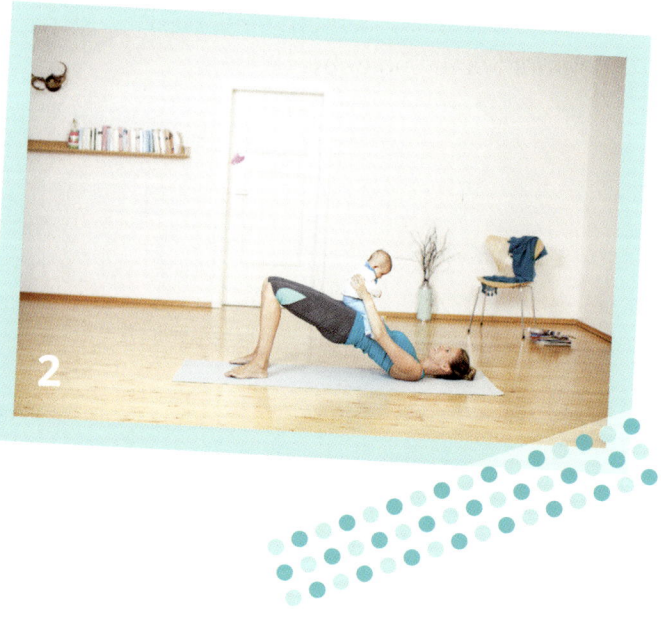

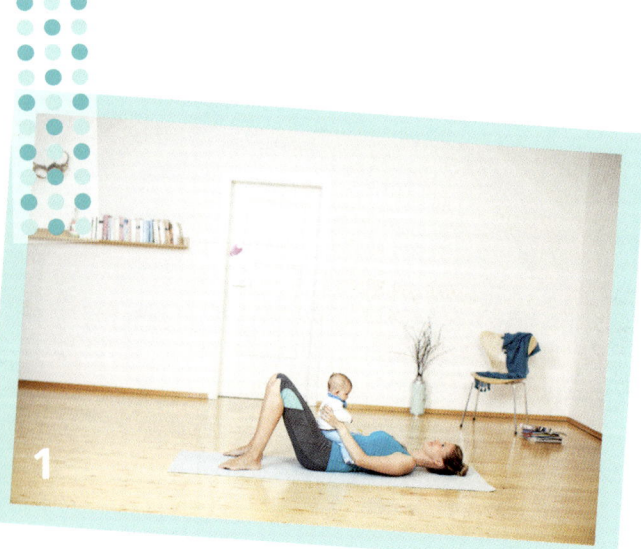

Rosas absolute Lieblingsübung. Ich führe sie noch heute mit ihr aus – mehr Gewicht sorgt schließlich für neue Trainingsreize.

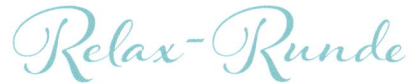

Relax-Runde

In die Rückenlage gehen. Beine anwinkeln und die Knie in Richtung Brust ziehen. Das Baby auf den Schienbeinen bäuchlings ablegen und mit beiden Händen seitlich festhalten.

Nun mit den Knien 30 Sekunden lang kleine Kreise nach rechts ausführen. Danach zur linken Seite wiederholen.

Insgesamt 3 Runden je Seite.

Benefit Entlastet den unteren Rücken und entspannt Mami und Baby.

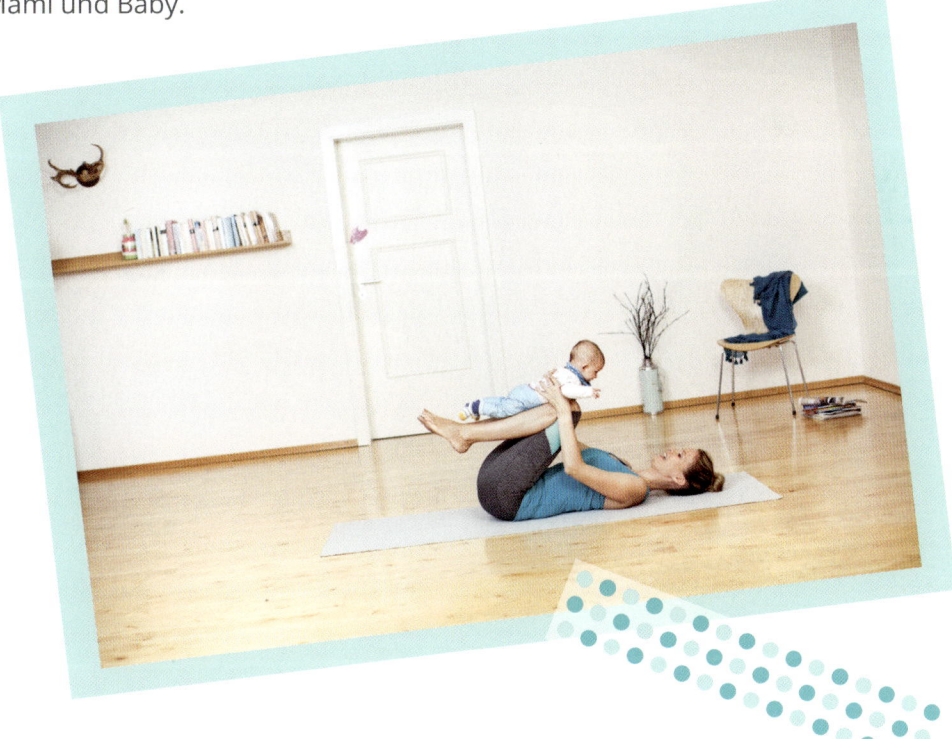

Besser nicht direkt nach der Raubtierfütterung ausführen ...

Starter

Beim Kinderwagenschieben spricht nichts dagegen,
ab und zu das Tempo zu erhöhen. Wenn der Arzt
grünes Licht gibt, können erfahrene Läuferinnen
dabei auch gerne schon langsam joggen.
Dazu entweder einen Arm dynamisch mitschwin-
gen oder beide Hände an der Lenkstange lassen.

Benefit Verbessert Mamis Ausdauerfähigkeit.

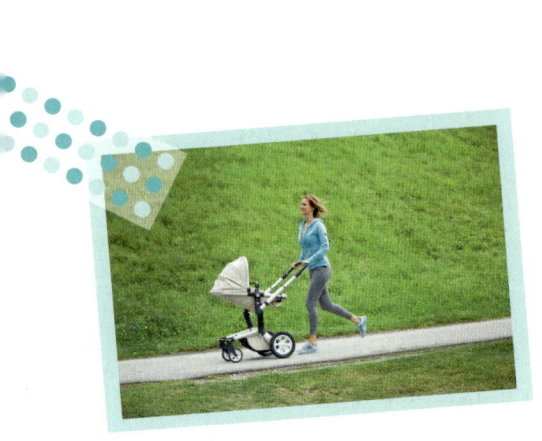

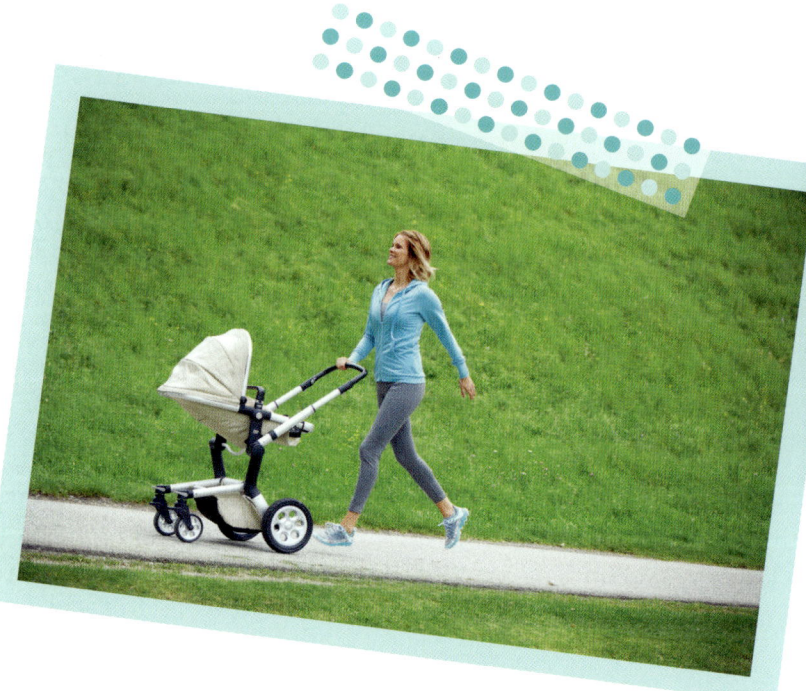

Unbedingt eine feste Hose und einen ordentlichen Sport-BH tragen.
Das Bindegewebe braucht Halt. Und die Seele die Sauerstoffdosis.

Armkreisel

Während des Spazierengehens mit Kinderwagen eine Hand lösen und den Arm gestreckt nach hinten kreisen lassen. Dabei nicht stehen bleiben! Nach 10 Kreisen die Richtung wechseln, dann den anderen Arm kreisen.

Benefit Mobilisiert das Schultergelenk und fördert die Koordination.

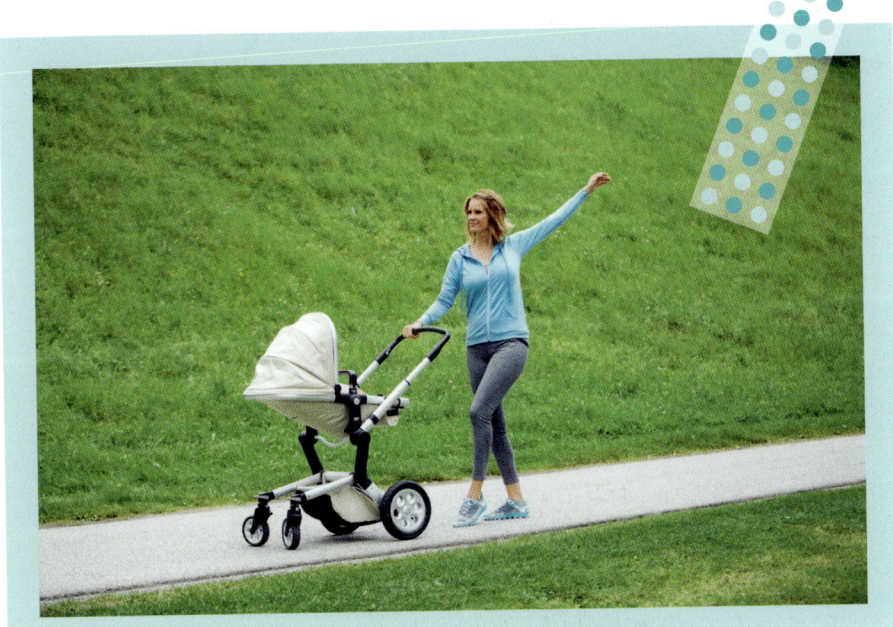

Die Übung erinnert mich an einen Helikopter. Abgehoben bin ich jedoch noch nie …

Tiefgänger

Beim Gehen mit dem linken Fuß einen großen Schritt nach vorn machen. Das linke Bein beugen, bis der Oberschenkel parallel zum Boden ist, das hintere Knie so weit absenken, bis der Unterschenkel parallel zum Boden ist. Der Oberkörper bleibt aufrecht, die Arme sind gestreckt.

Mit dem rechten Fuß hinten abdrücken, nach oben kommen und gleich mit rechts einen großen Schritt nach vorn gehen. Wieder tief gehen und so weiter fortbewegen.

20 bis 40 Schritte, dann normal weiterlaufen und zwei weitere Runden anhängen.

Benefit Formt tolle Beine im Vorbeigehen.

Die Übung geht in die Beine. Und kommt mit festen Ergebnissen wieder raus.

Vorschub

1. Aufrecht vor dem Kinderwagen stehen und die Lenkstange umfassen. Arme anspannen.

2. Po nach hinten strecken und die Beine stark beugen. Knie nicht über die Zehen hinausdrücken! Dabei den Kinderwagen nach vorn schieben, ohne ihn loszulassen. Aufrichten und den Wagen wieder heranziehen.
10- bis 12-mal wiederholen.

Benefit Arme, Po + Oberschenkel = schön straff!

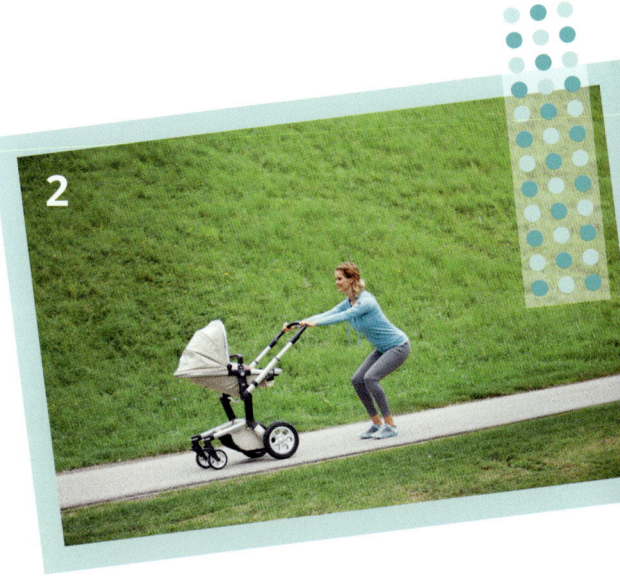

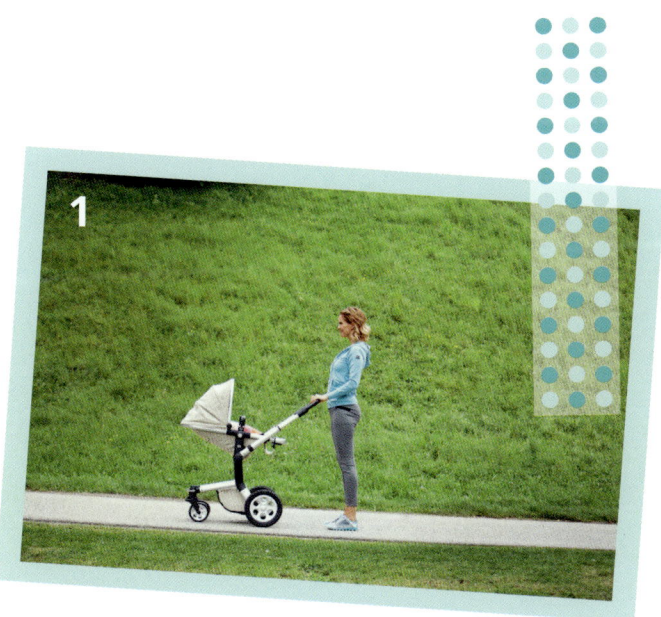

Auch wenn die Leute komisch schauen – weitermachen. Dann gibt es später knackige Ergebnisse anzugucken.

Beinheber

Direkt vor den Wagen stellen und nur mit einer Hand an der Lenkstange festhalten. Gewicht auf das rechte Bein verlagern und das linke zur Seite ausstrecken. Die linke Hand dabei in die Taille stützen.

Jetzt den linken Fuß noch weiter anheben, bis deutlich spürbar wird, wie Bein- und Pomuskulatur arbeiten. Dann den Fuß wieder etwas absenken, aber nicht abstellen. Der Oberkörper bleibt immer aufrecht und bewegt sich nicht.

10- bis 15-mal wiederholen, dann auf der anderen Seite ausführen.

Benefit Lässt Reiterhosen im Galopptempo verschwinden.

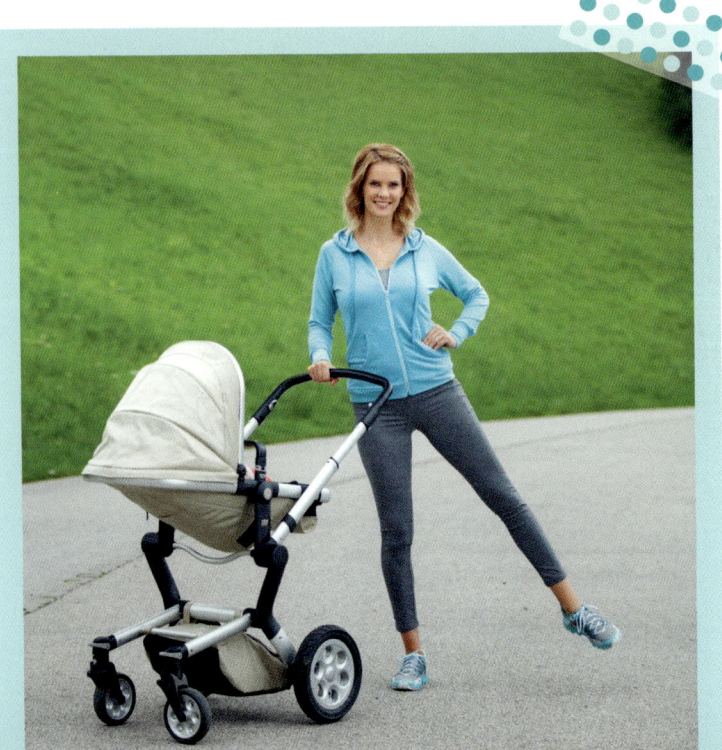

Ich stell mir hierbei immer vor, ich stünde in New York an der Ballettstange und würde mich als schwarzer Schwan für die Schwanensee-Aufführung warmmachen.

Wadenstand

Vor dem Kinderwagen aufstellen und die Lenkstange mit beiden Händen umgreifen. Auf die Zehen stellen, die Fersen so weit wie möglich anheben.
Dabei den gesamten Körper gerade halten.
Nun die Fersen wieder absenken, aber möglichst nicht abstellen.
10- bis 12-mal wiederholen.

Benefit Formt schlanke Waden.

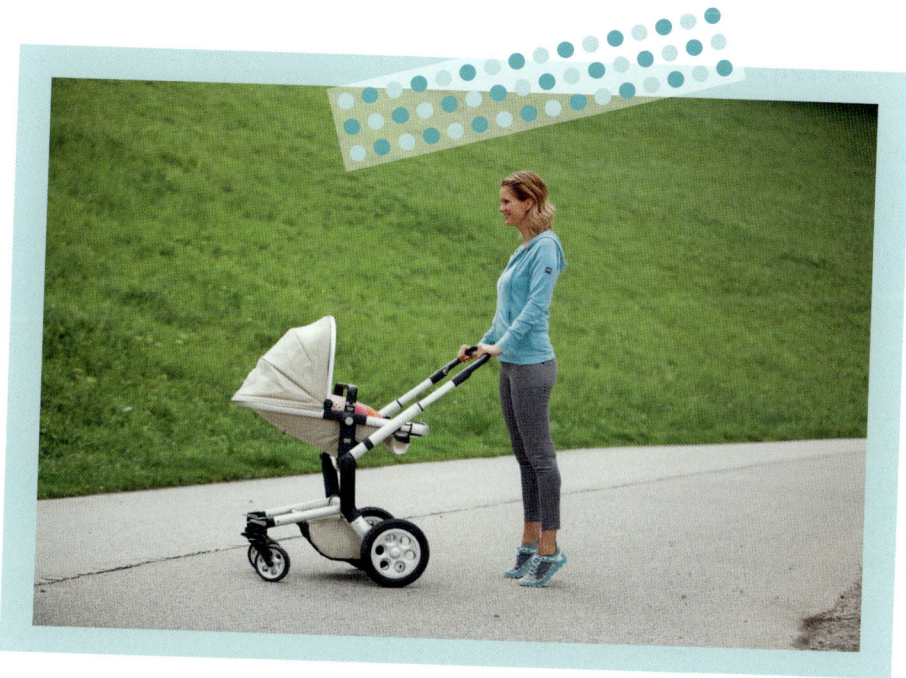

Die Bewegung macht die Unterschenkel, Gelenke und Sehnen (wieder) fit für den nächsten Auftritt in Pumps.

Vorlage

Vor dem Kinderwagen aufstellen und die Griffstange mit beiden Händen umfassen. Jetzt den Wagen so weit nach vorne schieben, bis der Oberkörper parallel zum Boden ist. Die Beine dabei leicht beugen, die Fersen sollten nicht abheben.
Kurz halten und wieder aufrichten. Kinderwagen nicht vergessen und ranziehen!
10 bis 12 Wiederholungen sind ideal.

Benefit Beseitigt gemeine Schmerzen im unteren Rücken.

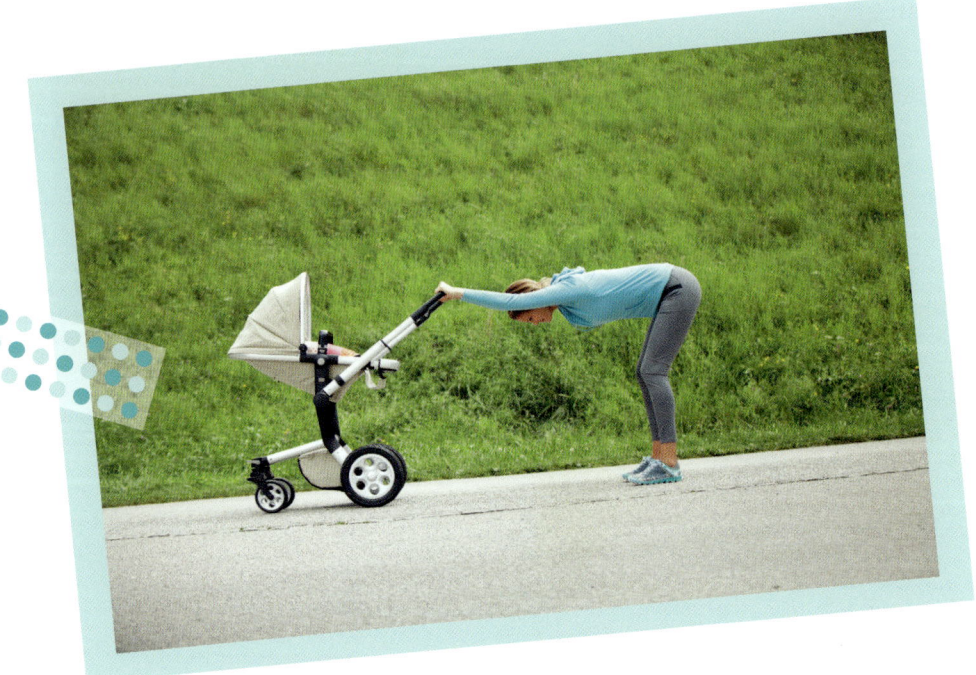

Ja, es gibt sie: leichte Schmerzen, die guttun können.

Seitbeuge

1. Seitlich vor die Lenkstange stellen und diese nur mit einer Hand umgreifen. Die Füße mehr als hüftbreit öffnen, die Beine sind gestreckt.

2. Jetzt den Kinderwagen wegschieben und dabei den Oberkörper zur Seite neigen. Zur Unterstützung den freien Arm über dem Kopf ebenfalls zur Seite führen. Das Becken bleibt gerade, der Blick ist nach vorne gerichtet. Position kurz halten, wieder aufrichten und den Kinderwagen heranziehen.

10- bis 12-mal wiederholen, dann auf der anderen Seite ausführen.

Benefit Lockert die seitlichen Bauchmuskeln und Verspannungen im oberen Rücken.

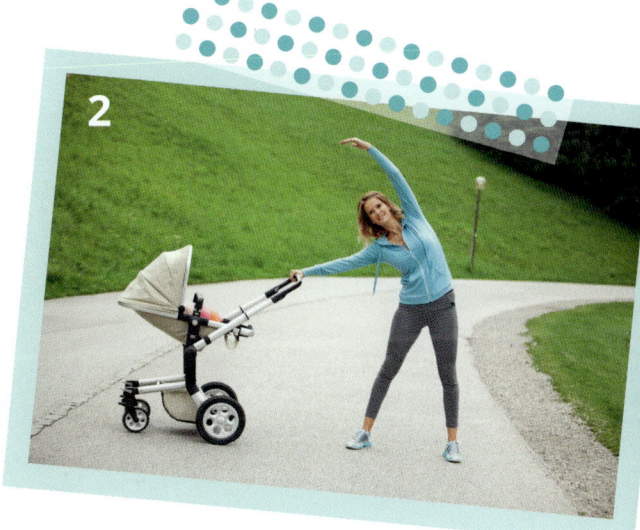

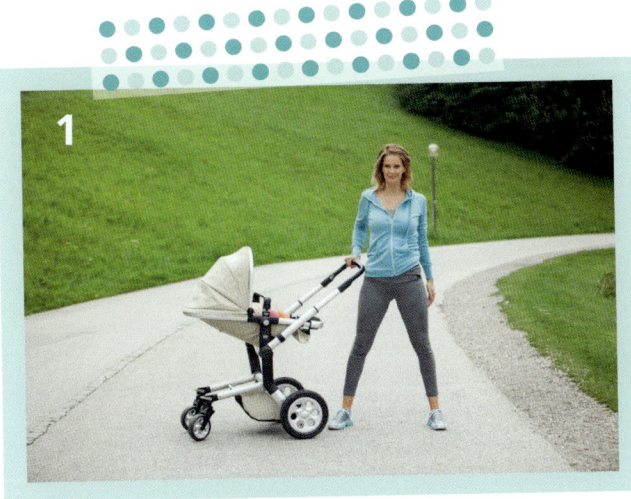

Nach der Übung fühle ich mich jedes Mal drei Zentimeter größer!

Ab der 12. Woche nach der Geburt

Jetzt ist wieder alles möglich – was den Sport betrifft. Zumindest mit grünem Licht
vom Frauenarzt. Mamis dürfen sich zum Beispiel auch wieder mit dem
Ganzkörperworkout aus Schritt 1 (siehe Seite 15 ff.) in Form bringen.
Oder sie kreieren ihr ganz eigenes Trainingsprogramm und mischen ihre
Lieblingsübungen aus allen in diesem Buch gezeigten Einheiten zusammen.
Eigentlich ist es fast egal, welchen Sport Mami wählt.
Die Hauptsache ist, sie führt ihn regelmäßig aus.

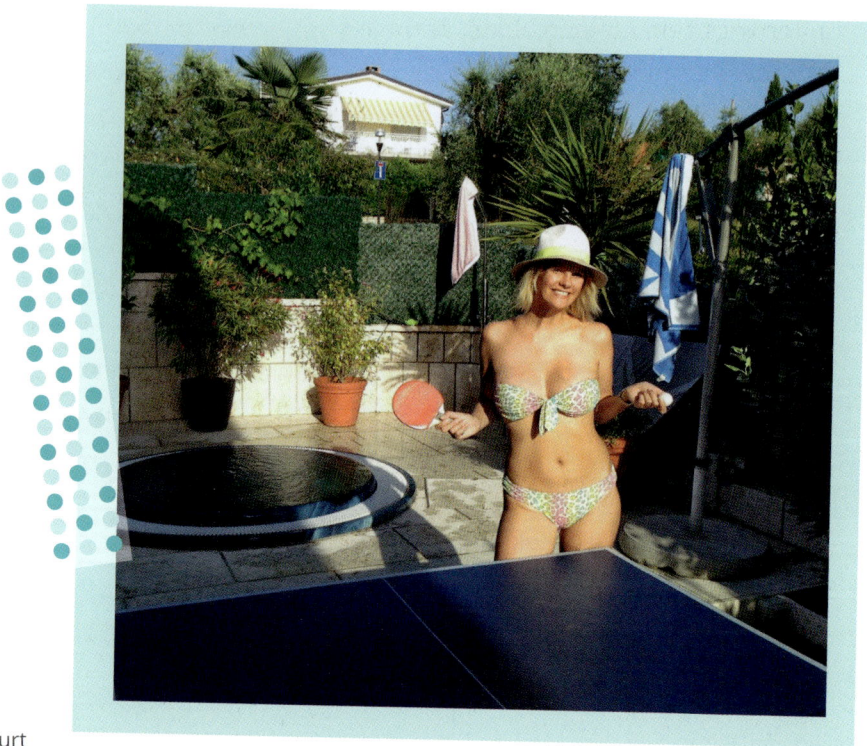

Ich, drei Monate nach der Geburt
von Rosa: der Beweis, dass das
Workout wirkt!

Bewegende Momente

Nach und nach hatte Rosa, Mr. Traum und mich der Alltag dann auch wieder eingeholt. Wenn man das so nennen darf. Kein Tag glich dem anderen, da hatte Rosa schon ihre eigenen Vorstellungen. Jedoch versuchte ich so oft wie möglich Bewegung einzubauen. Am Anfang zum Beispiel durch Spaziergänge. Nach einer Woche stand der erste an – den ich 30 Minuten durchhielt. Mein Beckenboden machte sich zu deutlich bemerkbar, als dass ich noch hätte länger unterwegs sein können. Sonst hätte ich irgendwo abgeholt werden müssen …
Aber ich steigerte mich stetig und muss sagen: Es kann durchaus herausfordernd sein, mit etlichen Kilos vor den Armen stundenlang durch die Stadt zu laufen. Oder durch die Natur. Rosa war gerade drei Monate alt, als Mr. Traum und ich unseren ersten Wanderausflug mit ihr unternahmen. Schon nach kurzer Zeit musste der Papi beweisen, wie stark er ist – indem er mich von hinten anschob, damit ich den Kinderwagen den kleinen Anstieg hinaufbekam. Was haben wir gelacht!

Wir waren wirklich oft unterwegs, meine Kleine und ich. Zum einen tat uns beiden der Sauerstoff total gut – ich habe ja schon gesagt, dass frische Luft ein super Wachmacher ist – zum anderen wollte ich einfach die restlichen hängen gebliebenen Kilos auf der Strecke lassen. Zudem bescheinigte mir mein Frauenarzt auch immer wieder beste Gesundheit und somit intensivierte ich mein Training. Allerdings musste ich mit Übungen für die geraden Bauchmuskeln noch bis zum 6. Monat warten – erst dann war mein Spalt zwischen den auseinandergeschobenen geraden Bauchmuskeln wieder schön geschrumpft. Dass Rosa mittlerweile nicht mehr den ganzen Tag verschlief, war dabei kein Problem. Ich setzte sie nämlich als Trainingsgewicht ein. Manchmal setzte ich sie auch in die Babytragetasche, schnallte sie mir vor den Bauch und lief das Treppenhaus hoch und runter. Das sind immerhin sechs Stockwerke. Klingt grausam? Ach was, höchstens für meine Beinmuskeln! So viel, wie die Kleine gelacht hat, muss das eine

Gib Schub, Rakete! Mr. Traum sorgte bei Rosa und mir auf unserer ersten Wandertour für den nötigen Schwung.

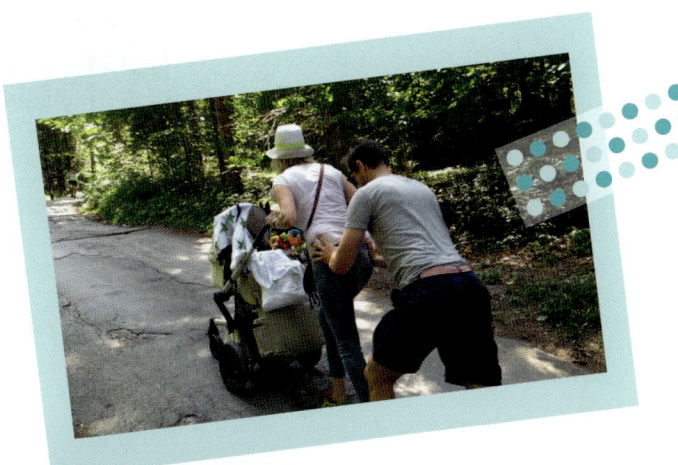

gute Idee gewesen sein. Ist doch toll, wenn Mami und Baby zusammen etwas unternehmen, was beiden Spaß und Mami obendrein fit macht.

Kalorienkiller

Stillen ist übrigens ebenfalls ein super Schlankmacher. Irgendwo hatte ich gelesen, dass dabei pro Tag 600 Kalorien verbrennen. Eine ganz gute Quote, finde ich. Klar, um ein Kilo Fett zu verbrennen, müssen stolze 7 000 Kalorien eingespart oder extra verbraucht werden. Auf den ersten Blick echt 'ne Menge, aber mein Baby hat ja auch nicht nur einen Tag lang Hunger und Durst. Wenn ich meinen jetzt nicht nur mit Schokolade und Cola stille – was ich natürlich nie tun würde –, dann geht die Rechnung von Mutter Natur schon auf. Darauf vertraute ich einfach und fuhr sehr gut damit. Was an dieser Stelle aber noch mal ganz deutlich gesagt werden muss: Auch wenn die Pfunde nicht so schnell wie gewünscht purzeln, die Stillzeit ist ebenso wie die Schwangerschaft nicht der richtige Zeitpunkt für eine Diät! Mami darf jetzt wieder alles essen und trinken (viel trinken ist besonders wichtig, aber Vorsicht mit großen Mengen Koffein direkt vor dem Stillen, Alkohol am besten weiterhin ganz meiden) und das sollte sie auch, um Baby ausreichend mit Nährstoffen zu versorgen. Dabei weitgehend auf Fertigprodukte, raffinierten Zucker, Weißmehl und fettes Fast Food zu verzichten, ist aber sicher keine schlechte Idee. Wer viel Obst und Gemüse, Vollkornprodukte, gute Kalziumlieferanten und Fette in den Speiseplan einbaut, ist damit auf jeden Fall gut beraten – auch für die Back-to-Beauty-Zeit nach dem Stillen. Wenn mich mal der Extrahunger packte, gab es immer gesunden Energienachschub mit Extraeffekt.

Kater, aber anders

Wow. Verrückt. Nach dem ersten Rosa-Workout hatte ich doch glatt am nächsten Tag einen miesen Muskelkater. Vor allem im Po und in den Beinen. Aber auch in den Armen. Krass, das hätte ich nie gedacht! Offensichtlich war es nicht ganz ohne, was wir zwei da fabriziert hatten. Als Fitnesstrainerin – auch wenn ich nie in diesem Job gearbeitet habe – weiß ich, dass die Katerstimmung ein Zeichen für winzige Verletzungen in den kleinsten Muskelfasern ist. Und die haben einen natürlichen Entzündungsprozess zur Folge, bei dem sich immer mehr Wasser in den Fasern sammelt. Logisch, dass die Fasern dabei in die Breite gehen, wodurch eine Art Druckschmerz alias der Muskelkater entsteht. So weit, so unangenehm. Die gute Nachricht aber ist: Ein ganz normaler

Monis liebster Fitness-Snack

Blaubeer-Avocado-Salat à la Kimberly Snyder

(Detox-Queen aus den USA)

Zutaten

1 mittelgroße Avocado • 150 g Blaubeeren • 1 große Limette

½ TL Stevia-Pulver oder 10–12 Tropfen Stevia-Flüssigsüße

So geht's

1. Die Avocado halbieren und den Kern entfernen. Das Fruchtfleisch herauslösen und in kleine Würfel schneiden.
2. Blaubeeren waschen und zusammen mit den Avocadowürfeln in eine Schüssel geben.
3. Die Limette auspressen und den Limettensaft mit Stevia vermischen.
4. Saft über die Blaubeer-Avocado-Masse geben und gut verrühren, jedoch darauf achten, dass die Avocadostücke nicht matschig werden.

Mein Tipp

Gut gekühlt schmeckt der Salat am besten.

Kater heilt ohne Folgen von allein wieder aus und der Reparaturmechanimus, der im Muskel abläuft, macht diesen letztendlich auch widerstandsfähiger. Was aber nicht bedeutet, dass ein straffe(nde)s Training immer einen Muskelkater nach sich ziehen muss – dann kämen Leistungssportler ja vor lauter Schmerzen gar nicht mehr in die (Sport-)Puschen. Nein, schuld war in meinem Fall einfach die ungewohnte Belastung, da gilt es, sich langsam wieder ranzutasten. Das zur Theorie, in der Praxis war er jetzt aber da, der Kater. Und was tat ich? Schon mal auf keinen Fall eine Aspirin-Tablette nehmen, nicht nur, weil ich noch stillte. Manche Leute greifen wirklich bei Muskelkater direkt zur Tablette, ich versteh's nicht. Schmerzen haben ja auch eine Schutzfunktion, in dem Fall schützt uns die eingeschränkte Beweglichkeit davor, die angeschlagene Muskulatur zu schnell und zu stark wieder zu belasten. Ich legte mich lieber in die warme Badewanne. Wärme (Kälte übrigens auch, aber wer nimmt schon gern ein Eisbad? Ich nicht!) regt die Durchblutung in den Muskeln an. Auf diesem Weg legt der Heilungsprozess den Turbo ein und weiteren Einheiten steht nichts mehr im Weg. Miau, so mag ich Training! Noch etwas: Wer jedes Mal nach dem gleichen Workout richtig gemeinen Muskelkater hat, sollte lieber einen Gang zurückschalten. Denn

eigentlich müsste die Stimmung nach jeder Einheit besser werden. Falls nicht, hat sich wahrscheinlich ein hartnäckiger Fehler bei der Ausführung eingeschlichen oder der Körper ist schlichtweg überfordert. Und in dieser Situation ist er wie eine Frau: Er kann nicht das leisten, was er eigentlich draufhat. Wäre doch schade um die verschenkten, anstrengenden Minuten.

Tierische Trainingsspuren hin oder her: Ein Tag Sportpause kann nie schaden. Der Körper braucht Zeit, sich zu erholen, und die braucht Mami auch. Ich fand es nicht verwerflich, ebenfalls ein Nickerchen einzulegen, wenn die Kleine es tat. Mütter brauchen Kraft, um mit der neuen Situation klarzukommen. Wenn dann auch noch der Schlafmangel an den Reserven zapft, ist schnell die eine oder andere Träne vergossen. Nicht falsch verstehen: Ich habe nichts gegen Tränen, aber mir sind die vor Freude lieber. Im Ernst: Ruhephasen sind ganz wichtig, auch um stark gegenüber Versuchungen zu sein. Sobald die Nacht zu kurz war, greift die Hand schneller zum Streuseltaler, als sie es im wachen Zustand täte. Und auch die Lust auf Sport ist mit genug Schlummerzeit größer. Darum: Ohne schlechtes Gewissen die Augen schließen, wann immer es möglich ist.

Ich habe schon gemerkt, dass Rosa auch sofort unruhiger wurde, wenn ich ganz verknittert war. Die Kleinen spüren solche negativen Vibes sofort. Und dann setzt sich ein Teufelskreis in Gang, ein unruhiges Kind lässt Mami nicht zur Ruhe kommen, die ist gereizt und das spürt das Baby ... Also: gute Nacht!

Nachahmer beim Armtraining

Meine Fitness-Formel ging auf, ich freute mich täglich über meine Re-Straff-Verwandlung. Und die bemerkten auch die Mütter aus meiner Krabbelgruppe. Eine der Mamis sprach mich direkt darauf an, genauer auf meine Arme, die seien im Gegensatz zu ihren so schön fest. Innerlich feierte ich – und lud die Gute kurzerhand zum gemeinsamen Training ein. Mit meiner Trainer-B-Lizenz und einer Fortbildung zum Thema Functional Training hatte ich ja sogar die offizielle Berechtigung dazu. Also trafen wir uns wöchentlich in meinem Wohnzimmer zum Bye-bye-Winkearm-Workout. Ich fand es total großartig, mein Wissen an andere Frauen weiterzugeben. Schließlich muss sich keine Mami der Welt mit einer schlechteren Figur als vor dem Kind zufriedengeben. Und schon gar nicht mit schlechterer Laune!

Feelgood-Goodies

1. Ohne Kaiserschnitt sind sanfte Kräftigungsübungen schon im Wochenbett drin.
2. Eine aufrechte Haltung lässt Frauen immer gut dastehen – auch kurz nach einer Geburt.
3. Regelmäßiger und wohldosierter Sport garantiert den echten After-Baby-Body. Das Baby freut sich, mit der Mama trainieren zu dürfen. Also keine Scheu, das Kind als Gewicht einzusetzen.
4. Spazierengehen mit Kinderwagen kann Ausdauertraining pur sein. Einfach immer einen Zahn schneller als die ganzen gemütlichen Schlenderinen unterwegs sein.
5. Die Stillzeit ist keine Diätzeit! Stillen ist ein perfekter Kalorienkiller und mit gesunder Ernährung purzeln auch die übrigen Pfunde.

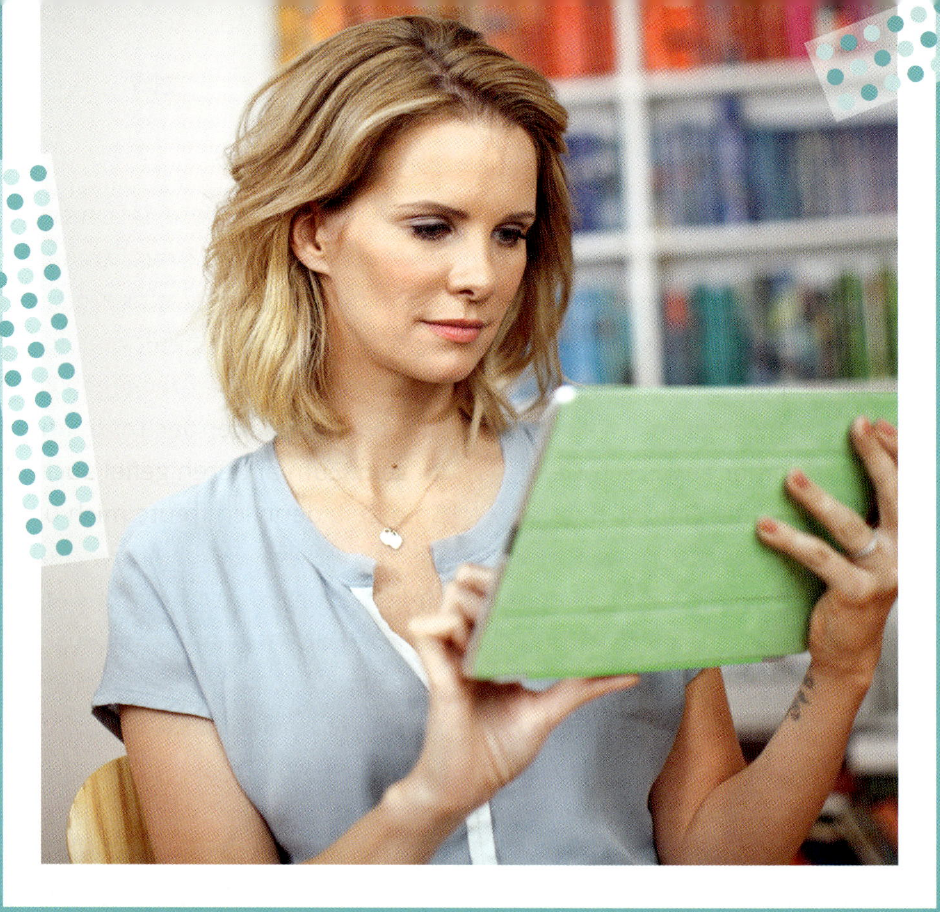

10. Schritt: Das Happy Me ist auch noch hier!

Moni ist Mommy und Mommy bleibt Moni

Das Mama-Sein ist einfach großartig – aber auch eine sportliche Herausforderung. Plötzlich war ich nicht nur Model, Moderatorin, Tochter, Schwester, Freundin von Freundinnen und Mr. Traums bessere Hälfte, sondern vor allem immer für dieses neue kleine Wunder namens Rosa verantwortlich. Alltag, Baby, Job und Privates unter eine Decke zu bekommen und dabei sich selbst nicht zu vergessen, ist manchmal gar nicht so ohne. Ich war bereit für den Spagat.

Back to Business

Zum Glück ging es mir in der Schwangerschaft so gut, dass ich nahezu jeden Job annehmen konnte. Eine monatelange „Ich bin dann mal nur schwanger"-Auszeit ist in meinem Business immer etwas schwierig, aber so hatte ich das gute Gefühl, dass es auch danach entspannt weitergehen kann. Und es ging weiter. Genau acht Wochen nach Rosas Geburt kam das erste Jobangebot, bei dem ich zusagte – für einen Mix aus Modeling und Moderation. Selbstverständlich hatte ich die Kleine dabei, ich stillte ja noch. Außerdem mit von der Partie war meine Schwester. Auf die Bühne durfte, konnte und sollte Rosa schließlich nicht. Ich muss sagen: Dieser Test lief wirklich gut. Nicht nur auf dem Laufsteg, auch mit der Kleinen. Und darum beschloss ich weiterzumachen. Nur ein einziges Mal war ich mit Rosa allein unterwegs, sonst waren entweder meine beste Freundin Judith oder ein Teil der Familie dabei. Die jeweilige Begleitung ging dann einfach mit der Kleinen spazieren und ich hatte vorher Milch abgepumpt. Schon aus eigenem Interesse, auslaufende Brüste machen sich in der Öffentlichkeit einfach nie gut. Anfangs hatte ich doch ein richtig schlechtes Gewissen, sie abzugeben, um arbeiten zu können. Aber innerlich wusste ich: Es tut uns beiden gut.

Zum einen lernte Rosa, sich nicht nur auf mich zu fixieren – schrecklich, wenn eine Mami nicht mal allein aufs Klo gehen kann, weil das Kind sonst heult wie ein Schlosshund! Meine Tochter hingegen liebt es, auch mit Oma, Opa oder der Tante unterwegs zu sein. Zum anderen gefiel auch mir die Solo-Zeit, denn ich freute mich unheimlich, die Maus dann später wiederzusehen. Im Gegensatz zu vielen anderen Mamis in meinem Umkreis war ich überhaupt nicht gereizt. Ich halte es für ganz wichtig, sich selbst nicht zu vergessen. Solche getrennten Gelegenheiten geben ja neue Energie. Sind Mami und Baby wieder vereint, entsteht eine noch bessere Quality Time. Wie in einer Beziehung auch: Das, was ich immer um mich habe, weiß ich viel weniger zu schätzen. Erst die Distanz schürt das Feuer. Bis heute versuche ich, nur zwei Tage in der Woche zu arbeiten und die anderen Tage mit der Familie zu verbringen. Diese Work-Life-Balance klappt leider nicht immer, aber ich ziehe mich bewusst raus, wenn es zu viel wird.

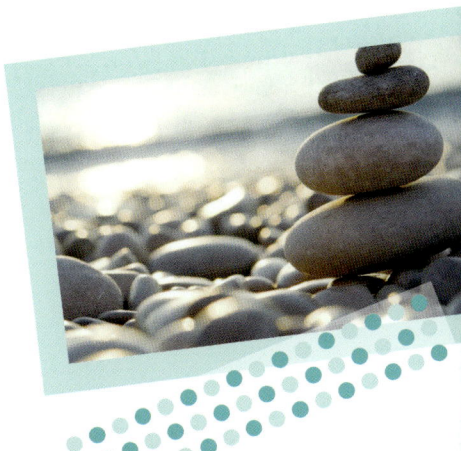

Alles in der Balance: Mamis Job schafft den perfekten Ausgleich.

Monis Lunch to go

Glasnudelsalat Mare e Monti

Zutaten (für ca. 4 Portionen)

100 g Glasnudeln • 5 Knoblauchzehen • 2 EL Öl • 250 g Geflügelhackfleisch • 100 g Shrimps

100 g Erdnüsse • 3 Stängel frischer Koriander

5 rote Zwiebeln • 1 Fleischtomate (alternativ: 10 Cocktailtomaten) • 6 EL Fischsoße

6 EL Zitronensaft • 1 TL Palmzucker • nach Belieben ½ TL Chiliflocken

So geht's

1. Die Glasnudeln in einen Topf geben, mit kochendem Wasser übergießen und 10 Minuten quellen lassen. Gut abtropfen lassen und kleinschneiden (geht super mit einer Schere).
2. Den Knoblauch abziehen, etwas von dem Öl in einer Pfanne erhitzen und den Knoblauch darin goldgelb anbraten, dann die Glasnudeln hinzufügen.
3. Das Hackfleisch ohne Öl anbraten, bis es recht trocken ist, beseitestellen. Die Shrimps mit dem restlichen Öl in der Pfanne anbraten und zur Seite stellen.
4. Die Erdnüsse und den Koriander fein hacken. Zwiebeln schälen und Tomate(n) waschen. Die Zwiebeln in Ringe und die Tomate(n) in kleine Würfel schneiden.
5. Fischsoße, Zitronensaft und den Palmzucker vermischen.
6. Alle Zutaten vermengen, zuletzt sind die Glasnudeln dran. Wer mag, würzt das Ganze mit Chiliflocken und schmeckt noch einmal mit Fischsoße und Zitronensaft ab.

Mein Tipp

Ich bereite immer gleich alle vier Portionen vor, fülle mir für unterwegs einfach etwas in eine verschließbare Dose und verstaue den Rest im Kühlschrank. Länger als ein bis zwei Tage sollte der Salat zwar nicht aufgehoben werden, aber so alt wird er ohnehin nicht – dafür ist er viel zu lecker.

Over-all-Netzwerke

Meistens hängt an meiner Arbeit ja eine Reise und nimmt das Ganze mehr als zwei Tage in Anspruch, dann ist schon Teamwork mit allen Lieben angesagt. Jobs, die eine Woche oder gar länger dauern, sind mit Rosa nun wirklich nicht drin. Schließlich sollte das Kind nicht vergessen, wie Mami aussieht. Die Grenze zwischen zu viel und zu wenig Zeit ist schnell verschoben. Ich fand es aber nicht schwer, die Balance zu halten. Mit einem privaten Netzwerk, das Neu-Mamis von Anfang an nicht vernachlässigen dürfen, ist sehr viel möglich. Ich gebe zu bedenken: Wer Außenkontakte in den ersten Wochen und Monaten gänzlich ablehnt, darf sich nicht wundern, wenn irgendwann niemand mehr fragt, ob er vorbeikommen kann. Oder dass das Baby fremdelt, wenn es bei anderen Leuten auf dem Arm ist.
Zudem ist es gerade für Selbstständige wichtig, am Ball zu bleiben, um in der Branche nicht vergessen zu werden. Das gilt für meinen Job wie für Architekten, Frisöre oder Café-Besitzer. Aber ich weiß auch von Freundinnen im Angestelltenverhältnis, wie gut es ihnen getan hat, die Kollegen in regelmäßigen Abständen zu treffen. Einfach um die Bindung zum Beruf nicht zu verlieren und mal über andere Dinge als Brei und Windeln zu reden.

(Mit) Rosa (über den) Wolken

Mein Motto lautete: Das Baby lebt mit mir und nicht ich mit dem Baby. Natürlich ging Rosa immer vor, aber wer sagt, dass sich das Leben deshalb nur noch in den eigenen vier Wänden abspielen muss? So saß beziehungsweise lag meine kleine Maus in ihren ersten sechs Monaten schon zwölfmal in einem Flugzeug. Ich war einfach optimistisch und dachte: „Das bekomme ich schon unter einen Hut." Wirklich, wer ständig denkt: „Hilfe! Gleich geht etwas schief!", bei dem geht auch was schief. „Die Macht der Gedanken", sage ich nur. Darum ignorierte ich die ganzen Bedenkenträger und schüttelte die übervorsichtigen Ratschläge von anderen jungen Müttern einfach ab. Die bekamen schon beim Gedanken an eine Flugreise mit Säugling Schweißausbrüche. Dabei schaffen die Kleinen den Druckausgleich häufig viel besser als Erwachsene.
Komplett leichtsinnig war ich natürlich auch nicht. Ich fragte meinen Frauenarzt, ob und ab wann ich mit meinem Baby fliegen darf, und der gab mir sofort grünes Licht für Mutti und Kind. Babys schlafen doch eh die meiste Zeit und für den Druckausgleich im Flugzeug eignet sich wunderbar der Schnuller, das Stillen oder später ein Fläschchen zu geben. Bei mir klappte und klappt das perfekt.

Wirklich abgehoben

Meinen ersten Flug mit Rosa werde ich nie vergessen, was für ein Abenteuer! Eine gute Planung ist ja bekanntlich das halbe Leben und darum plante ich alles übergenau und gönnte mir Puffer. Ich stand also zeitig auf, stillte in Ruhe, zog das Baby an, hatte schon vorab die Taschen gepackt und alle Zeiten im Blick: die Fahrt zum Flughafen, die Zeit bis zum Check-in, die Flugzeit an sich, die Ankunft mit Gepäckabholung, die Fahrt zum Hotel ... Leider machte mir die Fluggesellschaft einen Strich durch die Rechnung. Sie cancelten die Verbindung und meine Taktung war im Eimer. Das Chaos nahm seinen Lauf.

Während der zweistündigen Endloswarterei wuchsen und wuchsen und wuchsen meine Brüste. Zeitgleich bekam mein Baby natürlich Hunger. Und das machte es im allerbesten Moment, als ich mich mit Wickeltasche und ihm auf einen Mittelsitz quetschen musste, lauthals deutlich. Zu meiner Rechten und Linken saßen zwei Geschäftsmänner, die dank der Verspätung mindestens genauso gut drauf waren wie ich. Auch die sonst dauerlächelnden Stewardessen schienen bei meinem und Rosas Anblick in ein bislang unbekanntes Stimmungstief zu fallen. Rosa schrie und wollte TRINKEN, also blieb mir nichts anderes übrig, als zu stillen. JETZT. Wir erinnern uns: Ich saß in einem

Flugzeug, neben mir die Anzugträger und alle waren eh schon genervt – herzlichen Glückwunsch, so viel zum Thema Intimsphäre ... Die Situation war so bescheuert, dass ich im Nachhinein immer noch herzlich darüber lache. Aber in der Sekunde war mir definitiv einfach nur zum Heulen zumute.

Boden der Tatsachen

Diese Anekdote muss ich auch erzählen: Es geht um einen Job auf einer Modenschau. Mein Baby kam wieder mit und als Babysitter hatte ich meine beste Freundin dabei. Die Proben zur Modenschau liefen gut, Judith machte einen tollen Job und war so vernarrt in das Kind, dass sie am liebsten sofort selbst eines haben wollte. Und ich dachte: „Läuft! Ich habe es geschafft, Baby und Job unter einen Hut zu bringen!" Ich war schon ein wenig stolz, dass ich mich dieser Challenge so vermeintlich erfolgreich gestellt hatte. Tja, vielleicht lief es zu gut. Denn die äußeren Umstände konnte ich leider erneut nicht planen. Wie es der Teufel wollte, verzögerte sich die Veranstaltung. Die Proben dauerten plötzlich länger, ein Stargast ließ auf sich warten, es ging nicht voran – und mein Flug rückte dramatisch näher.

Das Gedankenkarussell in meinem Kopf drehte sich immer schneller: Ich muss zuerst die Klamotten zusammenkramen, dann alles im Taxi verstauen – wann stille ich?

Kommen wir überhaupt noch pünktlich zum Flughafen? Was, wenn wir den Flug verpassen? Habe ich genug Windeln dabei? Oh nein, es war zum Schreien! Ohne Kind hatte ich stets einen kleinen Trolli dabei, bin kurz vor Abflug durch den Check-in gehuscht und alles war gut. Heute reise ich gefühlt jedes Mal mit Übergepäck, auch wenn es nur um einen Tagesausflug in eine andere Stadt geht. Babytasche, Kinderwagen, Kindersitz, Klamotten für mich und vor allem Klamotten für Rosa, da kommt einiges zusammen. An dem Tag stellte ich auch für mich endgültig und unwiderruflich fest: Ich gebe mich geschlagen. Von wegen „Mein Baby lebt mit mir und nicht ich mit dem Baby", es ist genau andersherum. Rosa war und ist meine neue Zeitrechnung, mein Timer und mein Gesetz. Wir drei rasten also zum Flughafen. Dort angekommen mit Sack und Pack verschärfte sich die Lage, ich musste zu allem Überfluss auf die Toilette. Dringend. Das durfte doch nicht wahr sein, ich wusste nicht, was ich tun sollte. So eine Situation stand in keinem Ratgeber. Ich wurde immer hektischer. Das bemerkte auch Rosa und war ebenfalls alles andere als entspannt. Neben meiner Blase platzten darüber hinaus meine Brüste. Ich musste stillen, die Schmerzen waren kaum noch auszuhalten. Zudem ließ sich Rosa am besten beruhigen, wenn ich ihr die Brust gab. Also konnte ich

sie auch nicht einfach bei Judith lassen. Was dann geschah, hätte ich mir noch kurze Zeit zuvor nicht in meinen kühnsten Träumen ausmalen können. Ich steuerte im Stechschritt auf die Flughafentoilette zu, stürmte das erste freie Klo, zerrte mir mit der einen Hand meine Hose runter und hielt mit der anderen Rosa umklammert – und setzte mich! Noch nie in meinem Leben habe ich mich auf eine öffentliche Toilette gesetzt und dennoch war ich so erleichtert wie nie, mein Bedürfnis und mein Kind stillen zu können. Wenn mir jemand gesagt hätte, dass mein Po und meine Oberschenkel jemals eine öffentliche Klobrille berühren würden, den hätte ich wohl mit leicht angeekeltem Blick ausgelacht.

Stress lass nach!

Hektische Situationen, wie ich sie am Flughafen erlebt habe, tauchen als Mami immer wieder auf. Es kommen eine Menge neue Aufgaben auf einen zu, da kann ich schon nachvollziehen, wenn sich die eine oder andere Frau überfordert fühlt. Gelegentlich höre ich im Freundeskreis, dass die Kombi aus Kind, Karriere und Kuschelzuhause nicht nur nette, sondern auch unangenehme Folgen haben kann. Die genannten Beschwerden reichen von ständiger Müdigkeit, die manchmal von Schlaflosigkeit begleitet wird, bis hin zu depressiven Phasen. Das Allerwichtigste ist dann, sich einzugestehen, dass man gerade etwas überfordert ist. Das ist keine Schwäche, das ist eine Stärke! Und völlig normal. Wer meint, immer alles im Griff haben zu müssen, raubt sich selbst Energie. Und niemand wird es der Supermami übelnehmen, wenn sie mal um Hilfe bittet. Warum nicht viel öfter die Omi mit einem Babynachmittag glücklich machen? Jede Pause fürs Ich hilft ungemein und ein offenes Gespräch über Sorgen und Nöte erst recht. Ich finde ohnehin, dass das Leben zu kurz ist, um sich mit allem Stress zu machen. Natürlich ist das leicht gesagt. Aber es kann nicht schaden, sich einen Moment zurückzunehmen und sich zu fragen, ob die Erwartungen ans Ich nicht einfach zu hoch sind. Ziemlich wahrscheinlich erwartet niemand anderes, dass alles perfekt ist. Nur frau selbst.

Stresstest

Um die eigene Erwartungshaltung zu überprüfen und das persönliche Stresslevel zu checken, empfehle ich, sich eine kurze Auszeit zu gönnen – vielleicht anstatt abends den Fernseher anzustellen – und folgende Fragen zu beantworten:

• Was genau stresst mich eigentlich gerade?
• Wie konnte es zu dem Stress kommen?
• Kann ich an der Situation etwas ändern, zum Beispiel Aufgaben delegieren?
• Wann habe ich mich das letzte Mal ganz bewusst entspannt?
• Welche Ziele habe ich im Job? Und im Privatleben? Sind diese realistisch?
• Bedeutet mein Essverhalten noch mehr Stress für den Körper? Diäten oder einseitige Ernährung versetzen ihn nämlich auch in einen Alarmzustand.
• Schlafe ich genug, sodass ich über Nacht neue Energie schöpfen kann?
• Wie sieht es mit meinem Bewegungspensum aus? Zu wenig Action verhindert, dass Stress abgebaut werden kann, zu viel sportlicher Ehrgeiz führt zur erneuten Ausschüttung von Stresshormonen.

Erste Entspannungshilfen

Aus eigener Erfahrung weiß ich: Lachen ist die beste Medizin. Da bin ich ganz Charlie Chaplins Meinung, der behauptete, dass ein Tag ohne Lachen ein verlorener Tag sei. Tatsächlich ist es wissenschaftlich belegt, dass ein herzhafter Lacher Stresshormone abbaut. Zudem werden Glückshormone freigesetzt, die direkt für mehr Wohlbefinden sorgen. Eine ähnliche Wirkung hat übrigens Vorfreude.

Sobald sich das Hamsterrad zu stark dreht, helfen mir kleine Übungen, wieder klare Gedanken zu fassen. So tut es unheimlich gut, die Handflächen gegeneinanderzureiben, bis sie warm sind. Dann einfach für zwei Minuten auf die geschlossenen Augen legen und der Wärme nachspüren. Gerade wenn ich viel am Laptop arbeite, gönne ich den Augen so eine kleine Auszeit. Bei einem verspannten Nacken, den ich manchmal nach einer Flugreise oder längeren Fahrt im Auto habe, lindert sanftes Dehnen die Beschwerden. Dazu lege ich den Kopf vorsichtig zurück in den Nacken, neige ihn dann nach rechts und links, als wolle ich mein Ohr auf die Schulter legen, und am Ende ziehe ich noch ein hässliches Doppelkinn – das hilft super. Wer die Übung ausprobieren möchte, sollte aber keinesfalls ruckartig vorgehen! Pro Position dürfen schon zwei bis drei Atemzüge vergehen. Oft genügen mir bereits drei bis vier Durchgänge, um die Muskeln wieder zu lockern. Verspannungen haben bei mir allerdings noch einen weiteren Lieblingstreffpunkt: zwischen den Schulterblättern. Bevor der gute Mr. Traum dann abends seine Künste als Masseur unter Beweis stellen darf, bekämpfe ich das leidige Übel schon mal im

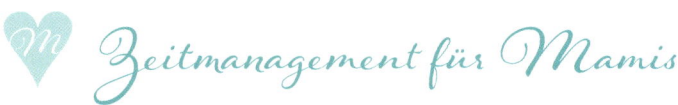

Zeitmanagement für Mamis

Netzwerk Das Schlimmste, was Neu-Mamis tun können: einigeln. Denn ein solides Netzwerk aus Familie, Freunden, Bekannten und Kollegen ist unverzichtbar! Ich weiß nur zu gut, dass jeder irgendwann Hilfe benötigt, in welcher Form auch immer. Das kann zwei Stunden Babysitten oder die Abholung eines Möbelstücks sein. Im Gegenzug stehe ich dann natürlich auch parat, wenn Not am Mann (beziehungsweise der Frau) ist. Und wenn es nur mit einem selbst gebackenen Kuchen ist, den ich überraschend vorbeibringe.

Gästeliste Ich empfehle, nach der Geburt wirklich nur die Leute einzuladen, die gern gesehen sind. Manche Menschen rauben einem mehr Energie, als sie geben, und bei dem niedrigen Batteriestatus von frischgebackenen Eltern müssen die sich wirklich keinen zusätzlichen Stress antun. Wer sich dennoch aufdrängen will, hat Pech gehabt. „Alles zu seiner Zeit", sage ich nur.

Stundenplan Regelmäßigkeit gab mir Sicherheit, mit der neuen Situation umzugehen. Also entwarf ich meinen eigenen Stundenplan, um den Tagesablauf vor Augen zu haben. Dort stand zum Beispiel am Montag um elf Uhr die PEKiP-Krabbelgruppe. Obendrein trug ich feste Zeiten für Frühstück, Mittag und Abendessen ein. Das hört sich zwar spießig an, aber so ein kleiner Stundenplan half mir ungemein. Den hatte ich immer auf dem Tisch liegen, damit ich nichts vergaß und wusste, was als Nächstes anstand.

Küchenkalender Ohne den geht es nicht mehr. Hier kann Mr. Traum sehen, was ich geplant habe, und umgekehrt. Wir haben sogar einen Kalender, bei dem auch Rosa eine eigene Spalte hat. Unnötige Diskussionen à la „Aber du hast mir gar nicht gesagt, dass du heute einen Abendtermin hast ..." werden so vermieden.

Gedankenklarheit Für die 15 Minuten lohnt es sich doch jetzt gar nicht, Sport zu treiben. Doch! Tut sich ein Zeitfenster auf (wenn nicht, wird eben nachgeholfen), ist Bewegung der beste Lückenfüller. Auf diesem Weg bekomme ich den Kopf wieder richtig frei und schon lassen sich die Dinge, die vorher total kompliziert erschienen, viel leichter organisieren. Einfach mal ausprobieren!

Pufferzone Für jeden Termin 30 Minuten länger einplanen, als er eigentlich dauern wird. Besonders dann, wenn danach ein weiterer im Kalender steht. Es gibt sie nämlich wirklich, zwei direkt hintereinander auftauchende volle Windeln. Darum immer Zeitpuffer setzen! So war und bin ich (so gut wie) nie gestresst, wenn nicht alles nach Plan läuft.

Feedbackfreiheit SMS, E-Mails und Anrufe in Abwesenheit – wer sagt bitte, dass Mami die gleich in der Sekunde beantworten muss? Ich erwarte das von niemandem und andere auch nicht von mir. Eine Ausnahme mache ich nur, wenn eine Person fünfmal hintereinander durchklingeln lässt. Wenn ich dann rangehe und es nicht wichtig ist, dann kann der Anrufer aber was erleben.

Lockerheit Nach dem Job wird direkt Besuch eintreffen – ist doch super! Und muss auf keinen Fall heißen, dass die Wohnung perfekt aussieht. Auch die Waschmaschine braucht mal eine Pause. Ich bin sicher, jeder kennt die Situation „Küche ist gleich Chaos" und versteht sie vor allem. Wenn es doch zu entsetzten Ausrufen oder verdrehten Augen kommt, die Person einfach nicht mehr einladen oder ihr schnell ein Putztuch in die Hand drücken.

Alleingang: Schulterkreisen ist eine simple, aber perfekte Übung zum Lockern. Oder ich ziehe die Schultern bis zu den Ohren, halte kurz die Luft an und lasse mit der Ausatmung die Schultern ruckartig fallen. Fühlt sich der obere Rücken wieder besser an, mache mit einem Lächeln dort weiter, wo ich vorher aufgehört habe.

Reif für die Insel

Wenn Mr. Traum nicht gerade als Masseur einsprang, wurde er – ganz Mann – bei meinem Anblick als frischgebackene Mami schnell nervös. Meine Megabrüste waren allgegenwärtig und das nicht nur beim Stillen. Er durfte aber wie auch in der Schwangerschaft nicht ran. Meine Brüste und ich wurden zum Folterknecht in Sachen Zweisamkeit, aber wirklich ganz unfreiwillig. Ja, sie waren megagroß, taten aber auch megamäßig weh. Allein der Duschstrahl war für mich eine Tortur. Sobald ein Wassertropfen auf meine Brüste kam, hatte ich schon Schmerzen, es war einfach nur unangenehm. Ans Anfassen war da nicht mal ansatzweise zu denken. Wie ich das Mr. Traum erklärte? Indirekt. Ich erzählte ihm, wenn nur irgendein Tittengrapscher mich anfassen würde, müsste ich den umbringen. Er wusste sofort Bescheid. Aber Mr. Traum lebt noch und die sechs Monate des Stillens gingen auch irgendwie vorbei. Und damit begann für uns eine Phase, die wieder mehr Zweisamkeit in unserer Beziehung erlaubte: Meine Schwiegereltern nahmen Rosa eine Nacht zu sich. Bislang hatten sie immer mal wieder stundenweise auf sie aufgepasst. Diese Auszeit ist bis heute unser Ritual und ähnelt dem Inselprinzip (siehe Seite 135 ff.). Es fiel mir am Anfang unglaublich schwer, loszulassen und den Abend zu genießen. Ich machte mir große Sorgen und die Gedanken waren ununterbrochen bei meinem Kind. Aber dann wurde mir klar, dass ich den beiden doch total vertraue, und ich entspannte mich mehr und mehr.

Dieser nicht an einen festen Tag gebundene Abend gehört bis heute einmal in der Woche nur Mr. Traum und mir. Wir machen Dinge, die Paare nun mal so tun, aber die mit Kind dann doch schwerer in den Alltag zu integrieren sind. Wir gehen ins Kino, schick Essen oder auf ein Konzert, solche Sachen eben. Normal und auf der anderen Seite mit Baby dann doch kompliziert. Auch haben wir ausgemacht, dass wir an dem Abend zwar über Rosa reden, aber nur kurz – denn auch andere Themen wie unsere Jobs, Freunde oder Pläne fürs Wochenende oder den nächsten Urlaub sind und bleiben für eine gute Beziehung wahnsinnig wichtig. Es funktioniert und tut gut. Auf diese Weise bleibt die Nähe zwischen uns erhalten, das wirkt sich positiv auf unsere Familie aus. Selbst wenn wir uns vor Rosa küssen, strahlt sie über das ganze Gesicht – sie merkt einfach, dass Mami und Papi glücklich sind. Ich erinnere mich dann oft an meine Kindheit zurück. Wenn meine Eltern stritten, merkte ich das sofort. Stimmungen – in beide Richtungen – gehen nicht an Kindern vorbei.

Getrennte Wege gehen

Damit Mr. Traum und ich ewig zusammenbleiben, gehen wir hin und wieder auch auseinander. Wir finden es wichtig, nicht die ganze Zeit aufeinanderzuhängen und auch mal allein unterwegs zu sein. Schließlich bleiben wir trotz Beziehung immer noch Individuen und mutieren nicht komplett zum Wir. Vielleicht kam uns unsere frische Beziehung hier wieder zugute. Wir waren und sind einfach bereit, uns mit unseren Bedürfnissen auseinanderzusetzen. Obwohl auch bei uns nicht immer alles eitel Sonnenschein war. Ich sag nur: „Diva mit Charme ..." Ein besonderer Luxus ist für mich auch der wöchentliche Mami-Tag. Dann passen entweder Daddy auf oder Oma und Opa. Meist geh ich zum Friseur oder treffe Freundinnen. Vater und Kind tut es sehr gut, „ihr Ding zu machen" – ohne Mami, die immer alles besser weiß.

Baby-Bilanz

Ich muss an dieser Stelle in aller Deutlichkeit sagen: Für mich als Mami ist Mr. Traum unverzichtbar. Früher dachte ich: „Frau schafft das alles locker allein!" Heute muss ich sagen: „Die Schwangerschaft gemeinsam mit meinem Partner zu erleben war – neben Rosa selbst – die schönste Erfahrung überhaupt." Ich bin auch dank ihm weiter gereift. Er hat mir mit seinen Worten und seiner Unterstützung die Kraft gegeben, die gesamte Schwangerschaft positiv zu meistern. Und die neun Monate waren ein gemeinsames Erlebnis, das uns noch viel enger zusammengebracht hat.
Die Schwangerschaft führte zudem dazu, dass ich heute noch mehr in mir ruhe und bei mir selbst bleibe. So eine Geburt macht ungeheuer selbstbewusst, ich traue mir zum Beispiel viel häufiger zu, meine Meinung zu äußern. Auch die Verantwortung für ein kleines Leben zu haben, macht innerlich stark. Ich bin noch mehr Frau geworden und das ist schön.

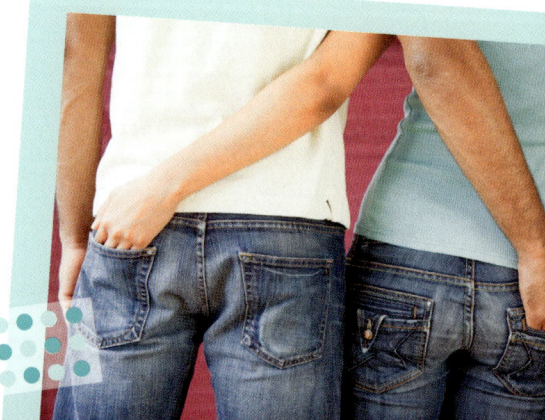

Happy together!

Meine „Darauf möchte ich nie mehr verzichten"-Liste

Seitdem es Rosa gibt, macht das Aufstehen mehr Spaß. Dieses verschmitzte Lächeln am Morgen entschädigt für jede schlaflose Nacht.

Endlich kann ich wieder auf Spielplätze gehen und mich nach Herzenslust austoben. Ohne Kind wird man dort ab einem gewissen Alter schnell komisch angeguckt – schade eigentlich, warum immer nur heimlich zum Knutschen hingehen?

Nach Hause zu kommen, ist jetzt unbezahlbar. Sobald die Tür aufgeht, tapst mir so ein kleiner Mensch entgegen, das ist jeden Tag wieder eine Begegnung der besonderen Art.

Schluss mit dem Allein-auf-dem-Sofa-Lümmeln, heute sitzt meine eigene kleine Family am Tisch. Irgendwie unfassbar und unfassbar schön!

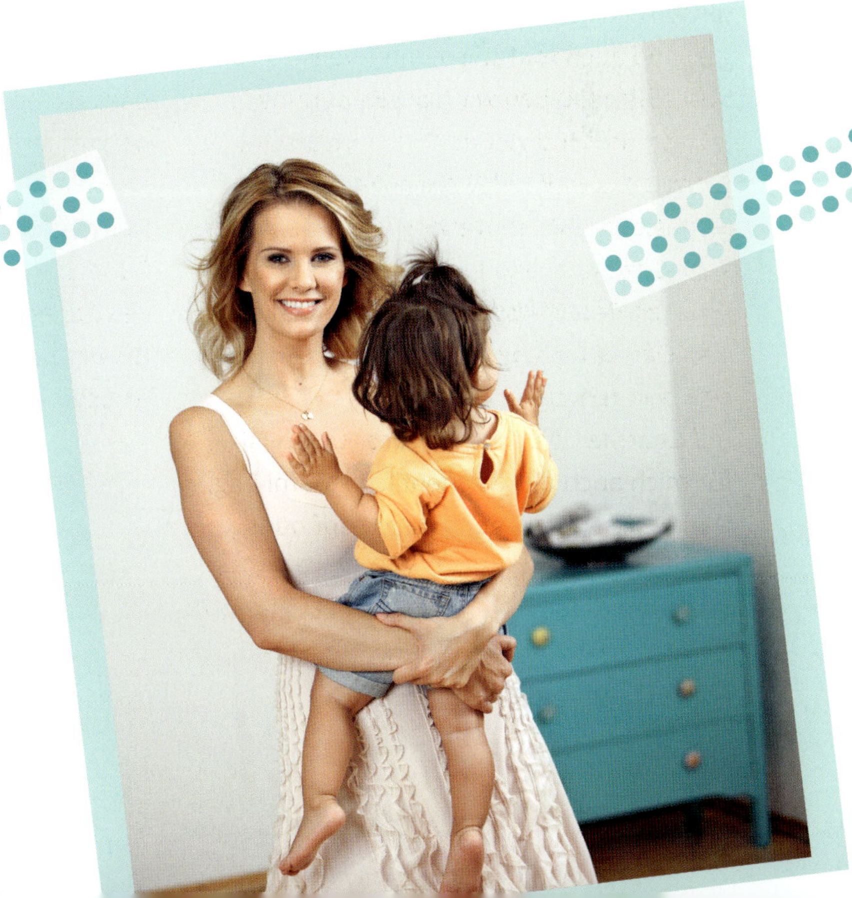

Mein Glück lässt sich auf Händen tragen.

Auch wenn es sicher alle Leute bereits nervt: Ich zeige unheimlich gern Fotos von Rosa. Wie sie sich immer wieder verändert, ist doch auch ein Wunder. Und wehe, die Beglückten schreien nicht bei jedem Bild: „Oh, ach, wie süüüüüß!"

Eigene Kindheitserinnerungen werden wieder wach. Ich erinnere mich an Lieder und Geschichten von früher und trage sie Rosa vor. Meine Lieblingsgeschichten waren die von der Raupe Nimmersatt und vom Esel Benjamin – ob sie sich auch zu den favorisierten Storys meiner Tochter entwickeln, wird sich zeigen. Ich arbeite dran.

Der Fokus liegt nicht mehr auf der eigenen Person. Witzigerweise entspannt das ungemein.

Ich liebe Shopping und jetzt darf ich sogar für zwei Personen einkaufen, juchhu! Und das gar nicht selten, Babys wachsen ja so verflixt schnell. Wie ärgerlich aber auch …

Die Reste vom Kinderbrei wegwerfen zu müssen, wäre doch echt schade. Also schlage ich zu. Mein Favorit: die Sorte Apfel-Kaiserschmarren, yummy!

Mr. Traum mit Rosa zu sehen, das ist Liebe mal Liebe mal unendlich. Noch perfekter kann ein Gefühl nicht sein.

Um es noch einmal auf den Punkt zu bringen: Ich möchte mit nichts und niemandem auf der Welt tauschen! Mein Leben ist jetzt so, wie ich es mir immer gewünscht habe: Rosa.

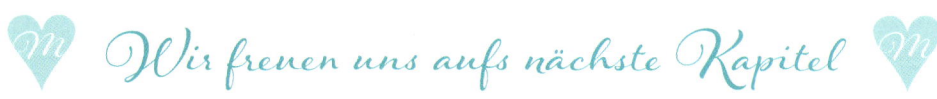

Wir freuen uns aufs nächste Kapitel

Wir werden heiraten!

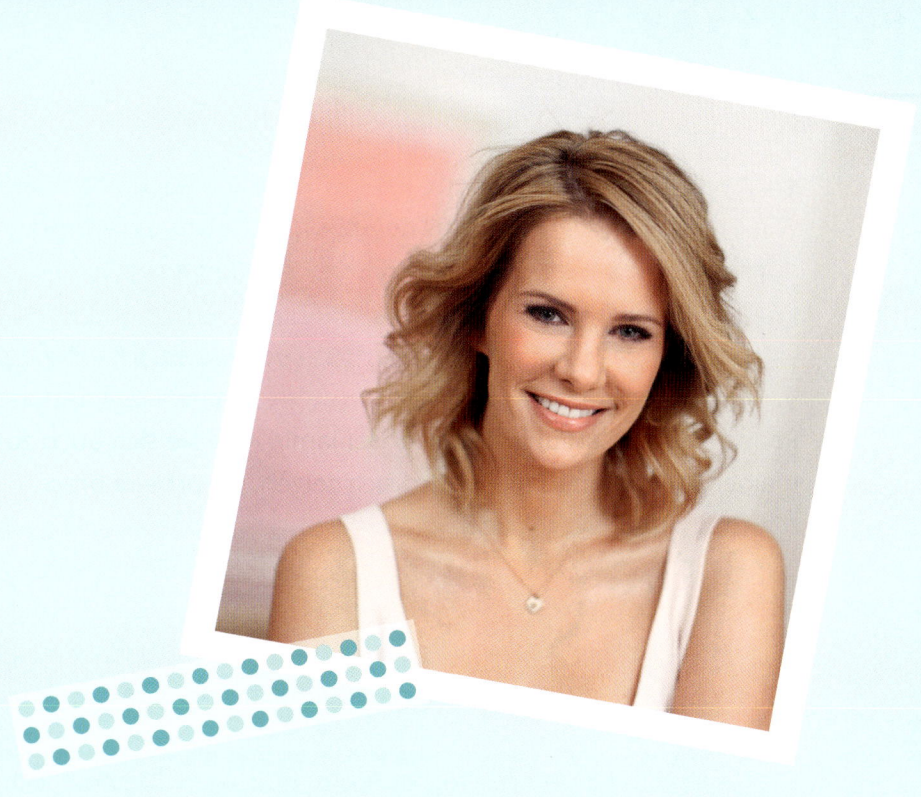

Feelgood-Goodies

1. Mami darf ohne schlechtes Gewissen wieder anfangen zu arbeiten.
Das tut ihr und auch dem Kind gut.

2. Nur nicht mit dem Nachwuchs einigeln – Außenkontakte sind überlebenswichtig!

3. Gerade in Bezug auf die eigene Einstellung und den Anspruch an sich selbst kann viel Stress umgangen werden. Im Übrigen sorgen zeitliche Puffer für die nötige Gelassenheit.

4. Die Zweisamkeit braucht einen Extraplatz, und sein Baby auch mal über Nacht abzugeben, ist alles andere als von schlechten Eltern.

5. Das Lächeln des eigenen Kindes ist unbezahlbar und gleicht alles aus, was eigentlich nicht zum Lachen ist (kurze Nächte zum Beispiel).

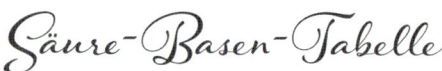

Säure-Basen-Tabelle

Für ein Rundum-Wohlgefühl besteht die Ernährung idealerweise zu 80 Prozent aus basen-überschüssigen und neutralen Lebensmitteln. Die restlichen 20 Prozent dürfen ruhig säure-überschüssige Produkte sein. Die Bad Boys unter den sauren Kollegen sollten hingegen so gut wie nie im Magen landen.

Basenüberschüssige und neutrale Lebensmittel machen idealerweise 80 Prozent bei der Ernährung aus

Obst
Ananas
Äpfel
Aprikosen (frisch und getrocknet)
Avocado
Bananen
Birnen
Clementinen
Datteln (frisch und getrocknet)
Erdbeeren
Feigen (frisch und getrocknet)
Grapefruits
Heidelbeeren
Himbeeren
Honigmelonen
Johannisbeeren
Kirschen
Kiwis
Limetten
Mandarinen
Mangos
Mirabellen
Nektarinen
Orangen
Pampelmusen
Papayas
Pfirsiche
Pflaumen
Preiselbeeren
Quitten

Rosinen
Stachelbeeren
Sternfrüchte
Wassermelonen
Weintrauben
Zitronen
Zwetschgen

Gemüse
Algen (Chlorella, Hijiki, Nori, Spirulina, Wakame)
Auberginen
Austernpilze
Brokkoli
Champignons
Chinakohl
Erbsen (frisch)
Fenchel
Frühlingszwiebeln
Grüne Bohnen
Grünkohl
Gurken
Karotten
Kartoffeln
Knoblauch
Knollensellerie
Kohlrabi
Kürbis
Lauch (Porree)
Löwenzahn
Mangold
Maroni (Esskastanien)
Oliven
Paprika
Pastinaken
Petersilienwurzeln

Pfifferlinge
Radieschen
Rettich
Romanesco
Rote Bete (frisch)
Rotkohl
Schalotten
Schwarzwurzeln
Spinat
Spitzkohl
Sprossen
Staudensellerie
Steckrüben
Steinpilze
Süßkartoffeln
Tomaten
Trüffelpilze
Weiße Rübchen
Weißkohl
Wirsing
Zucchinis
Zwiebeln

Frische Kräuter, Gewürze und Salate
Basilikum
Bataviasalat
Bohnenkraut
Borretsch
Brennnesseln
Brunnenkresse
Chicorée
Chilischoten
Dill
Eichblattsalat
Endiviensalat

Feldsalat
Fenchelsamen
Friséesalat
Gartenkresse
Ingwer
Kapern
Kardamom
Kerbel
Kopfsalat
Koriander
Kresse
Kümmel
Kurkuma
Liebstöckel
Löwenzahn
Lollo bionda
Lollo rosso
Majoran
Meerrettich
Melisse
Muskatnuss
Nelken
Oregano
Petersilie
Pfeffer
Piment
Portulak
Radicchio
Romanasalat
Rosmarin
Rucola
Safran
Salbei
Sauerampfer
Schnittlauch
Schwarzkümmel
Thymian
Vanille
Zimt
Zitronenmelisse
Zucchiniblüten

Milchprodukte
Kefir
Molke
Sahne

Nüsse und Saaten
Haselnüsse
Mandeln und Mandelmus
Ölsaaten wie Hanfsamen,
Kürbiskerne, Mohn, Leinsaat,
Sesam, Sonnenblumenkerne
Walnüsse

(Pseudo-)Getreide
Amaranth
Buchweizen
Hirse
Quinoa

Fette und Öle
Butter
Hanföl
Leinöl
Margarine
Olivenöl
Rapsöl
Sonnenblumenöl
Süßrahmbutter

Getränke
Gemüsesaft und -brühe
Kräutertees
Stilles Wasser

Sonstiges
Basisches Eis wie Fruchtsorbet
oder Fruchteis mit Pflanzenmilch
Erdmandeln

Wenn der Speiseplan zu 20 Prozent aus säureüberschüssigen Lebensmitteln besteht, ist das völlig in Ordnung

Gemüse
Artischocken
Hülsenfrüchte wie Bohnen,
Linsen, Kichererbsen oder
getrocknete Erbsen
Rosenkohl

Spargel

Milchprodukte
Buttermilch
Frischkäse
Fruchtjoghurt aus Vollmilch
Kondensmilch
Kuhmilch mit 1,5 % Fett
Naturjoghurt aus Vollmilch
Vollmilch (pasteurisiert und
sterilisiert)

Nüsse und Saaten
Erdnüsse
Pistazien

Getreide und Getreide-produkte
Dinkel (auch Couscous und
Bulgur aus Dinkel)
Gerste (ganzes Korn)
Grünkern
Mais (auch Maisteigwaren oder
Polenta)
Reis (geschält)
Roggenmehl
Roggenvollkornmehl
Weizenmehl
Weizenvollkornmehl

Hochwertige Eiweißliefe-ranten
Bioeier
Biofleisch
Biotofu
Fermentierte Sojaprodukte
wie Miso und Tempeh
Fisch aus einer Bioaquakultur
Pflanzliche Proteinpulver
wie Hanf- oder Reisprotein

Sonstiges
Kakaopulver in hoher Qualität
Selbst gemachte Schokolade

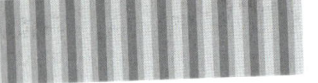

**Bad Boys: Stark säurebilden-
de Lebensmittel besser nur
ganz selten auftischen**

Milchprodukte
Bergkäse
Butterkäse (50 % Fett i. Tr.)
Camembert
Cheddar (mit reduziertem
Fettgehalt)
Edamer
Emmentaler (45 % Fett i. Tr.)
Gouda
Hüttenkäse (Vollfettstufe)
Parmesan
Pecorino
Quark
Speiseeis (auch die Sorten aus
Wasser, Soja oder Joghurt)
Schmelzkäse (natur)
Weichkäse (Vollfettstufe)

Getreideprodukte
Backwaren wie Kuchen, Gebäck
oder süße Teilchen
Cornflakes
Eiernudeln
Fertigmüslis
Haferflocken
Makkaroni
Reis (ungeschält)
Spaghetti und Vollkorn-
spaghetti aus Hartweizen
Spätzle

Fleisch und Wurstwaren
Bierschinken
Cervelatwurst
Corned Beef (in Dosen)
Ente (reines Muskelfleisch)
Fleischbrühe
Fleischwurst
Frankfurter Würstchen
Frühstücksfleisch (in Dosen)
Gans (reines Muskelfleisch)
Hühnerfleisch
Jagdwurst

Kalbfleisch
Kaninchen (reines
Muskelfleisch)
Lammfleisch (mager)
Leber
Leberwurst
Rindfleisch (mager)
Rumpsteak (mager und fett)
Salami
Schinken
Schweinefleisch (mager)
Truthahnfleisch
Wiener Würstchen

Fisch und Meeresfrüchte
Aal (geräuchert)
Forelle (gedämpft)
Garnele
Heilbutt
Hering
Kabeljaufilet
Karpfen
Krabben
Lachs
Matjeshering
Miesmuscheln
Rotbarsch
Sardinen in Öl
Schellfisch
Seezunge
Shrimps
Zander

Getränke
Alkohol
Drinks zum Abnehmen
Fruchtsaft aus Konzentrat
Isotonische Getränke
Koffeinhaltige Getränke wie
Kaffee (inklusive der Getrei-
de-, Instant- und koffeinfreien
Varianten)
Proteindrinks
Milchshakes
Mineralwasser
Softdrinks wie Limonade und
Cola

Tee (schwarzer, Früchte- und
Eistee)

Sonstiges
Eier aus konventioneller
Landwirtschaft
Essig
Fertigprodukte aller Art
Ketchup
Milchschokolade
Sauerkonserven
Seitanprodukte wie vegeta-
rische Würste, Bolognese
oder vegetarischer Aufschnitt
Senf
Sojaprodukte (insbesondere
das texturierte Sojaprotein,
abgekürzt mit TVP, das in
getrockneter Form oft in
Fleischersatzprodukten
zum Einsatz kommt)
Süßungsmittel wie Dicksäfte,
aber auch Honig
Zuckerhaltige Produkte

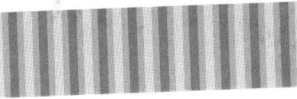

Register

Baby und Beruf 207, 209
Babyparty 124 ff.
Basische Ernährung 40, 45 ff., 50 f., 72, 220 ff.
Bauchmuskeltraining 77, 177
Beckenboden 65, 136, 177 ff.
Bindegewebe 45 f., 68 ff., 83

Darmgesundheit 33, 36 ff., 52, 72, 166
Detox 52 ff., 203
Diät 30 f., 46, 112, 202, 212
Don'ts in der Schwangerschaft 111 ff.

Einlauf 42, 54
Ernährung in der Schwangerschaft
29, 68, 71 f., 73 f.
Erstuntersuchung 99 f.

Geburtsmethoden 103 ff.
Geburtsplan 151 ff.
Gemüse fermentieren 40, 41

Hautprobleme 31 ff., 45
Hormonschwankungen 64, 121 f.

Immunsystem 12, 47, 166
Inselprinzip 135 ff., 215 f.

Krankenhaustasche 149 f.

Lymphbürsten 70

Muskelkater 202 ff.

Netzwerke 123, 209, 213

Probiotika 38, 40 f.

Rezepte
  MorgenStund'-Brei 13
  Basische Gemüsebrühe 50
  Basische Kartoffelsuppe 51
  Basische Brokkolisuppe 51
  Energiekugeln 69

  Spinat mit Zimt und Rosinen 114
  Auberginenröllchen mit Süßkartoffel-
  füllung 115
  Mommylicious-Kuchen 116
  Kokoskuchen im Piña-colada-Style 132
  Vollkorn-Reisspaghetti mit Zucchini-
  Mandelcreme 147
  Feldsalat mit Hähnchenbrust und
  Kürbiskernnote 170
  Blaubeer-Avocado-Salat à la
  Kimberly Snyder 203
  Glasnudelsalat Mare e Monti 208

Schwangerschaftsdiabetes 82
Selbstbewusstsein 56, 177, 216
Sex in der Schwangerschaft 134 ff.
Stillen 165 ff.
Stress 9 ff., 38, 48, 67, 211 ff.
Styling in der Schwangerschaft 141 ff.

Thrombose 66, 112
Training mit dem Baby
  ... Indoor-Action 186 ff.
  ... Outdoor-Action 192 ff.
Trainingstabus 80 f.

Übelkeit 66 f.
Übersäuerung 45 ff.

Workout
  ... 0 bis 8 Wochen nach der Geburt 178 ff.
  ... 8 bis 12 Wochen nach der Geburt 185 ff.
  ... ab der 12. Woche nach der Geburt 200 ff.
  ... für einen sexy Body 15 ff.
  ... für werdende Mamis 84 ff.
  ... in der Schwangerschaft 77 ff.

Zeit zu zweit 68, 131 ff., 215 f.
Zeitmanagement 10 f., 168 ff., 213 f.

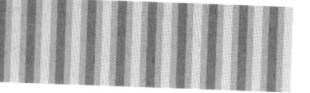

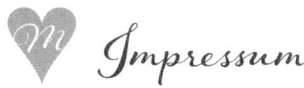 Impressum

1. Auflage 2015
© 2015 by Südwest Verlag, einem Unternehmen der Verlagsgruppe Random House GmbH, 81673 München

Textliche und redaktionelle Mitarbeit: Martina Steinbach, www.martinasteinbach.de
Redaktionsleitung: Silke Kirsch
Projektleitung: Esther Szolnoki
Redaktion: Diana Sommer, www.sommerlektorat.de
Rezept Seite 203: Kimberly Snyder: Beauty Detox Foods. Südwest-Verlag, München 2014, S. 242
Tabelle Seite 43: erarbeitet nach http://de.wikihow.com/Den-eigenen-Stuhl-untersuchen
Umschlaggestaltung und -konzeption: zeichenpool, München unter Verwendung von Fotos von Südwest Verlag/Mike Meyer (Hintergrund: © shutterstock/Blinka)
Layout, Satz und Grafiken: Katja Muggli, www.katjamuggli.de
Bildredaktion und Leitung der Fotoproduktion: Sabine Kestler
Fotografie: Mike Meyer
Haare/Make-up: Sabine Heberle
Styling: Kathrin Nagelmüller
Mit Ausnahme von: fotolia/RF: 32 (oksix), 36 (photo GTS), 111 (chirnoagarazvan); **gettyimages, München:** 14 (Fuse), 74 (Junghee Choi), 83 (Paul), 216 (Jamie Grill); **istockphoto/RF:** 10 (alvarez), 52 (AGorohov), 61 (Piotr Marciaski), 113 (David Degen), 118 (Ruth Black), 135 (macgyverh), 140 (nattan-an726), 170 (Olga Miltsova), 207 (Spook); **Jentschura International GmbH:** 13; **Monica Ivancan privat:** 55, 101, 109, 110, 124, 125, 126, 129, 130, 143, 144 (4), 160, 161, 164, 200, 201; **Österreichisches Bundesministerium für Gesundheit:** 29; **Pekip (www.pekip.de):** 172; **shutterstock/RF:** 44 (AXL), 48 (Gordon Bell), 73 (Saharosa), 81 (Halfpoint), 115 (nuttakit), 133 (Sean Prior), 142 (Africa Studio), 166 (Kumpol Chuansakul); **Südwest Verlag Archiv:** 50, 69 (Anke Politt), 62 (Nicolai Buroh), 98 (Fancy/RF/Heike Benser), 158 (Fancy/RF), 106 (stockbyte), 122 (plainpicture/Fancy/RF); **Theraline:** 96
Für die freundliche Unterstützung der Fotoproduktion danken wir den Firmen: Yogistar, Wellicious, Fraas, P.J.Salvage, super.natural, Mango, Hess Natur, Merrell, LaSportiva, René Lezard, Comma

Reproduktion: Regg Media GmbH, München
Druck und Verarbeitung: Theiss Druck, St. Stefan im Lavanttal
Printed in Austria

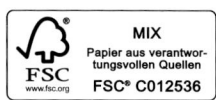 MIX
Papier aus verantwor-tungsvollen Quellen
FSC® C012536
www.fsc.org

Verlagsgruppe Random House FSC® N001967
Das für dieses Buch verwendete FSC®-zertifizierte Papier *Profimatt* liefert Sappi Ehingen.

ISBN 978-3-517-09372-7
www.suedwest-verlag.de